U0135493

主编 ◎ 苏凤哲

湿病效验名方

中国健康传媒集团

中国医药科技出版社

内容提要

本书由首届国医大师路志正先生亲传弟子苏凤哲教授通过数年跟师和自身湿病临床实践总结编撰而成。全书分两章，第一章是湿病概述，论述了湿病特点、治则及注意事项；第二章详述60首历代治湿名方的使用经验，从方剂组成、方解、适应证等方面进行详细论述，临床实用性强。可供中医、中西医临床和研究人员及中医爱好者参考使用。

图书在版编目（CIP）数据

湿病效验名方 / 苏凤哲主编 . —北京：中国医药科技出版社，2023.5
ISBN 978-7-5214-3827-7

Ⅰ.①湿…　Ⅱ.①苏…　Ⅲ.①湿热（中医）– 中医治疗法　Ⅳ.① R254.2

中国国家版本馆 CIP 数据核字（2023）第 045787 号

美术编辑　陈君杞
版式设计　南博文化

出版　**中国健康传媒集团** | 中国医药科技出版社
地址　北京市海淀区文慧园北路甲 22 号
邮编　100082
电话　发行：010-62227427　邮购：010-62236938
网址　www.cmstp.com
规格　710×1000mm $^1/_{16}$
印张　15
字数　274 千字
版次　2023 年 5 月第 1 版
印次　2023 年 5 月第 1 次印刷
印刷　三河市万龙印装有限公司
经销　全国各地新华书店
书号　ISBN 978-7-5214-3827-7
定价　**49.00 元**

获取新书信息、投稿、为图书纠错，请扫码联系我们。

编 委 会

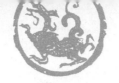

前　言

　　湿病发病广泛，危害极大，是近年来临床关注的焦点，但中医论述湿病的专著并不多。

　　早在20世纪70年代，我的导师——首届国医大师路志正先生就提出"北方亦多湿"论，认为不仅仅南方多湿，北方同样多湿，并从气候变化、生活习惯等湿病的病因病机及不同湿病的辨证治疗等方面对湿病进行了详尽的论述。路老总结其30年临床经验，于2007年出版了第一本湿病专著——《中医湿病证治学》，这本专著的面市，对于我们从事湿病的临床及研究工作具有重要的指导意义。我2005年拜路老为师，侍诊抄方，2008年又作为路老的传承博士后进站，从事路志正学术思想的传承研究。跟师期间，我一直揣摩、研究路老关于湿病的辨证论治思路，几年之后，不觉有豁然开朗之感，逐渐了解并领会了导师的学术观点，同时对湿病的临床产生了浓厚兴趣，立志将湿病的研究进行到底。2011年我出站后，上级主管部门批准成立了"苏凤哲湿病工作室"，并吸纳弟子若干名，共同开展湿病的传承研究工作。通过几年的临床体会与总结，我们先后发表了多篇从湿论治疑难杂病的论文，同时编写了几本有关湿病的著作。《湿病效验名方》就是其中的一本。

　　该书共分两章，以详述历代名医湿病专方为主旨。第一章论述湿病发病特点、湿病治则及注意事项。第二章论述60首湿病常用效验名方的临床应用，从方剂的组成、来源、方解、适应证、方歌（方歌有的依据文献，没有文献记载的则自己编撰而成）及临床应用方面，对常用的湿病方剂进行系统总结。在药物剂量单位方面，为方便读者阅读参考，参照相关《方剂学》教材和专著，全部用"g"表示。

本书由我和我的学生们共同编辑而成，希望对从事中医临床工作的同道能有一定的帮助。本书编写过程中难免有挂一漏万之处，诚望各位同道给予批评指正。

苏凤哲

2023年2月

目　录

第一章　湿病概述

第一节　湿病的特点

随着社会发展，人们的生活环境及饮食习惯发生了改变，湿邪逐渐成为发病的重要因素，湿病呈现越来越多的趋势。同时，中医在湿病的治疗中日益彰显其突出地位，对湿病的临床研究也日益深入。

中医对湿病的认识，源于中医的早期著作《五十二病方》《黄帝内经》及《难经》。《五十二病方·婴儿索痓》最早提出湿邪致病，指出："索痓者，如产时居湿地久。"认为妇女分娩时久居湿地，婴儿受湿邪侵袭，可出现口噤不语、项强、筋脉拘挛、抽搐等症状。《黄帝内经》对湿与大自然的关系及湿病的病因病机、症状表现、治疗原则等进行了详尽的论述。汉代张仲景的《伤寒杂病论》对外湿、内湿的发病机制及治疗做了详尽的论述，对于湿病的治疗，提出了汗、利、温、清、攻下、逐水等多种方法，提出"治湿不离温""开鬼门、洁净府"的治湿思想，给邪以出路。隋唐以来，对于湿病的理论与临床不再是原则性的论述，而是根据病证的不同，提出新的认识和治疗。金元时代，百家争鸣，出现了以金元四大家为代表的学术流派，刘完素提出"湿自热生"，张从正主张以"汗、吐、下"治疗湿病，李东垣提出"升阳除湿"治疗大法，朱丹溪认为湿病以"湿热相火为病甚多"，主张从三焦分治湿热。明清时期，推崇金元四大家之说，在湿病的理论和治疗方面均有了系统性发展，尤其是清代，出现了以叶天士、吴鞠通所撰书籍为代表的湿病专著。叶天士在《外感温热篇》中发出"吾吴湿邪害人最广"之感叹，提出"胃湿为湿热，脾湿为寒湿"的观点，并指出湿热便结下法宜轻，清热祛湿法药到六七分即止，不可过用寒凉，胃阴不足者，亦当时时顾护津液，并对舌象进行了详细论述；吴鞠通《温病条辨》系统完善了三焦辨证理论，并创制了三仁汤、五加减正气散等方剂，一直为后人沿用。如今，湿病的研究日益深入，其以国医大师邓铁涛、朱良春、颜德馨、路志正为代表人物，以岭南、新安等为代表流派，在湿病理论研究以及临床应用方面均取得了突出成绩。

湿邪为病，甚为广泛，症状也很复杂。湿病的病位从上到下可分为上焦、中焦、下焦，从外到内可分为皮肤、筋脉、骨骼、内脏、血髓等。湿邪害人，其发病具有隐匿性、重浊性、黏滞性、广泛性等特点。

（一）隐匿性

湿邪伤人，往往不被人察觉，正如《刘纯医学全集·玉机微意》中所说："伤人于冥冥之中。"其发病缓慢，症状较轻，似有似无，人们往往不以为然，《张氏医通》描述为："湿气熏蒸，人多不觉。"一旦人有了感觉，便说明症状已较明显，病情已深重，或者已波及他脏。

（二）重浊性

湿为阴邪，其性重浊，容易侵犯人体下部。《素问·太阴阳明论篇》云："伤于湿者，下先受之。"多有四肢沉重，肢体倦怠，头重如裹等症状。

（三）黏滞性

湿气重者可表现为黏滞不爽，如口黏、口甘、苔腻、白带过多、小便浑浊、大便黏腻等。因湿性黏滞，还导致气机受阻，阳气不能畅达，可表现胸闷、憋气、脘腹胀满、胁痛等症状。

（四）广泛性

湿邪弥漫，其伤人也，可以从外到内，从上到下，肌肉筋脉，四肢百骸，无处不到。《证治准绳·杂病》云："土兼四气，寒热温凉，升降沉浮，备在其中。脾胃者阴阳异位，更实更虚，更逆更从。是故阳盛则木胜，合为风湿；至阳盛则火胜，合为湿热；阴盛则金胜，合为燥湿；至阴盛则水胜，合为阴湿。为兼四气，故淫泆上下中外，无处不到。"

（五）兼夹性

湿性黏滞、附着、容易渗透，故其伤人，往往与其他邪气狼狈为奸，如与风、暑、寒等邪气联合伤人。湿在体内，蕴结已久，可变生他物，如湿聚为痰，形成痰湿，进而气滞血瘀，成为痰瘀。总之，湿多兼夹，不单独为病。多种病邪共同影响，可造成多脏器损伤的病情。

（六）迁延性

湿性黏腻，胶着难已速去，如热邪清之，风邪散之，寒邪温之可去，但湿邪则不能采取这种快速、简捷的方法。湿邪"如油入面"，当遵循湿病治疗规律，不要急于求成，只能缓缓祛之，如汗法当微汗、下法当缓下、补法当清补。湿邪为病，传变较缓慢，但病情缠绵难愈，病程易迁延，医家当遵循规律，慎重处之。

（七）湿在脏腑的发病特点

1.湿在脾胃 《素问·至真要大论篇》云："诸湿肿满，皆属于脾。"脾胃为运化水湿的器官，脾胃功能失调则水湿代谢障碍，产生内湿。停留于肠道则生泄泻、大便稀溏，溢于皮肤则成水肿，聚湿生痰则成痰饮。

2.湿在肝胆 肝主疏泄，控制和调节胆汁的化生排泄，主人一身的气机通畅。一旦肝胆有病，气机失常，则水湿代谢障碍，邪停于肝胆，可产生恶心呕吐、腹胀、面目身黄等症状。

3.湿在肺 肺主宣发肃降，通调水道，调节全身水液代谢。湿的代谢与肺直接相关，若肺气亏虚，宣化无力，则气虚水停，水湿泛滥于肌肤则产生水肿，停聚于肺则为痰饮。反之，痰饮阻肺，又影响肺气的宣降，可致咳喘、水肿、小便不利等。肺与大肠相表里，大肠主传化糟粕，若肺气虚，大肠传化失职，则可导致肠鸣腹泻。

4.湿在肾 肾的气化作用，犹如水湿的闸门，调节水湿的排泄。若肾气不足，失去气化的功能，则水湿排泄障碍，造成水湿泛滥，出现浮肿。若水气凌心射肺则心悸、咳喘、面部水肿。肾与膀胱相表里，肾虚致膀胱气化不利则小便短少、癃闭，或小便浑浊、淋沥不畅。

5.湿在心 心主血脉，推动血液运行，气足则血行，津液是血液的组成部分，血行则湿化。若心气不足，则血行缓慢，津液运行障碍，表现为尿少、水肿、心悸、怔忡等。若津液运行障碍，炼化为痰，蒙蔽了心窍则神昏、谵语、语塞，若痰引风动则喉中痰鸣、抽搐。心与小肠相表里，小肠有泌别清浊的作用，若湿热下注小肠，则小肠功能失司，小便异常，可见小便短赤、淋浊等症。

6.湿在三焦 水湿的代谢主要由肺、脾胃、肾的功能协调完成，三焦是水湿运行的通道，如三焦通道不利，就会影响他脏功能，导致水液代谢障碍，产生水湿病。

第二节 湿病的治疗

一、治则

湿病的治法是依据审证求因、辨证立法的原则及湿病的特点而设的，发病部位不同，则治法不同。湿为阴邪，遵仲景之法，湿病当以温药治之；遵《黄帝内经》湿病治疗方法，应给邪以出路，即"开鬼门，洁净府"。湿病治法多样，今归纳总结为以下治法。

1.发汗化湿法 当风湿侵袭人体，郁于肌表时，可使用发汗化湿法，使湿邪从表而解。此法应取微汗，不可令大汗淋漓，大汗则风去湿存，湿必不能去。《金匮要略·痉湿暍病脉证治》曰："湿家身烦疼，可与麻黄加术汤发其汗为宜，慎不可以火攻之。"仲景进一步指出："若治风湿者，发其汗，但微微似欲出汗者，风湿俱去也。"

2.祛风胜湿法 适用于风湿在肌表，或风湿郁遏经络、关节所致的病证。症见恶寒发热、头重身痛、肌肉疼痛、关节不利、腰膝酸痛、舌苔白腻、脉浮弦。常用药物：防风、独活、羌活、秦艽、海风藤、细辛、苍术、白芷、川芎、藁本等。方选九味羌活汤、羌活胜湿汤等。对于风湿痹证，《金匮要略》将其分为风湿历节和寒湿历节病。治疗风湿历节用桂枝芍药知母汤祛风除湿，寒湿历节给予乌头汤散寒祛湿。

3.芳香化湿法 适用于湿浊蒙蔽清窍、湿困脾胃、湿温初起等病证，症见头重如裹、眩晕耳鸣、肢体困重、脘腹胀满、泛酸呕恶、便溏等。可选用芳香化湿中药如藿香、苏梗、佩兰、香薷、荷叶、豆蔻、石菖蒲、砂仁等治疗，方选三仁汤、藿朴夏苓汤等。

4.苦温燥湿法 适用于中焦寒湿证，症见脘腹胀满、食欲不振、口淡流涎、肢体困重、酸楚乏力、嗜睡、大便清稀、舌苔厚腻、脉濡等。药用苍术、厚朴、半夏、草果、陈皮、炒白术、枳实等，方选平胃散、李东垣益胃散等。

5.清利湿热法 适用于外感湿热或湿热内生所致的各种病证。湿热蕴结，郁蒸脾胃，导致脾胃升降失常，影响肝胆疏泄，胆汁外溢而成黄疸，湿热下注可致淋浊、带下病、腹泻、下肢丹毒及湿疹等。常用清热利湿药物有萹蓄、石韦、茵陈、萆薢、虎杖、土茯苓、椿根皮、鸡冠花、海金沙等。代表方剂有茵陈蒿汤、八正散、萆薢渗湿汤等。

6.通阳化湿法 适用于外感湿热，阻遏气机，清阳被郁，三焦不畅而出现的病证。如湿遏阳气，阳气不宣，气不行水而水湿内停，溢于皮肤则成水肿。常用药物有桂枝、补骨脂、肉桂、附子、鹿茸、杜仲、菟丝子、益智仁、黄芪、防己、生姜、茯苓、泽泻、车前子等。《金匮要略·水气病脉证并治》曰："皮水为病，四肢肿，水气在皮肤中，四肢聂聂动者，防己茯苓汤主之。"

7.淡渗除湿法 水湿内停影响膀胱气化功能，当湿邪泛滥时，需要从小便而解，使用淡渗除湿法，因势利导方有良效。如《金匮要略·水气病脉证并治》曰：

"诸病水者，腰以下肿，当利小便。"症见小便不利、水肿、淋浊、泄泻、痰饮、关节肿痛等。常用药物有茯苓、泽泻、生苡仁、猪苓、滑石、车前子、生姜皮、冬瓜皮、玉米须等。常用方剂如《伤寒论》之五苓散、《金匮要略》之葵子茯苓散、茯苓皮汤、五皮饮等。

8. 散寒除湿法 适用于寒湿凝滞于里所致的病证。寒湿郁滞不化，影响肝胆、脾胃、肾的功能，可导致腹痛、腹泻、恶心、呕吐、虚性黄疸、手脚冰凉、小便不利、舌苔白腻等。常用药物有干姜、高良姜、炮姜、蜀椒、吴茱萸、附子、黄芪、桂枝、乌头等。常用方剂有乌头汤、茵陈姜附汤、温脾汤等。

9. 活血利水法 适用于水湿内停而兼有瘀血者，症见水肿伴有咳喘、胸闷发憋、皮肤发绀。肺心病、冠心病、心衰、肾病、肝硬化腹水、免疫病而见诸症者亦适用。应用活血利湿药，如泽兰、牛膝、刘寄奴、蒲黄、益母草、丝瓜络等治之。代表方剂有桂枝茯苓丸、新绛汤等。

10. 上下分消法 适用于湿邪在三焦，津气逆乱，疏泄不畅引起的病理改变。症见寒热往来、咽干、小便不利、胃脘痛、便溏、饮食减少、身目发黄、倦怠呕恶等。应与发表、利小便并施，使湿邪上下分消而去。药用防风、苍术、白术、茵陈、草豆蔻、半夏、砂仁、茯苓、泽泻、黄柏等。代表方剂有拈痛汤、清暑益气汤、苍术复煎散等。

11. 升阳除湿法 适用于脾胃阳虚，脾虚湿盛所致的病证，如阳气不升导致泄泻、大便不畅、里急后重、飧泄不止、月经不调、崩漏等症。药用生黄芪、炙甘草、升麻、柴胡、羌活、防风、白术、人参、泽泻、川芎、干姜、生姜、高良姜、砂仁、厚朴、肉豆蔻等，代表方剂有补中益气汤、益气升阳汤、升阳益胃汤等。

12. 益肺化湿法 适用于肺气虚，行水无力，水道不利所致的病证。症见水肿、消渴而小便不利等。宜用补益肺气和利湿的药物共同治疗。补肺、宣肺选生黄芪、太子参、党参、茯苓、桔梗、杏仁、薏苡仁。利水湿则用泽泻、葶苈子等泻肺降气逐水。常用方剂如麻黄加术汤、春泽汤等。

13. 健脾祛湿法 适用于脾虚湿困，湿浊中阻所致的病证。症见食少纳呆、脘腹胀满、倦怠乏力、肢体困重浮肿、便溏尿少等。药用生黄芪、太子参、白术、扁豆、苍术、薏苡仁、茯苓、炙甘草等。代表方剂有六君子汤、实脾饮、苓桂术甘汤等。

14. 疏肝化湿法 适用于湿邪内盛，阻滞气机，或肝气郁结，疏泄失常所致的气郁水停之证。症见胸闷、腹胀、不思饮食、肢体困重、下肢浮肿、小便不利、舌苔白腻等。常用药物有柴胡、青皮、大腹皮、郁金、当归、川芎、五加皮、佛手等。常用方剂有逍遥散、蒿芩清胆汤等。

15.补肾祛湿法 适用于湿邪伤肾，肾虚气化不利导致的水湿内停证。主要症状为腰膝酸软、小便不利、水肿、尿少、心悸等。可用温肾阳、补肾气、化湿的方法加强肾的气化功能，使湿邪排出体外。药用附子、肉桂、细辛、淫羊藿、补骨脂、茯苓、泽泻、猪苓等。常用方剂有真武汤、济生肾气丸等。《伤寒论》中论述，对于表阳已虚，风湿内盛而导致里阳亦虚者，可用桂枝附子汤治疗；表阳虚兼脾肾阳虚者，当温肾健脾化湿，使用白术附子汤。

16.补心利水法 适用于心气虚，血液循环不畅而水湿内停者。通过补益心气，通利水湿，达到利水的效果。药用人参、黄芪、茯苓、猪苓、桂枝、泽泻、车前子、丹参等。常用方剂有春泽汤、黄芪补中汤、参芪茯苓汤等。

17.养阴祛湿法 适用于湿邪郁久，化燥伤阴，或者阴虚而湿邪内存者。症见口干渴、小便不利、水肿等。药用辛润、温润、淡渗、养阴之品，如藿香、佩兰、杏仁、生薏苡仁、茯苓、猪苓、白茅根、芦根、石斛、玉竹、粳米、扁豆、山药、阿胶、龟甲、天冬、麦冬等。代表方剂有猪苓汤、益脾养阴除湿丸。

二、注意事项

湿病发病复杂，治法多样，但总体来说，外湿宜微汗，内湿宜温化，不可过用发汗、寒凉滋腻、攻下、火热疗法。

1.大汗则伤阳 医圣张仲景在《金匮要略》中就指出，风湿在表，不可大汗，如发汗致大汗淋漓，则风去湿存，损伤阳气，病情加重，湿病难愈。《金匮要略·痉湿暍病脉证治》曰："风湿相搏，一身尽疼痛，法当汗出而解……盖发其汗，汗大出者，但风气去，湿气在，湿故不愈也。若治风湿者，发其汗，但微微似欲出汗者，风湿俱去也。"

2.寒凉滋腻则伤阳气 湿为阴邪，其性黏滞，应以通阳化气，畅达气机为法，若过用寒凉则损伤阳气，导致湿气难化，湿邪泛滥，更为胶结；若以为气血不足，而过用滋腻之品，则阻滞气机，反助其湿，更难除之。

3.下之则伤脾肾 大便黏滞不爽，或便结难下，乃湿热阻滞胃肠道所致，此时若误认为是热结而用下法，则会损伤脾肾，导致病情加重。张仲景在《金匮要略·痉湿暍病脉证治》曰："湿病下之，额上汗出，微喘，小便不利者死；若下利不止者亦死。"又曰："湿家，其人但头汗出，背强，欲得被覆向火。若下之早则哕，或胸满，小便不利。"指出了湿病早用或过用下法则会造成肾阳的虚衰，甚者肾阳暴脱而成危症。湿病出现大便不畅，应以行气导滞，化浊缓下等方法治之，常用枳术丸，其中生白术用量在30~60g以上，结合生山药、高良姜等健脾温脾之药效果更好。

4.火攻则生变证　湿容易化热成湿热证，不宜使用火热疗法，如过早使用，可导致发黄、惊狂等变证。张仲景在《金匮要略·痉湿暍病脉证治》曰："湿家身烦疼，可与麻黄加术汤发其汗为宜，慎不可以火攻之。"指出了湿病在表应以微汗治疗，不可过用温热及火热的药物，否则湿邪热化，导致病情加重。

第二章 湿病名方

第一节 藿香正气散

【组成及用法】藿香90g，大腹皮、白芷、紫苏、茯苓各30g，半夏曲、白术、陈皮、姜厚朴、苦桔梗各60g，炙甘草75g。作散剂，每服9g，加姜3片，枣1枚，煎水送服。

【来源】《太平惠民和剂局方》："治伤寒疼痛，憎寒壮热，上喘咳嗽，五劳七伤，八般风痰，五般膈气，心腹冷痛，反胃呕恶，气泄霍乱，脏腑虚鸣，山岚瘴疟，遍身虚肿；妇人产前、产后，血气刺痛；小儿疳伤，并宜治之。"

【方解】本方具有解表化湿，理气和中之功效。方中藿香为君，辛温散寒，芳香化湿，辟秽和中，升清降浊。半夏曲、陈皮理气燥湿，和胃降逆止呕；白术、茯苓健脾运湿，和中止泻，俱为臣药。大腹皮、厚朴行气化湿，气行则湿化，畅中除满；紫苏、白芷辛温发散解表，紫苏尚可宽中醒脾、行气止呕，白芷燥湿化浊；桔梗宣肺利膈，既益解表，又助化湿；煎用生姜、大枣，内调脾胃，外和营卫。甘草调和药性，并协姜、枣以和中。诸药合用，外散风寒与内化湿浊相伍，健脾和胃与理气祛湿相合，则脾胃调和，湿浊自已。

【适应证】外感风寒，内伤湿滞证。症见恶寒发热，头痛，胸膈满闷，脘腹疼痛，恶心呕吐，肠鸣泄泻，舌苔白腻，以及山岚瘴疟等。

【方歌】
　　　　　　藿香正气腹皮苏，甘桔陈苓朴白术。
　　　　　　夏曲白芷加姜枣，风寒暑湿并能除。

【临床应用】

1.泄泻　本病以脾虚湿困为根本，其临床特点是长期反复发作，大便稀溏，甚至出现水样便，伴有肠鸣、腹痛、大便急迫等。本病常发于夏季，因暑湿之邪较重，困阻中焦，脾胃运化无权，又复感风寒之邪，水液运化失常，脾胃失和，升降失调，清浊不分而为。治以芳香化湿，理气健脾，升清浊降。陈氏采用藿香正气散治疗，药用白芷、大腹皮、紫苏、茯苓各50g，陈皮、厚朴、白术、半夏各100g，甘草125g，藿香150g。以上药10g，清水1杯，加上生姜4片，大枣1枚，一同煎煮到七分熟后口服，效果显著，总有效率92.2%。[1]

2.胃脘痛　急慢性胃炎、消化性溃疡、急慢性胆囊炎等都可出现胃脘疼痛。殷氏治疗1例因寒湿引起的胃脘痛。症见遇寒则痛，饮冷则胃脘痛，胸脘痞塞，满闷不舒，身体困倦，恶心呕吐，嗳气不已，舌苔白厚，脉濡缓。方选藿香正气散加减以散化湿浊，理气和中，服15剂则胃痛除，疗效显著。[2]

3.胃肠型感冒　西医的胃肠型感冒，中医辨证为湿浊感冒，多因感受暑湿之邪和风寒外袭，中阳受阻所致。症见身热，有汗不解，头胀痛，胸闷泛恶，舌苔白腻。治以祛暑化湿，理气和中。杨氏选用藿香正气散和小柴胡汤加减治疗本病38例患者，药用藿香12g，紫苏10g，大腹皮8g，茯苓12g，半夏10g，白术12g，陈皮6g，厚朴10g，白芷12g，桔梗12g，柴胡10g，党参10g，甘草6g，生姜3片，大枣2枚。每日1剂，煎汁约500ml，分3次温服。总有效率为92.1%。[3]

4.特发性水肿　患者，女，74岁。双下肢浮肿3年，现症见双下肢轻度水肿，按之凹陷，伴下肢沉重，微畏寒，纳食不佳，食后胃脘堵闷，口干不欲饮，大便不畅，舌淡苔白腻，舌边有齿痕，脉滑。辨证为湿浊下注，脾失健运，治宜化湿消肿，健脾利水。钟氏予藿香正气散合五苓散加减，处方：藿香15g，陈皮12g，法半夏12g，茯苓皮30g，炒白术10g，厚朴10g，大腹皮15g，桂枝6g，泽泻10g，冬瓜皮30g，独活12g，水煎服。服用15剂，水肿消除。[4]

5.顽固性头痛　中医认为本病为痰蒙清窍所致。久病多虚，脾胃虚弱，运化失职，水湿内阻，上蒙清窍，致清阳不升，浊阴不降，故头痛。杨某，男，43岁。头痛反复发作6年余，近半年来头痛发作较频，每月发作3~4次，发作时以前额、两颞及巅顶为多见。症见头痛欲裂，伴有头重昏沉，如物裹首，恶心呕吐，心悸胸闷，食欲不振，舌苔白腻，脉细缓。辨证为湿遏清阻，脾虚失运，治以升清降浊，健脾化湿。方用藿香正气散加减治之：藿香12g，大腹皮15g，白术10g，法半夏15g，钩藤30g，羌活10g，刺蒺藜15g，白芷15g，厚朴15g，桔梗10g，川芎30g，茯苓20g，葛根30g，陈皮5g，甘草4g，白豆蔻20g，水煎服。服用9剂后头痛悉除。[5]

6.呃逆　本病多为湿阻气机，中焦气机升降失常，胃气上逆所致。治疗应以调节气机、温化痰湿、消除滞塞为主。马氏运用藿香正气散加减治疗本病87例，药用藿香10g，大腹皮10g，紫苏10g，桔梗10g，陈皮10g，茯苓20g，白术20g，厚朴20g，半夏10g，白芷10g，枳实20g，大黄（后下）10g，制南星10g，天竺黄10g，僵蚕10g，生姜10片，水煎服，总有效率为97.7%。[6]

7.急性胃肠炎　急性肠胃炎通常由病毒或细菌等微生物感染引起，临床症状主要表现为腹痛、腹泻、恶心、呕吐等。中医学将急性肠胃炎归为"腹痛""呕吐"等范畴。饮食不洁、外感寒湿、内伤饮食导致湿邪入侵，脾胃运化失司，胃失和降，水湿内停，阻滞中焦，从而发病。李氏给予藿香15g，白芷10g，茯苓18g，紫苏10g，大腹皮10g，陈皮10g，桔梗10g，白术15g，厚朴10g，姜半夏10g，甘草6g，大枣3枚，生姜3片治之。热盛去白术、白芷、姜半夏、陈皮、厚朴，加荷叶、佩兰等；兼食滞且胸闷腹胀者加鸡内金、焦三仙等；湿重加苍术；腹泻重加炒扁豆、薏苡仁等。水煎服，每日1剂，早晚分服，3天为一疗程。治疗10例，总有效率100%。[7]

8.肠易激综合征 肠易激综合征是临床上常见的一种胃肠道功能紊乱性疾病，排除器质性病变。其主要症状为腹痛、腹胀、排便习惯改变和大便性状异常，属中医学"泄泻"范畴。脾胃升降失常，水液失运，停于肠道，肠道水湿过重则成腹泻，其病程漫长，容易损伤脾胃阳气。该病分为寒湿、湿热、脾虚、肾虚、肝气乘脾五个类型。其中寒湿型可以藿香正气散加减治疗，药用藿香、炒白术、厚朴、茯苓、砂仁、诃子各10g，吴茱萸6g，甘草6g，可收到很好效果。[8]

9.过敏性鼻炎 以藿香正气散原方（大腹皮、白芷、紫苏、茯苓、半夏、白术、陈皮、厚朴、桔梗、藿香、甘草）加桂枝6g，蝉衣3g，防风10g芳香化湿，通利鼻窍，治疗鼻鼽（过敏性鼻炎）。李氏等研究显示藿香正气散具有抗变态反应、稳定肥大细胞、减轻炎症反应的作用，从而可以治疗本病。[9-10]

10.复发性口腔溃疡 反复口腔溃疡属于湿热上蒸者，可用藿香正气散加竹叶、连翘各10g，黄芩6g，以清热解毒，化湿利浊。[9]

11.梅尼埃病 赵某，女，48岁。反复突发头晕1个月，近1个月出现3次突发性头晕，自觉天旋地转，伴恶心、呕吐、耳鸣、耳胀闷感，详细追问病史，患者平素头部常有昏沉感，头重如裹，身沉重，舌淡红苔白腻，舌体胖大，脉滑，考虑患者为痰湿内蕴，上蒙清窍，并有肝风内动，治宜芳香化湿，清利头目兼息风止痉。方用藿香正气散加减治之，药用藿香20g，陈皮12g，法半夏12g，茯苓10g，炒白术10g，桔梗6g，白芷10g，天麻20g，珍珠母30g，炙甘草6g，水煎服。服用7剂后症状明显好转，继服7剂，随访3个月，头晕未发。[4]

12.肠系膜淋巴结炎 本病属于肠系膜淋巴结非特异性炎症。发病于3~14岁，冬春季节多发，常见于上呼吸道感染，或继发于肠道炎症后，主要表现为发热，腹痛，恶心，呕吐，有时伴有腹泻和便秘，腹痛以右下腹及脐周多见，压痛，少数有反跳痛及肌紧张。本病属于中医"腹痛"范畴。因平素小儿偏食生冷、油腻、肥甘之品及暴饮暴食，损伤脾胃，日久痰湿积聚，加之外邪侵袭而发病。治以理气健脾，和胃止痛。方选藿香正气散加减，疗效显著。

13.小儿龋齿 小儿脾胃功能失调，饮食积滞，湿热内蕴易导致龋齿，伴有纳食不佳，面色少华，夜间磨牙，舌淡苔薄白等症状。王氏等运用藿香正气散加减治疗该病。方用藿香、苏梗、紫苏、枳壳、桔梗理气化湿；黄芩、连翘、贝母清热解毒；半夏、陈皮理气燥湿；茯苓、炒薏苡仁健脾和胃；神曲、焦山楂、炒莱菔子消积化滞；甘草调和诸药。诸药合用，共奏疏运健脾祛湿，调气和中之功，脾胃得调，积滞得消。[12]

参考文献

[1] 陈丽.藿香正气散加减治疗慢性腹泻临床观察 [J].中医临床研究，2014，6（16）：89-90.

[2] 殷芮.藿香正气散的临床应用心得与浅析 [J].工企医刊，2013，26（5）：423-424.

[3] 杨继红，罗继红.藿香正气散合小柴胡汤加减治疗胃肠型感冒38例 [J].广西中医药，2012，35（4）：35.

[4] 钟学文，廖奕歆.藿香正气散加减治疗杂病验案4则 [J].江苏中医药，2016，48（12）：52.

[5] 李毅.藿香正气散治疗顽固性斗痛40例 [J].北方药学，2012，9（9）：14

[6] 马占松.藿香正气散治疗中枢性呃逆87例 [J].河南中医，2009，29（1）：49.

[7] 李随香.藿香正气散治疗急性肠胃炎疗效观察 [J].亚太传统医药，2015，11（15）：115.

[8] 姚晓斌，刘力.中医药治疗肠易激综合征临床体会 [J].中医学报，2012，27（166）：370-371.

[9] 胡晓燕，徐静，刘金霞.藿香正气散在耳鼻喉科临床中的应用 [J].陕西中医，2012，33（1）：104.

[10] 李康，宋粉云，李焕丹，等.减味藿香正气水药效物质基础的研究 [J].广东药学院学报，2007，23（3）：234-236.

[11] 穆乃其，潘月丽，赵西斌，等.藿香正气散加减治疗肠系膜小儿淋巴结炎1例 [J].河南中医，2013，33（3）：436-437.

[12] 王秀玲.藿香正气散加减治疗小儿龋齿 [J].山西中医，2012，28（3）：26.

第二节 藿朴夏苓汤

【组成及用法】 藿香6g，川朴3g，姜半夏4.5g，赤苓9g，杏仁9g，生苡仁12g，白豆蔻3g，猪苓9g，淡香豉9g，泽泻4.5g，通草3g。水煎服。

【来源】《医原》曰："邪在气分当分湿多，热多。湿多者……治法总以轻开肺气为主，肺主一身气，气化则湿自化，即有兼邪，亦与之俱化。湿气弥漫，本无形质，宜用体轻而味辛淡者治之，辛如杏仁、豆蔻、半夏、厚朴、藿梗，淡如薏苡仁、通草、茯苓、猪苓、泽泻之类……兼寒者，恶寒、无汗，前法酌加……豆豉、葱白、生姜之类。"书中详论了湿热证湿重于热的病因、病机、治法、药物和随症加减用药，但未言及方名和剂量。民国时期严鸿志所著《感证辑要》引《医原》并命名了藿朴夏苓汤。

【方解】该方宣通气机，燥湿利水。主治湿热病之邪在气分而湿偏重者。方中淡豆豉、藿香、白豆蔻芳化宣透以疏表湿，使阳不内郁；厚朴、半夏燥湿运脾，使脾能运化水湿，不为湿邪所困；再用杏仁开泻肺气于上，使肺气宣降，则水道自调；茯苓、猪苓、泽泻、生薏仁、通草淡渗利湿于下，使水道畅通，则湿有去路。

【适应证】湿热病，邪在气分而湿偏重证。湿温初起，症见恶寒无汗，身热不扬，肢体困倦，肌肉烦疼，面色垢腻，口不渴或渴不欲饮，胸脘痞闷，大便溏而不爽，舌苔白滑或腻，脉濡缓或沉细伏。

【方歌】　　　　　　　藿朴夏苓泽猪通，豆豉白蔻杏薏仁。

　　　　　　　　　　　湿重于热脘痞闷，头目昏胀法遵循。

【临床应用】

1.小儿腹泻　中医学将小儿腹泻归属于"泄泻"范畴，认为小儿形气未充，脏腑娇嫩，脾常不足，在外易感六淫，在内易为食伤，当湿热困于脾阳，则导致该病。主要病变部位在脾胃。临床表现或湿盛，或热甚，但其核心不离湿热内蕴。藿朴夏苓汤是治疗湿温病初起，湿重于热的常用方，治以清热利湿，宣化表里。李氏等运用本方治疗小儿腹泻湿热型效果较好。[1]

小儿秋泻为感受寒湿之邪，客于肠，阳气受遏，气机不畅，传化失常而致，治宜温中散寒，化湿止泻。冯氏等用藿朴夏苓汤为主加减治疗本病40例，效果满意。案例：患儿，刘某，男，11个月。腹泻伴呕2天入院。患儿于2天前无明显原因开始腹泻，大便为白色稀水样便，日10余次，量多，并呕吐，进食则吐，呕吐物为胃内容物，且精神疲乏，尿量减少。体温38.2℃，脉搏123次/分，呼吸32次/分，发育营养欠佳，精神萎靡，眼窝及前囟凹陷，口唇红而干，哭无泪水，全身皮肤黏膜干燥，弹性差，心肺（-），腹胀，肠鸣亢进，肝脾未触及。化验大便常规（-），诊断为肠炎伴中度脱水，给补液纠正酸中毒，对症治疗并口服藿朴夏苓汤加减，服药1剂，第2天大便正常。[2]

2.发热　藿朴夏苓汤是治疗湿温病的重要方剂，主要用治湿热病邪侵犯人体以后引起的以发热伴有中焦症状为主要证候的疾病。王氏等运用本方治疗不明原因发热，疗效确切。张某，女，28岁，2009年11月2日初诊。自诉午后低热20天。患者于10月23日开始发热，伴恶寒，但多次测体温均不超过37.6℃，当地某医院给予抗感染治疗（具体用药不详），疗效不佳，遂来本院就诊。实验室检查：白细胞计数9.5×10⁹/L，结核菌素试验（－）。查体：体温37.5℃，呼吸22次/分，脉搏78次/分，血压110/85mmHg，心肺及腹部检查（－）。症见发热恶寒，多于午后出现，纳差，乏力，便溏，无咳嗽、气喘、胸闷，无腹痛、腹泻，无尿频、尿急、尿痛，舌尖红，苔白略腻，脉细略软。中医辨为湿温病，证属湿遏卫气。治以藿朴夏苓汤化裁，处方：藿香、半夏、茯苓各10g，薏苡仁15g，苦杏仁、厚朴、白豆蔻各8g，莲子9g。4剂，每天1剂，水煎，分2次服。药毕，低热等症状消失，随访2周未再发作。[3]

3. 盗汗 对以盗汗为主症且具脾湿表现者，治疗宜宣通气机、化湿和中。杨某，男，10岁，其母述患儿盗汗已3年余，3年多来不分春夏秋冬、白天黑夜，凡寐即头汗淋漓，且伴饮食欠佳，然喜食零食，形体瘦削，面色萎黄。经西医多方检查诊断，排除结核、肝炎等传染病及其他器质性疾病。常内服中药养阴敛汗及健脾之剂，无明显好转。除见上述症状外，其舌苔白厚而腻，脉细，因思其零食不断，致伤脾胃，可以佐证湿邪内重无疑。证中虽有脾虚之象，但以脾湿为主，其虚乃脾湿所致，故以藿朴夏苓汤理脾化湿，并佐潜阳涩阴、健脾和胃药为治。处方：藿香10g，厚朴10g，法半夏10g，云苓10g，白豆蔻6g，薏苡仁15g，石菖蒲6g，白术10g，木瓜6g，煅龙牡各18g，焦三仙各6g。上方每日1剂，连服5剂来诊，述药后饮食倍增，盗汗大减，症见白厚腻苔退去三分之二，嘱将原方按3日2剂服用。连服10日后，诸症消除，又以参苓白术散调理善后，随访3个月，疗效巩固，达到治愈目的。[4]

4. 口舌生疮 邵荣世教授治疗复发性口腔溃疡经验颇丰，其根据病机将本病分为实热火盛、湿热内阻、阴虚火旺、脾虚夹湿四型，临证从心脾（胃）论治。患者，女，57岁，2012年4月10日初诊。患者口腔溃疡反复发作1年，发作时少则一二处，多则四五处，进食困难，痛苦不堪，曾经中西医治疗，效果欠佳。既往曾因胆石症行胆囊切除术。诊时见唇内及牙龈各有1处破溃，表面色白，中央凹陷，周边稍稍隆起，微红，疼痛不适，口苦黏腻，胃脘痞塞，大便偏干，便后不爽，舌红，苔薄黄腻，脉细弦。证属湿热内阻，治以清利湿热法，方拟藿朴夏苓汤加减。处方：藿香10g，厚朴6g，法半夏10g，土茯苓15g，黄芩10g，连翘12g，通草3g，竹叶6g，滑石（包煎）15g，猪苓15g，蒲公英30g，甘露消毒丹（包煎）15g，绞股蓝30g，生甘草5g，怀牛膝10g，车前子（包煎）15g。调治月余，随访半年，仅零星发作。[5]

5.胆石症 王绍明教授认为胆石症的形成是肝失疏泄与湿邪为患导致的，诊疗上应重视整体审察、四诊合参，治法上主张补脾祛湿与疏肝利胆两法并重。方以藿朴夏苓汤为基础方加减，与温化、清利等中药配伍应用，治疗收效甚佳。曾某，男，26岁，形体偏胖，以"右胁胀满不舒1天"为主诉就诊。就诊前10天，因进食后出现类似症状，可忍受，持续1天后症状自行缓解消失，未重视。就诊前10日上述症状再次出现，为持续性隐胀痛，1日无缓解，伴心情郁闷，恶心欲呕，全身乏力，口淡不欲饮水，舌淡胖、有齿印，苔白腻，脉弦滑。辅助检查：血常规血象不高，甘油三酯5.7μmol/L，胆固醇2.1μmol/L。腹部彩超示：胆囊内多个强回声影，最大者直径约0.7cm。四诊合参，中医辨证属痰湿型，治以健脾温化水湿为主。处方：藿香15g，厚朴15g，法半夏15g，茯苓20g，薏苡仁20g，白扁豆20g，白豆蔻15g，隔山撬30g，延胡索30g，麦芽15g，焦山楂15g，鸡内金15g，桂枝15g，附子20g，2日1剂，共8剂，同时忌食辛辣、油腻。二诊：服用上述8剂后复诊，胁痛消失未再出现，自觉心情舒畅，全身有力，再服上方8剂。三诊：患者胁痛未再出现，心情大好，全身舒畅。[6]

6.小儿手足口病 本病以发热、口腔溃疡和手足疱疹为特征。属于中医湿温病的范围，证属湿热邪气困脾，脾阳不振，多因夏秋季感受湿热之邪所致，临床以持续发热，头重身痛，胸闷脘痞，不渴或微渴，苔腻，脉濡为主要证候，故当以芳香化湿、燥湿利水、开胃醒脾、振奋脾阳、调畅三焦气机为主的方法治之。何氏等首选加味藿朴夏苓汤治疗本病，对病情较重者疗效也快捷，且均未有并发症的出现。案例：李某，男，3岁，以低热、口腔溃疡及双手掌出现痘疹2天就诊，患儿精神萎靡，厌食，舌苔白厚而腻，属湿热病之湿重于热，予加味藿朴夏苓汤，1剂则热退，食欲大增，舌苔变薄白，再剂而病愈。[7]

7.急性流行性腮腺炎 本病多表现为以耳垂为中心的边缘不清、局部皮肤不红的腮腺肿胀，触痛、张口咀嚼时更为明显，多伴有中等程度的发热，这是湿热病邪留恋气分，气机阻滞的表现。何氏以加味藿朴夏苓汤治疗急性流行性腮腺炎，以芳香化湿、调畅三焦气机为主，临床疗效突出。张某，男，8岁，发热，两侧腮腺肿胀，触之疼痛，进食困难，胸闷脘痞，呕吐，尿赤，舌苔黄腻。中医辨证属湿热病，湿热并重，治宜芳香化湿，宣畅气机，方用加味藿朴夏苓汤加减。1剂即热退，肿胀减轻，知饥索食，连服6剂而愈，因恐湿热之邪影响生殖器官，故嘱其家人要给其多服，以除尽湿热之邪。[7]

8.慢性浅表性胃炎 本病是指不同病因引起的仅及胃黏膜表层上皮的慢性胃黏膜炎性病变，主要限于黏膜表层，即黏膜层的上1/3处。胃镜见黏膜充血、水肿或渗出，有点片状红斑。不同的患者临床表现各有差异，多数患者可有上腹部痛、食后饱胀、食欲不振及嗳气、反酸、口苦、口中黏腻、小便黄、大便黏腻不爽等症状。本病属中医学"痞满""胃脘痛""嘈杂"等范畴，主要由于外邪犯胃、饮食所伤、情志不畅、脾胃虚弱、湿热蕴结等所致。胃气郁滞，胃失和降，不通则痛，故在治疗脾胃病时，以化湿行滞、益气健脾、调其升降为主。杨氏运用藿朴夏苓汤加减治疗湿热型慢性浅表性胃炎的临床疗效显著，能明显改善患者的主要证候，有效改善胃镜结果，降低病理指标。[8]

9. 糖尿病肾病 本病是糖尿病最严重的并发症之一，是导致糖尿病死亡的主要病证，临床表现主要有蛋白尿、渐进性肾功能损害、高血压水肿等。属中医"消渴""水肿""肾劳"等范畴。本病发病早期的病因病机主要为气阴两虚，气虚日久则运化失司，血瘀痰阻；阴虚则生内热。藿朴夏苓汤具有宣通芳化、醒脾健胃、利湿去浊之效，对治疗糖尿病肾病有较好的疗效，可促进肾脏功能恢复，全氏等运用藿朴夏苓汤治疗糖尿病肾病总有效率83.3%。处方：益母草30g，白花蛇舌草20g，藿香、厚朴、茯苓各15g，半夏、丹参、淡豆豉各10g，砂仁、酒大黄各5g。如患者有严重的水肿症状，在药方中加冬瓜皮15g，木香5g，附子10g即可；如患者蛋白尿症状严重，在药方中加五倍子10g，五味子10g即可；如患者大便秘结，可将酒大黄的药量增加5~10g，日1剂，服药1个月。[9]

10. 带状疱疹 本病是一种在皮肤上出现成簇水疱，痛如火燎的急性疱疹性皮肤病。徐氏等治以芳香化浊，清热解毒凉血法，方用藿朴夏苓汤加减取得显著疗效。付某，男，38岁，1998年10月20日初诊。主诉：3天前腰部出现零星水疱，疑是劳动出汗所致，未重视。继而逐渐增多，成簇成团，火烧火燎，阵痛难忍。伴腹胀纳呆，疲乏无力，汗出不爽，大便黏滞，舌红，苔黄腻，脉弦。检查见疱疹沿腰部基本布满正侧面，大小不一，色红，偶见破溃，有少量渗液。中医辨证属湿热内盛，热毒蕴蒸，外溢肌肤。治宜清热燥湿，芳香化浊，凉血解毒。方选藿朴夏苓汤加减。处方：藿香、佩兰、茯苓、贯众、栀子、丹皮各20g，法半夏、黄连、赤芍各15g，大黄、柴胡各10g，甘草5g。2剂，水煎服。服药1剂后，灼痛大减，疱疹萎缩。2剂后，疱疹结痂，疼痛消失而愈。随访未复发。[10]

11. 胆囊切除术后综合征 指胆囊切除术后原有的症状没有消失。临床表现以腹痛、腹胀、消化不良、胆道感染或胆道梗阻等为主要症状。梁氏指出本病的病机为气滞湿阻、痰凝血瘀或兼脾虚，临床应用藿朴夏苓汤加减治疗本病45例，疗效满意。方用藿香10g，厚朴10g，半夏10g，茯苓30g，猪苓10g，杏仁10g，白豆蔻10g，薏苡仁30g，淡豆豉10g，泽泻10g，甘草6g。加减：体虚加党参30g；口苦、苔黄腻加黄芩15g，紫苏梗10g；腹胀加白术15g，木香10g，陈皮10g；腹痛加白芍30g，丹参15g；便秘加生地黄30g，枳实10g；便溏加葛根30g，防风10g；

口干少尿者去杏仁、白豆蔻、淡豆豉、猪苓、泽泻。方中主药藿香宣化肌表之湿，厚朴、半夏、茯苓、薏苡仁行气理滞，健脾化湿，全方共奏清热利胆，健脾化湿，活血化瘀之功。[11]

12.慢性糜烂性胃炎 此病常可发展演变为溃疡病，或成慢性萎缩性胃炎。伍氏等选用藿朴夏苓汤加减治疗65例慢性糜烂性胃炎患者，获得满意的疗效。案例：陈某，男42岁，干部。1996年3月15日初诊。自诉上腹闷胀，胃脘隐痛数年，口黏，不思饮食，恶心呕吐，时泛酸水，精神不振，四肢乏力，大便溏，脉弦滑，苔白稍腻。内镜检查：见胃窦部黏膜皱襞广泛充血，并见散在片状平坦糜烂灶，白色分泌物多，蠕动好。西医诊断为慢性糜烂性胃炎。中医辨证属湿浊蕴积，胃络受损。治宜芳香化浊，燥湿理气，拟藿朴夏苓汤加减。处方：藿香15g，法半夏10g，茯苓15g，杏仁10g，生苡仁15g，白豆蔻（后下）10g，猪苓10g，泽泻10g，厚朴10g，姜竹茹15g，浙贝10g，煅瓦楞（先煎）20g。连服7剂，胃脘痛明显减轻，守前方再服21剂，诸症悉除。复查胃镜：胃窦部黏膜皱襞糜烂灶消失，余处未见异常。随后以香砂六君子丸调治月余，1年后追访，未再复发。[12]

13.恶性肿瘤化疗后恶心、呕吐 近年来恶性肿瘤化疗的发展十分迅速，恶心、呕吐是恶性肿瘤化疗过程中最常见的消化道症状，是导致患者电解质紊乱的常见原因。刘氏用藿朴夏苓汤治疗妇科恶性肿瘤患者化疗后湿滞胃肠所致的恶心、呕吐40例，处方：藿香12g，厚朴10g，半夏10g，茯苓12g，薏苡仁30g，白豆蔻9g，猪苓12g，陈皮12g，竹茹10g，滑石20g，生姜6g。水煎服，日1剂。化疗前20分钟和化疗后4小时、8小时各1次。化疗后患者多脾胃虚弱，运化无权，水气不化，湿邪内生，藿朴夏苓汤融芳香化湿、化气燥湿、利水渗湿于一体，兼和胃降逆，而不单纯降气止呕，治之可取得较好的疗效。[13]

14.2型糖尿病（痰湿中阻证） 糖尿病是一组由遗传和环境因素共同引起的临床综合征，以糖代谢紊乱、高血糖为主要表现。其中2型糖尿病的发病与胰岛功能发挥障碍及胰岛素抵抗密切相关，是糖尿病的主要类型。中医学一般认为，糖尿病多属于"消渴"的范畴。本病主要病因为饮食不节、劳倦、情志不遂等。一方面，因为久病脏腑功能减退，肺、脾、肾、三焦功能失调，肝失疏泄，导致水液代谢障碍，不能正常运行输布，聚湿生痰；另一方面，痰湿形成以后，其性黏滞、重着，阻碍气机，滞于脏腑、阻于经络，日久化热，导致痰热互结。治疗以宣畅气机，利湿涤浊，清热祛痰为法。卢氏等运用加味藿朴夏苓汤治疗2型糖尿病（痰湿中阻证）90例，临床疗效显著，处方：藿香15g，厚朴15g，清半夏3g，茯苓20，猪苓3g，泽泻15g，杏仁10g，生苡仁20g，白豆蔻15g，通草10g，黄连10g，甘草6g，水煎服，4周为1个疗程，共治疗3个疗程。[14]

15.手术后肠黏连 是腹腔、盆腔手术术后常见的并发症，多见腹痛、便秘。病变部位主要在中焦。总体病因病机是以腹部手术之创伤为基础，加之外邪侵袭，湿热内生，久而成瘀，阻滞中焦，不通则痛，故发腹痛；胃肠传导失职，腑气通降不利而见大便秘结。多见湿热内蕴，气滞血瘀之证型。治以宣通气机，清热利湿。符氏等运用藿朴夏苓汤治疗本病疗效显著。患者郑某，男，66岁。因"反复腹痛3年余，加重半天"就诊。3年前因胆囊结石行胆囊摘除术后开始出现腹痛，疼痛部位以脐周为主，反复发作，消炎后可缓解。此次因晨起上述症状复发加重而就诊，疼痛呈阵发性加剧，进食后尤为明显，恶心欲呕，大便未解，肛门停止排气，口干口苦。查体：腹部膨隆，右上腹可见一长约15cm斜行手术疤痕，脐周压痛，无反跳痛，舌红，苔黄腻，脉滑数。辅助检查：腹部平片提示肠道积气，未见肠梗阻。辨证为肠道湿热，治以清热利湿化浊、行气消滞止痛之藿朴夏苓汤合四磨汤加减。处方：广藿香10g，法半夏10g，豆蔻10g，薏苡仁10g，茯苓15g，厚朴10g，泽泻10g，猪苓10g，黄连6g，白芍30g，延胡索10g，槟榔10g，乌药10g，枳壳10g。7剂，水煎服。二诊时，患者诉大便每日1行，腹胀明显好转。继前方予14剂，症状基本消失，已无腹痛发作。停药2月后未发。[15]

参考文献

［1］李兰，胡欲晓，何红霞，等.藿朴夏苓汤内服联合贴敷治疗湿热型小儿腹泻60例［J］.中国实验方剂学杂志，2015，21（18）：179-182.

［2］冯新芳，谭运生.藿朴夏苓汤加减治疗小儿秋泻40例［J］.光明中医杂志，1994，（2）：21.

［3］王礼凤.藿朴夏苓汤治疗不明原因发热2例［J］.新中医，2010，42（8）：175.

［4］袁开才.藿朴夏苓汤加减治疗脾湿型盗汗23例［J］.云南中医药杂志，2009，30（2）：29.

［5］孙慧丽.邵荣世治疗复发性口腔溃疡经［J］.山东中医药大学学报，2016，40（2）：154-155.

［6］张林.王绍明教授藿朴夏苓汤治疗胆石症的经验分享［J］.中国中医药现代远程教育，2016，14（2）：59-60.

［7］何进.加味藿朴夏苓汤临床运用［J］.辽宁中医药大学学报，2013，15，（4）：27-28.

［8］杨丽娟.藿朴夏苓汤加减治疗脾胃湿热型慢性浅表性胃炎32例临床疗效观察［J］.实用中西医结合临床，2011，11（3）：24-25.

［9］全红.藿朴夏苓汤加减治疗糖尿病肾病的效果分析［J］.临床和实验医学杂志，2012，11（8）：589-590.

［10］徐忠健.藿朴夏苓汤加减治疗缠腰火丹12例［J］.四川中医，2001，19（1）：61.

［11］梁凤凌.夏苓汤治疗胆囊切除术后综合征45例［J］.中医杂志，2009，50（6）：531.

［12］伍定邦.藿朴夏苓汤加减治疗慢性糜烂性胃炎［J］.中医药研究1997，13（3）：34-35.

［13］刘庆红.中药治疗化疗后恶心呕吐40例临床观察［J］.菏泽医专学报，2002，14（2）：70-71.

［14］卢海阔.加味藿朴夏苓汤治疗2型糖尿病临床研究［J］.中医学报2017，32（12）：2363-2366.

［15］符佳.藿朴夏苓汤加减治疗手术后肠粘连两例［J］.湖北中医杂志，2014，36（3）：52.

第三节　羌活胜湿汤

【组成及用法】羌活6g，独活6g，藁本3g，防风3g，炙甘草3g，蔓荆子2g，川芎1.5g。水煎服。

【来源】《脾胃论》："如肩背痛，不可回顾，此手太阳气郁而不行，以风药散之。如背痛项强，腰似折，项似拔，上冲头痛者，乃足太阳经之不行也，以羌活胜湿汤主之。"

【方解】方中羌活、独活共为君药，二者皆为辛苦温燥之品，其味苦燥湿，辛散祛风，性温散寒，皆可祛风除湿、通利关节。其中羌活善祛上部风湿，独活善祛下部风湿，两药相合，能散一身上下之风湿，通利关节而止痹痛。臣以防风、藁本，入太阳经，祛风胜湿，且善止头痛。佐以川芎活血行气，祛风止痛；蔓荆子祛风止痛。使以甘草调和诸药。

【适应证】本方主治风湿在表之痹证，多由汗出当风或久居湿地，风湿之邪侵袭肌表所致。风湿之邪客于太阳经脉，经气不畅，致头痛身重，或腰脊疼痛，难以转侧。

【方歌】

羌活胜湿独防风，蔓荆藁本草川芎。

祛风胜湿止痛良，善治周身风湿痛。

【临床应用】

1.耳聋　吴某，男，40岁，1991年5月3日初诊。耳鸣、耳聋10天。10天前，因淋雨受凉，出现耳如蝉鸣，听力减退，后逐渐加重，伴头昏重，乏力，舌质淡红，苔薄白微腻，脉浮缓。五官科检查：双耳鼓膜中度内陷，电测听60分贝。服感冒清、维生素 B_1 等药，以及做捏鼻鼓气法治疗无效。中医辨证属风寒夹湿，蒙蔽清窍，治以祛风胜湿。方用羌活胜湿汤：羌活12g，独活12g，防风12g，川芎10g，藁本10g，蔓荆子10g，蝉蜕3g，菊花12g，石菖蒲10g，通草6g，甘草6g，药用10余剂痊愈。[1]

2. 带下病　刘某，42岁，工人。1989年1月11日初诊。症见带下量多，淋漓不断月余，色白，质稀，无臭味儿，伴有腰痛，小腹凉，尿频，恶风怕冷，舌质淡，苔白，脉象濡细。妇科检查：外阴发育正常，阴道畅，宫颈光滑，子宫后倾位，活动性良，双侧附件无异常。阴道分泌物检查：色白，量多，霉菌、滴虫菌阴性。中医辨证系肾气不足，阳虚内寒，带脉湿热，任脉不固所致，治宜祛风胜湿，助以温肾助阳，方选羌活胜湿汤加减。药用羌活15g，独活15g，藁本10g，防风15g，川芎5g，蔓荆子10g，杜仲15g，肉桂10g，山药15g，车前子15g，3剂水煎服。服药后白带量大减，继服3剂，即痊愈，再服3剂，巩固疗效。[2]

3. 偏头痛　患者，女，38岁，2009年5月16日初诊。患者头痛以右侧为甚10天，既往偏头痛史6年。10天前恰逢月经来潮时洗头，头发未干入睡，醒后头痛，头重如裹，遇风寒痛甚，右侧为重，服止痛类药物效不佳，遂求中医诊治。症见舌质淡，苔白，脉弦。中医诊断：外感头痛，属风寒湿痹阻滞证。治以祛风胜湿，散寒止痛，佐以养血和血。方用羌活胜湿汤加味：羌活15g，独活10g，藁本10g，防风10g，川芎12g，蔓荆子12g，细辛6g，白芷12g，荆芥10g，苍术10g，炙甘草6g，生姜5片。共5剂，水煎，分2次温服，日1剂。服药后头痛明显减轻，于上方加当归、白芍、熟地黄各12g，随症调理15剂痊愈。随访半年未复发。[3]

4. 颈椎病　本病是我国的高发病，其发病率在近年有升高趋势。经临床统计表明，中医把颈椎病分为落枕型、痹证型、痿证型、眩晕型、五官型，在气血亏虚，痰湿瘀血阻滞的病机指导下，这五型均可采用补益气血、化痰祛湿、活血祛瘀的方药。陈氏等临床研究发现，运用羌活胜湿汤治疗风寒阻络型颈椎病可取得满意疗效。患者，男，47岁，1999年10月12日初诊。诉左侧颈肩僵痛，左上肢内侧麻木已2年余，时轻时重，近1月来明显加重，影响劳动，特来诊治。查体：左侧颈部2、3椎旁有压痛，左臂丛神经牵拉试验、压颈试验均为阳性；舌质红，苔薄白，脉弦。西医诊断为颈椎病。中医辨证属风寒阻络证。方用羌活胜湿汤加减，处方：羌活15g，独活15g，藁本10g，防风10g，川芎10g，蔓荆子6g，葛根30g，生甘草10g。水煎服，日1剂，服药10剂后，疼痛、麻木感明显减轻，20剂后症状全部消失，随访2月未复发。[4-5]

5. 肩周炎　中医认为人过中年阳气虚弱，肝肾不足，正气渐损，气血虚弱，营卫失调，以至筋脉肌肉失去濡养，遇有风湿寒邪外侵，易使气血凝滞，阳气不布，脉络不通，故发本病。黄氏临床应用羌活胜湿汤治疗肩周炎疗效显著。患者，女，47岁，2009年4月3日初诊。自诉左肩及上臂疼痛2周。患者于2周前因雨淋，夜间又不慎着凉，引起该病。曾服罗通定、布洛芬效不佳，遂求中医诊治。查体：左肩及上臂疼痛，酸困重着，得温则痛减，局部皮温不高，上臂外展、外旋疼痛加剧。辅助检查：血常规、红细胞沉降率检验及X线片均无异常。舌质淡，舌苔白，脉浮紧。中医诊断：痹证（着痹），辨证为风寒湿痹证。治宜祛风除湿，通络止痛。方用羌活胜湿汤加味：羌活15g，独活15g，藁本10g，防风10g，川芎12g，蔓荆子10g，苍术15g，制附子6g，桂枝6g，炙甘草6g，生姜3片。5剂，水煎分2次温服，日1剂。2009年4月9日再诊，疼痛明显减轻，于上方加当归、白芍各15g，随症调理15剂痊愈。[5]

6.银屑病　患者，女，40岁。1989年2月11日初诊。症见全身皮肤增厚变硬，粗糙脱屑，尤以颈、面、四肢等暴露部位为甚，瘙痒不已，抓破后见少许黄水和血珠。病历10余年，经中西医多方治疗无效。舌淡红，苔白腻，脉濡缓。西医诊断为银屑病，中医辨证属风湿郁滞，肌肤失养。治拟祛风除湿，解毒止痒。方用羌活胜湿汤加味：羌活、独活、蔓荆子、防风、秦艽、蝉蜕各12g，川芎、藁本各10g，白鲜皮、地肤子各15g，生甘草6g。每日1剂。8剂后，皮肤变软，稍见润泽，瘙痒大减。上方去藁本、蔓荆子，加当归、生地、白芍各15g，以养血润燥。4剂后，诸症悉除。[6]

7.额窦炎　王氏在1993~1998年应用羌活胜湿汤加减治疗额窦炎41例，其中单纯额窦炎32例，19例为全鼻窦炎或伴有其他鼻窦炎。处方：羌活6g，防风6g，独活6g，蔓荆子9g，黄芩15g，甘草3g。每日1剂，连服3剂。单纯额窦炎疗效显著，有效率达90%，2个疗程后痊愈1例，2例无效；全鼻窦炎或伴其他鼻窦炎的19例中，1个疗程显效者12例，无效者改用其他治疗。[7]

8.溃疡性结肠炎　属中医"泄泻"范畴。中医理论认为，其主要是因脾肾两虚，水湿不运，下注肠道而成。武氏用羌活胜湿汤为主治疗"溃疡性结肠炎"19例，疗效满意，方用羌活6g，独活6g，藁本3g，川芎1.5g，防风3g，蔓荆子2g，炙甘草3g。腹痛甚者加白芍6g；大便干燥加黄连3g；五更泄者加升麻3g，白术6g。制成散剂，每日3次，每次6g，空腹白开水冲下，服药期间禁食辛辣生冷，3周为1个疗程，间隔3天。武氏认为羌活胜湿汤可使弥漫之湿从表而去，疗效显著，不易复发。[8]

9.颈肩综合征　姚氏采用加味羌活胜湿汤治疗颈肩综合征病例68例，疗效显著。案例：李某，男，50岁，2009年10月5日初诊。头晕、头痛半个月，伴颈部肌肉僵硬疼痛并向肩胛及后背放射，抬肩时疼痛，伴右手食指、中指麻木，眠差，纳可，二便调，舌质暗，苔白腻，脉弦数。辅助检查：颈椎拍片示第4颈椎、第5

颈椎、第6颈椎骨质增生，生理曲度变直。中医辨证为风寒湿痹证，治以祛风除湿、通络止痛，方用羌活胜湿汤加减。处方：羌活10g，独活10g，葛根20g，川芎10g，附子（先煎）10g，蔓荆子10g，藁本10g，防风10g，甘草6g，红花10g，桃仁10g，丹参15g，共5剂，水煎服。服药后头晕、疼痛减轻，仍感上肢麻木、指间关节酸胀，加白芍20g，姜黄10g，桂枝10g，10剂后症状明显减轻，后减去附子，再服15剂，基本痊愈，随访至今未复发。[9]

10. 膝关节软骨损伤 中医认为该病是由于肝肾亏虚，筋骨失养，加之外邪侵袭而引起。皮氏等采用羌活胜湿汤治疗之，效果显著。其中羌活、独活合用，发散周身上下风湿之邪，通利关节而止痹痛；防风散风胜湿而治一身之痛；川芎上行头目，旁通经络，可散周身风邪，又能活血行气。全方诸药配合，祛风胜湿，治疗风湿引起的膝关节软骨损伤时事半而功倍。皮氏使用本方治疗膝关节软骨Ⅰ级损伤38例，总有效率100.00%。[10]

11. 腰椎椎管狭窄症 张某，男，67岁。该患者4年前出现轻微腰腿疼痛未注意，1年后症状逐渐加重，走一段路后需休息才能继续行走，伴间歇性跛行，病情越来越严重。经CT检查，西医确诊为腰椎椎管狭窄症（退变性），建议休息治疗。症见脉浮，舌红苔白，中医辨证为风湿侵袭，阻滞经络。治以羌活胜湿汤加减，药用羌活10g，独活15g，防风20g，甘草10g，藁本10g，蔓荆子10g，炒泽泻20g，川芎10g，生姜片3片，炒杜仲20g，醋延胡索15g，酒白芍15g，天麻10g。10剂好转，再服10剂间歇性跛行消失，又服10剂腰腿疼痛明显减轻，继续服5剂，诸症痊愈。本病属中医"腰痛""痹证""痿证"范畴，一般治以祛风湿、补肝肾法。羌活胜湿汤主要治风湿在表之痹证，羌活、独活、防风、藁本、蔓荆子、川芎皆风药也，六者辛温开散，使湿从汗出，则诸邪散矣。若水湿在里，则当用利水渗湿之剂，如刘氏等运用羌活胜湿汤加味治疗腰椎椎管狭窄症14例，总有效率可达为90.00%。[11]

参考文献

［1］毛则先，谭继雪.羌活胜湿汤治疗耳聋验案二则［J］.新疆中医药，1994（3）：61.

［2］讷志芳.羌活胜湿汤加味治疗带下症［J］.中医函授通讯，1992（1）：37.

［3］黄巧智.羌活胜湿汤临床应用举隅［J］.山东中医杂志，2012，31（1）：66-67.

［4］陈选朝.羌活胜湿汤配合针刺治疗颈椎病125例［J］.河南中医，2005，25（10）：52.

［5］黄巧智.羌活胜湿汤临床应用举隅［J］.山东中医杂志，2012，31（1）：66-67.

［6］李时学，韦能定.羌活胜湿汤加味治愈牛皮癣［J］.四川中医，1990（11）：43.

［7］王昭峰.羌活胜湿汤加减治疗额窦炎［J］.中原医刊，1999，26（12）：47-48.

［8］武忠.用羌活胜湿汤治疗溃疡性结肠炎19例［J］.内蒙古中医药，1994（S1）：44.

［9］姚淑贤，王引玲.加味羌活胜湿汤治疗颈肩综合症68例疗效观察［J］.山西中医学院学报，2011，12（5）：31-32.

［10］皮寅啸.羌活胜湿汤治疗膝关节软骨Ⅰ级损伤38例［J］.实用中医内科杂志，2011，25（8）：69-70.

［11］刘国录.羌活胜湿汤加味治疗腰椎管狭窄症14例［J］.中国中医药现代远程教育，2010，8（2）：34.

第四节　三仁汤

【组成】杏仁15g，飞滑石18g，白通草6g，白豆蔻6g，竹叶6g，厚朴6g，生苡仁18g，半夏15g。

【来源】《温病条辨》："头痛恶寒，身重疼痛，舌白不渴，脉弦细而濡，面色淡黄，胸闷不饥，午后身热，状若阴虚，病难速已，名曰湿温。汗之则神昏耳聋，甚则目瞑不欲言，下之则洞泄，润之则病深不解，长夏深秋冬日同法，三仁汤主之"。

【方解】三仁汤中，杏仁苦辛，宣利上焦肺气，肺气宣通可通调水道，下输膀胱，有"提壶揭盖"之意，使在肌表的湿邪可去；白豆蔻辛苦芳香以化湿舒脾，行气调中，去中焦湿邪；生苡仁甘淡寒以健脾，渗利湿热于下焦，使湿从小便而出，三仁合用是为君药。厚朴、半夏运脾除湿，行气消满以加强白豆蔻运中化湿之力，为臣药。滑石、通草、竹叶，甘寒淡渗，利湿清热，以增强生苡仁渗下清热之功，可清体内积蕴的湿热之邪。三仁汤分入上、中、下三焦，合而为用，可宣上、畅中、渗下，使湿热之邪从三焦分消，气畅湿行，脾运复健，三焦通畅，诸症自除。

【适应证】湿温初起及暑温夹湿之湿重于热证。症见头痛恶寒，身重疼痛，肢体倦怠，面色淡黄，胸闷，不饥，午后身热，舌白不渴，脉弦细而濡。

【方歌】　　　　　三仁杏蔻生苡仁，朴夏通草滑竹存。
　　　　　　　　　宣畅气机清湿热，湿重热轻在气分。

【临床应用】

1.发热　陈某，女，36岁，工人，已婚，2003年7月12日初诊。自诉发热18天。18天前发热恶寒，早轻晚重，头身疼痛，脘痞恶心，门诊输液及自服藿香正气水治疗3天，病情不减，晚上体温38.5~39℃，伴脘腹胀痛，头重头晕，不思饮食，精神倦怠，嗜卧懒言，口干不欲饮水，大便不爽，小便黄赤，舌质红，苔黄腻，脉濡数。查体：体温39℃，脉搏101次/分，呼吸25次/分，血压110/80mmHg，心肺未闻及病理性杂音。化验检查：血沉8mm/h，白细胞计数5.0×10^9/L，中性粒细胞比值75%，淋巴细胞比值25%。西医诊断为病毒性感冒。中医辨证为湿热型外感发热。治以宣通气机，芳化湿浊，利湿清热。方用生苡仁、滑石粉各20g，杏仁、厚朴、白通草、竹叶、制半夏各10g，白豆蔻6g，藿香10g，佩兰10g。水煎服，服用6剂后，热退身凉，湿走热自减，诸症悉除而告愈。再3剂以善其后，随访未再复发。[1]

2.不寐 张某，女，49岁，2007年4月22日初诊。自诉入睡困难3年。近3年来入睡困难，且睡后易醒，多梦，头晕，症状日趋加重，每晚须服艾司唑仑片方能入睡，睡眠时间3小时左右，伴心烦不安，大便不畅，舌淡，苔黄腻，脉弦细滑。中医诊断为不寐，辨证为湿热内蕴，痰浊阻窍。方以三仁汤加减，处方：苦杏仁10g，白豆蔻10g，生苡仁30g，飞滑石30g，白通草6g，淡竹叶10g，厚朴6g，半夏15g，酸枣仁30g，延胡索30g，合欢皮15g，首乌藤30g。5剂，水煎服。药后睡眠好转，每晚能睡约4小时，继以上方加龙骨30g，又服15剂，患者停用艾司唑仑片已能每晚睡6小时。[2]

3.胸痹、心痛 王某，女，62岁。患者因反复胸闷痛19天，加重13天为主诉由急诊科收住入院。症见胸闷、胸痛持续不减，神疲乏力，痰黄质稠，饮食呆滞，大便秘结，面色少华，语音低微，口气臭秽，舌质暗淡，苔中根部黄腻，脉细迟。心电图提示：急性下壁、正后壁心肌梗死。西医诊断为急性心肌梗死。中医诊断为胸痹，辨证为气阴两虚，痰热内蕴。方投生脉散与温胆小陷胸汤化裁，交替口服连进9剂后，胸痛、咳痰略减，然胸闷、纳呆、口气臭秽、神疲、大便艰难诸症仍存。药后无效，复细参脉症，辨属湿热蕴结，湿阻三焦，改投三仁汤化裁。处方：生苡仁30g，白豆蔻10g，厚朴10g，通草10g，滑石10g，半夏10g，竹茹10g，枳壳10g，当归20g。上方服用4剂后，患者即觉精神转佳，饮食增进，胸闷、神疲、痰黄质稠等症大减，前方加减继进9剂后，诸症俱除，面色转华，黄腻苔退尽，迟脉转平，能够简单料理日常生活，复查心电图已转为慢性稳定性心肌梗死。[3]

4.咳嗽 陈某，女，38岁，2000年5月13日初诊。反复咳嗽1周，痰多，色黄白相兼，质黏稠，不易咳出，喉中痰鸣，纳呆，口干苦，大便不爽，小便偏黄，倦怠乏力，舌红，苔黄腻，脉濡数。查咽部充血，咽后壁淋巴滤泡增生，双扁桃体未见肿大，双肺呼吸音粗，未闻及干湿啰音。胸透示双肺纹理增粗，余未见异常。查血常规：白细胞11.2×10^9/L，中性粒细胞比值78%，西医诊断为急性支气管炎。中医辨证属湿热型咳嗽，予三仁汤加减：杏仁12g，生苡仁30g，白豆蔻

（后下）6g，法半夏10g，厚朴10g，木通6g，竹叶6g，滑石30g，甘草6g，桑白皮30g，鱼腥草30g，重楼15g，黄芩10g。每日1剂。5月19日复诊，咳嗽、喉中痰鸣已止，纳食增加，二便通畅，舌尖红，苔白，脉濡。查咽部未见充血，双扁桃体不大，双肺呼吸音清晰，未闻及干湿啰音，复查血常规正常。[4]

5.便秘 李某，女性，22岁，2005年11月24日初诊。排便困难2年，加重伴腹痛腹胀5天，既往患者每周1次自主排便，述平时常自行服用果导片及三黄片，最近1个月无明显诱因加重，自服果导片后无用，大便5天未解，并伴有下腹胀痛，精神可，食欲欠佳，脉滑数，苔腻微黄。辅助检查：纤维结肠镜未发现异常征象。中医辨证属湿热蕴脾，由药食失当，损伤脾胃，湿邪停滞，郁而化热，气机升降失调，大肠传导失司所致。予三仁汤加减，方用生苡仁、肉苁蓉、石决明、焦山楂各30g，石菖蒲、滑石、茯苓、槟榔各15g，通草、法半夏各12g，杏仁、豆蔻、苦参、陈皮各10g，甘草6g。每日1剂，水煎3次，取汁混合，分3次服用。并嘱其忌食生冷辛辣。服药后大便得解，但腹胀仍时有发生，再以原方加莱菔子30g，连服2周，症状消失，舌脉正常而愈。[5]

6.上半身出汗 吴某，男，56岁，2006年10月15日初诊。近10天来上半身出汗，午后及夜间为重，服用谷维素等药效果不显。1月前曾因高热、咳嗽收住院，诊断为急性肺炎，经肺炎治疗痊愈出院。既往诊断糖尿病15年。症见面色润泽，精神倦怠，口干不渴，舌质红，苔黏腻，脉滑。辨证属湿热为患。拟三仁汤加味，处方：杏仁、厚朴、半夏、滑石、竹叶各10g，白豆蔻、通草各6g，生苡仁30g。每日1剂，水煎服。服药3剂，症状消失。[6]

7.手足心出汗 于某，男，28岁，2006年4月29日就诊。手足心汗出不止，遇热加重，伴面部痤疮，胸闷，尿黄，阴囊潮湿发痒，苔黄厚腻，脉濡滑。该患者顽固性手足心出汗，因其素体肥胖，痰热蕴蒸所致。中医辨证属湿热内蕴型，以三仁汤加味治之。处方：生苡仁30g，白豆蔻、杏仁、竹叶、厚朴、木通、黄连、黄柏、栀子、石菖蒲各10g，滑石50g，车前子、丝瓜络各15g。每日1剂，6剂服完病大减，继服6剂病愈。[7]

8.急性黄疸型肝炎 李某，男，36岁，1994年3月6日初诊。乏力，纳差，尿黄10天。辅助检查：肝功总胆红素96mmol/L，直接胆红素76mmol/L，谷草转氨酶150U/L，乙肝病毒指标均阳性，西医诊断为急性黄疸型乙型肝炎。症见身目俱黄，其色鲜明，身困重，身热不扬，纳差，恶心，恶油腻，胸腹胀闷，小便黄如浓茶色，口淡不渴，舌苔白厚腻，脉濡缓。中医辨证黄疸为湿热型之湿重于热。治宜化湿解毒，清热退黄。方用三仁汤去竹叶，加茵陈、茯苓、泽泻。服药1周后，诸症减轻，能进食，小便色转淡，继服上方10天后，症状消失，目微黄。上方去茵陈、杏仁，加白术继服用半月后，肝功正常。继用中药治疗约3个月后，其乙肝病毒指标仅抗-HBe、抗-HBc阳性，临床治愈。[8]

9. 慢性尿路感染 患者，女，42岁，2009年6月7日初诊。尿频、尿急、尿痛反复1个月，发热加重3天。患者5月初因出差乘车憋尿后出现尿频、急、痛，且腰痛乏力，自服左氧氟沙星，3天后病情缓解。后每因劳累自觉腰酸，排尿欠爽。外院查尿常规：白细胞（++），红细胞（+）。予头孢曲松钠静脉注射3天后，尿频、急、痛有所缓解，但身困乏力，午后低热，故来就诊。刻下：尿频、急、不爽，口中黏腻，上腹部痞满，身困乏力，午后低热，腰酸不适，胃纳差，大便解而不爽，舌淡红，苔黄腻，脉濡。中医辨证属湿热郁滞，气机不畅型热淋。治拟清热利湿，调畅气机。临床应用三仁汤治疗如下：杏仁10g，白豆蔻（后下）6g，炒苡仁30g，制半夏10g，制厚朴10g，淡竹叶10g，通草6g，六一散（包煎）15g，炒车前子30g，土茯苓30g，凤尾草30g，佩兰10g，虎杖30g，炒楂曲各10g，生地10g，炒枳壳10g。7剂，水煎服，每日2次。服用上方后患者尿频、急不爽及发热止，上腹部痞满减轻，但仍觉排尿乏力，腰酸不耐久站，胃纳一般，舌红，苔白腻。原方去通草、六一散、炒车前子、凤尾草，加生黄芪20g，杜仲10g，怀牛膝15g，鹿衔草15g。共7剂，药后诸症均消。[9]

10. 肾盂肾炎 刘某，女，35岁，已婚，于1995年10月23日初诊。患者近3年来常有腰痛、乏力、小便混浊症状，曾以月经不调、带下病治疗，仍反复发作。近日因受凉而恶寒发热、周身痛，伴腰痛、小便不利、尿黄赤灼热、带下黄白清稀。查体：体温38.5℃，下肢轻度水肿，肾区叩击痛。尿常规示：尿蛋白（+）、红细胞（++）、白细胞（+）、管型（-）。西医诊断慢性肾盂肾炎。症见头晕，气短，腰痛，乏力，神疲，纳呆，尿浊，下肢水肿，病史3年，今复感外邪，发热恶寒，口渴，小腹胀急，排尿淋漓不净，脉沉滑数，舌淡苔白。中医辨证属脾肾两虚，湿邪内蕴，拟三仁汤合八正散以启上闸、开支河、导湿热从小便而出。处方：杏仁12g，生苡仁12g，白豆蔻12g，滑石12g，萹蓄10g，瞿麦10g，白茅根30g，炒蒲黄10g，车前子10g，竹叶6g，木通6g。水煎服，每日2剂，连服2天。二诊时，发热身痛减，小便通利，尿色转清，唯腰困、乏力、口淡纳差，脉沉细，舌淡苔微白。尿蛋白（+），尿红细胞、白细胞、管型（-）。膀胱湿热已减，拟益脾胃、畅三焦、蠲湿邪治其本，以三仁汤合真武汤化裁用之，诸症均减，嘱服肾气丸以善其后，追访6个月未见复发。[10]

11. 慢性肾炎 姜某，男，47岁，2009年4月13日初诊。眼睑、双下肢间断水肿7年，伴头晕、身软乏力、汗出2月余。曾辗转于多家医院治疗，先后查血压120~140/70~90mmHg，肾功能正常。尿常规：尿蛋白（++），尿潜血（++），血钾、钠、氯正常，B超检查肾脏正常，西医诊断为慢性肾炎，一直服用黄葵胶囊、潘生丁片等药，疗效不著。症见眼睑、双下肢水肿，头闷，乏力，腰膝酸软，纳呆食少，脘痞腹胀，小便黄赤，大便不畅，舌质红，苔黄厚腻，脉濡数。中医辨证属湿热壅滞，遂投予三仁汤加味。处方：杏仁、厚朴、半夏、竹叶各10g，白豆蔻、通草各6g，薏苡仁、泽兰叶、赤小豆、黑茅根各30g，滑石粉、丹参、郁金各15g。每日1剂，水煎服。服药3剂，眼睑浮肿消失，双下肢水肿减轻。守方继进5剂，双下肢浮肿消失，出汗明显减少，遂减去黑茅根。继服3剂，临床症状消失，连续6天，复查尿常规均正常。半年来复查各项实验室指标均正常，临床痊愈。[6]

12.卵巢囊肿 葛某，女，41岁，护士。发现卵巢囊肿2个月就诊。2个月前体检B超检查示：子宫左侧可见一大小约3.1cm×2.4cm的液性暗区，边界清，有包膜。西医诊断为左侧卵巢囊肿。当时正值月经后第5天，平素月经量、色、质及时间均正常，无腹痛、腰痛等症状。症见胃纳欠佳，倦怠懒言，大便溏薄，舌体胖大，舌苔白腻，脉象沉濡。中医辨证属痰湿壅滞，冲任不畅。治拟健脾化湿，软坚散结，方选三仁汤加减：苦杏仁12g，白豆蔻10g，生苡仁30g，厚朴10g，法半夏15g，滑石30g，淡竹叶3g，通草6g，茯苓30g，桂枝15g，莪术30g，干姜6g。7剂后胃纳渐佳，精神转佳，大便成形。原方增加茯苓用量至60g，余药不变，继进14剂，诸症均缓解，B超复查未见异常。[11]

13.先兆流产 洪某，女，32岁，工人，1993年11月22日初诊。自诉停经45天，阴道下血1天，量少，色红，伴纳差泛恶，腰酸，头晕乏力，胸闷口干。现带下量多、色淡黄，舌质红，苔黄厚腻，脉濡。患者既往1991年2月及1992年11月先后自然流产2次。曾去浙江省妇产科医院行不孕相关检查无异常。现尿妊娠试验阳性。中医辨证为湿热蕴结，肾气不固，予清利湿热、益肾固胎之剂治疗。方选三仁汤加减，处方：杏仁10g，滑石粉6g，白豆蔻3g，生苡仁15g，竹叶6g，川朴6g，姜半夏10g，桑寄生15g，白扁豆9g，苎麻根12g，炒杜仲12g。服药3剂，阴道下血止，续服5剂，余症尽除，原方加减服用2月以固疗效。于1994年7月1日顺利分娩一女婴，体重3kg。[12]

14.脂溢性脱发 李某，男，37岁，工人。患脂溢性脱发3个月余，口服养血生发胶囊无效。自诉头发脱落明显，头屑过多，头皮瘙痒，伴头晕困重，口苦口黏，纳食可，大便黏腻不爽，舌红，苔略黄，脉濡。中医辨证属湿热上犯，熏蒸头面，治宜清热利湿，方选三仁汤加减。处方：杏仁10g，白豆蔻20g，生苡仁30g，厚朴12g，滑石20g（包、先煎），通草10g，竹叶10g，半夏15g，石菖蒲15g，郁金15g，土茯苓15g，生甘草10g。服用2个疗程后，患者头发脱落明显减少，头皮瘙痒减轻。继续服药2个疗程，诸症消失，痊愈。[13]

参考文献

[1] 王亚.三仁汤治疗湿热型外感发热100例 [J].中国实用医药，2010，5（3）：176.

[2] 孟彪.赵和平临床应用三仁汤经验 [J].山东中医杂志，2011，30（5）：347.

[3] 廖晓岚.三仁汤内科应用举隅 [J].云南中医学院学报，1992，15（1）：12-13.

[4] 刘月婵，廖文华.三仁汤加减治疗咳嗽50例 [J].实用中医药杂志，2007，23（1）：20.

[5] 段琪，蒋安，李志鹏，等.加减三仁汤治疗湿热蕴脾型便秘35例 [J].结直肠肛门外科，2007，13（4）：245.

[6] 刘美凤.三仁汤临床治验举隅 [J].山西中医，2010，26（5）：35.

[7] 邹世光，刘志群，张勇.三仁汤治疗顽固性汗证举隅 [J].湖北中医杂志，2008，30（5）：49.

[8] 马羽萍.三仁汤在肝病中应用 [J].陕西中医，1997，18（12）：561.

[9] 赵敏，张福产，陈岱.三仁汤在治疗尿路感染中的应用 [J].中国医药科学，2011，1（19）：110-111.

[10] 冯素莲，孙飞，孙枚.三仁汤治疗肾盂肾炎的体会 [J].现代中西医结合杂志，2003，12（8）：837-838.

[11] 黄垚，何迎春.何迎春应用三仁汤治疗妇科杂病临床举例 [J].浙江中西医结合杂志，2011，21（8）：567.

[12] 徐妙燕，赵向阳.三仁汤在妇产科中的应用 [J].浙江中医学院学报，1995，19（1）：26.

[13] 张慧，牛阳.三仁汤治疗脂溢性脱发20例临床观察 [J].吉林中医，2011，31（7）：642-643.

第五节 蒿芩清胆汤

【组成】青蒿4.5~6g，淡竹茹9g，仙半夏4.5g，茯苓9g，黄芩4.5~9g，生枳壳4.5g，陈广皮4.5g，碧玉散（包煎）9g。

【来源】《重订通俗伤寒论》曰："暑湿疟……当辨其暑重于湿者为暑疟……暑疟，先与蒿芩清胆汤清其暑。"

【方解】本方多治疗由湿遏热郁，阻于胆与三焦，气机不畅所致的病证。治疗以清胆利湿，和胃化痰为主。胆经郁热偏重，故见寒热如疟，寒轻热重，口苦膈闷，胸胁胀满；胆热犯胃，液聚为痰，胃气上逆，故吐酸苦水，或呕黄黏涎，甚则干呕呃逆；湿阻三焦，故小便短黄。方中青蒿清透少阳邪热；黄芩善清胆热，并燥湿，两药合用，既能清透少阳湿热，又能祛邪外出，故为君药。竹茹善清胆胃之热，化痰止呕；枳壳下气宽中，除痰消痞；半夏燥湿化痰，和胃降逆；陈皮理气化痰，四药配合，使热清、湿化、痰除，故为臣药。茯苓、碧玉散清热利湿，导邪从小便而出，故为佐使药。

【适应证】少阳湿热证。症见寒热如疟，寒轻热重，口苦膈闷，吐酸苦水，或呕黄涎而黏，胸胁胀痛，小便短黄，舌红苔白腻，间现杂色，脉数而右滑左弦。

【方歌】　　　　蒿芩清胆夏竹茹，碧玉茯苓枳陈辅。

　　　　　　　　清胆利湿又和胃，少阳湿热痰浊阻。

【临床应用】

1.肺炎　本病多因酗酒嗜烟、恣食肥甘所致。生痰蕴湿，日久化热，湿热蕴结于内，逆于脾胃，阻于肺膈，又外感湿热毒邪侵袭肺卫，阳气郁闭，或情志不畅，三焦气机郁阻，宣通失职，湿热内郁，肺卫失和，引起发热咳嗽。治疗应以清透、和解、导邪为原则。王氏选用蒿芩清胆汤治疗本病。处方：青蒿（后下）10g，黄芩10g，枳壳10g，竹茹10g，陈皮6g，法半夏10g，茯苓10g，滑石（包煎）20g，青黛（包煎）10g，桑白皮15g，苦杏仁6g，甘草6g。可有效改善肺炎之湿热内郁证患者的发热、咳嗽、咳痰等症状，缩短发热周期，并减轻因发热咳嗽对患者生活和工作带来的不良影响。[1]

2.小儿外感发热　本病常因肺系疾病引起。小儿脏腑娇嫩，肌肤疏薄，卫外不固，易受外邪侵袭，同时小儿又为纯阳之体，感受六淫或时疫之邪后，易化热化火从而发病。段氏用蒿芩清胆汤加味保留灌肠治疗小儿外感发热共500例，获得满意的疗效。处方：石膏20g，白薇10g，丹皮10g，柴胡10g，大青叶10g，知母10g，青蒿10g，黄芩10g，清半夏10g，苏叶10g，神曲15g，白术10g，贯众10g，干姜8g。熬制成药液。根据中医理论"肺与大肠相表里"，采用灌肠法可迅速通导大便，荡涤积滞，通腑泻热，可收到釜底抽薪、引热下行之效。患儿，男，3岁，主因发热1天入院。患儿于就诊前1天无明显诱因出现发热，体温最高达39℃，在家中服用布洛芬混悬液及板蓝根颗粒治疗，体温暂时下降，但几小时后复升。入院时发热，体温39.2℃，流涕，咽痛，轻咳，饮食欠佳，大便干。查体：咽充血，双扁桃体Ⅰ度肿大，心肺未见异常。血常规：白细胞计数5.12×10^9/L，淋巴细胞比值23.60%，中性粒细胞比值67.00%。用蒿芩清胆汤加味灌肠治疗，24小时内体温降至正常，连续灌肠治疗3天，未再复升。[2]

3.小儿周期性发热　刘某，男，8岁，2005年4月6日初诊。1年来每月发热5~6天，每次发热均无明显诱因，多在37.5~39℃之间，伴食欲不振、消瘦乏力。使用抗生素治疗后热退，过1个月后复作。症见面红赤，结膜充血，精神不振，伴烦热无汗，舌淡红，苔白微腻，脉弦滑数。中医辨证属少阳湿热，痰浊中阻。治宜清宣湿热，消食化浊。方选蒿芩清胆汤加减，处方：青蒿20g，黄芩8g，半夏5g，陈皮5g，茯苓15g，滑石（包煎）20g，槟榔10g，神曲5g，白薇10g，甘草3g，3剂。嘱忌生冷油腻，服完2剂后患者即来就诊，诉服完1剂后热即退，服完2剂后，精神食欲见好。继守前方再服3剂，上症再未复发。[3]

4. 老年夏季外感发热　本病是临床常见外感性疾病，其发病多与外感暑湿之邪有关。暑湿阻滞，导致阳气闭阻，脾胃受损，运化水湿功能异常，从而出现发热恶寒、肢体酸重等症状。赵氏等使用蒿芩清胆汤，清热化湿，透邪外出，治疗老年人夏季外感发热，总有效率达94.4%，可以明显提高治疗老年人夏季外感发热的效果，更好地改善临床症状和体征。[4]

5. 腹痛　指胃脘以下、耻骨毛际以上部位，以疼痛为主要表现的一种脾胃肠病证，可因外感时邪、饮食不节、情志失调及阳虚等多种因素引起，可反复发作，迁延不愈。马氏用蒿芩清胆汤治疗湿热郁阻少阳，三焦气化失司型腹痛，每获良效。患者，男，16岁，因"腹痛反复发作8年，伴腹泻"于2009年5月14日就诊于某大学附属医院消化科门诊。患者腹痛发作难忍，严重影响其学习生活，现已休学并经多方治疗效果不著，遂前来我院就诊。肠镜等辅助检查及查体无异常，舌红，苔白腻，脉弦滑。中医辨证为湿热蕴结，以蒿芩清胆汤治疗，处方：陈皮10g，半夏10g，茯苓10g，碧玉散10g，青蒿10g，黄芩10g，枳壳10g，竹茹10g，防风10g，炒白术20g，生黄芪20g，败酱草20g，大血藤20g，焦三仙各30g，炒苡仁10g，苍术10g，藿香10g，佩兰10g，苏叶10g，白芷10g。7剂，水煎服，每日1剂。药后无腹痛，腹泻明显好转。再服7剂，患者无明显不适，二便调，饮食可，寐安。[5]

6. 失眠　本病是临床中的常见病，多发病。造成失眠的原因很多，包括环境因素、个体因素、躯体因素、精神因素、情绪因素等。中医将失眠分为多个证型，其中胆经湿热型的主要病机为湿热之邪客于胆腑，胆腑受湿所遏，胆中相火炽，胆火炽必犯胃，从而液郁为痰，致胃不和，卧不安。湿热郁胆还可见情志功能失常，致胸胁胀满，烦躁易怒，情绪激动，难以入眠。杨氏观察蒿芩清胆汤治疗胆经湿热型失眠的临床疗效时，给予治疗组蒿芩清胆汤治疗，每日1剂，水煎服。3周为1个疗程。结果显示：蒿芩清胆汤治疗胆经湿热型失眠疗效确切，有效率达93.7%。[6]

7. 小儿感冒　小儿感冒与成人感冒不同，张氏治疗100例小儿感冒发现，应用蒿芩清胆汤加减有很好的疗效。案例：何某，女，8岁，2005年11月21日就诊。发热（体温38.5℃左右），流清涕，咳嗽，咽喉疼痛，不欲饮食，咽部、眼结膜均充血，舌红，苔白厚腻。此乃内有食积，外感风热。治宜清热解表，兼消积滞。方用蒿芩清胆汤加减：青蒿、黄芩、茯苓、知母、神曲、半夏、竹茹、滑石（包煎）、牛蒡子各10g，陈皮、枳壳、青黛（包煎）、桔梗各6g，生石膏（先煎）30g。每日1剂，水煎服。药进1剂后，患儿发热即退，流涕得止，咳嗽已减，食欲稍增。2剂后，咳嗽得除，咽痛亦消，胃纳尚可。3剂后，食欲大增。4剂后诸症均除。恢复脾胃功能是儿科疾病治疗中的一个重要环节。小儿的生长发育，全靠后天脾胃化生精微之气以充养。疾病的恢复也赖脾胃健运生化，故应重视小儿脾胃的功能特点。蒿芩清胆汤加减治疗感冒就是这一思想的重要体现。[7]

8. 心悸 郝某，男，10岁，2005年10月10日初诊。患者每日午后出现心悸头晕，恶心，胸闷，伴恐惧感。发作时心电图示窦性心动过速。服多种药物均无明显效果，伴有纳差，乏力，健忘，多梦，精神萎靡，大便不爽，平时学习紧张，心情郁闷。查体：结膜充血，舌淡红，苔白微腻，脉滑数。中医辨证属肝胆郁热扰心，痰湿阻络。治宜清利肝胆，化痰通络。方用蒿芩清胆汤加减。处方：青蒿30g，黄芩10g，半夏10g，陈皮10g，茯苓20g，竹茹10g，枳实5g，合欢皮5g，丹参10g，佛手10g，莲子肉10g，甘草3g。5剂。复诊诉5剂服完后食欲大增，心悸等伴随症状基本消失。三诊时，自诉因多食饮冷，上症复作，但较前发作时间短，程度轻，前方加减后继服5剂。嘱平时忌生冷油腻，保持饮食规律。半年后随访未复发。[3]

9. 半身汗 患者，女，34岁，因天气炎热，甚感口渴，自服葛粉粥2碗，半小时后，觉脘腹不适，当晚即畏寒发热、自汗出，以右半身较甚。次日在当地卫生院以感冒予以治疗（药名不详）。症状有增无减，进而出现寒战高热，右半身汗出如豆，左侧干燥无汗，频频发作，日数次，发无定时。伴胸胁苦满，默默不语，厌食油腻，恶心欲呕，舌边尖红，苔薄黄腻，脉数而右滑左弦。诊为"半身汗"。其乃暑热饮冷，阳气被遏，中阳不运，湿热痰浊内生所致。治以解表透邪，调和营卫，予蒿芩清胆汤加减，服5剂后汗出愈。"半身汗"多因经络闭阻，气血运行不畅所致，中风、痿证、截瘫等患者多见。本例患者，细审病机，发热，半身汗出，缠绵不休，乃湿浊伏于少阳，枢机不利，胆胃不和，邪正分争所致，治疗应祛湿化浊为主。[8]

10. 支气管炎 李某，男，1岁，2005年10月26日初诊。患儿发热、咳痰10余天，痰声辘辘，外院诊断为支气管炎，抗感染治疗1周无好转，故来就诊。症见：发热、咳嗽、食少、便干。查体：面红，眼睑浮肿，结膜充血，双肺可闻及大、中水泡音，舌淡，苔白腻，指纹紫滞。中医辨证属少阳湿热，气机阻滞，痰浊壅肺。治宜清肺化痰，疏理气机。方用蒿芩清胆汤加减，处方：青蒿15g，黄芩

5g，半夏5g，陈皮5g，竹茹5g，枳实5g，白薇10g，焦三仙各5g，生姜3g。3剂，水煎服，日1剂。二诊：自诉服后热退，咳止，胃纳开，精神活泼如常，已无哭闹。听诊双肺呼吸音清晰，无水泡音。嘱忌食生冷，并处以钱氏七味白术散4剂善后。[3]

11.更年期头面烘热症　指妇女进入更年期后，以自觉头面烘热、发作性面部潮红为主要表现的一种病证。其病机多为肝体失柔，肝气郁滞，气滞津凝成痰，日久化热，痰热壅阻肝胆经脉。王氏用蒿芩清胆汤为主加减治疗本病疗效较好。杨某，女，47岁。1996年5月28日初诊。月经紊乱1年，伴头面烘热半年。1年来月经错后无定期，周期2~5个月，近半年伴现头面烘热，面部潮红阵作，眩晕头昏，晨起面目浮肿，形体略呈肥胖，辅助检查无异常。舌苔薄黄腻，舌质淡红，脉弦滑。诊断为更年期头面烘热症，属湿热内蕴证。治拟清利肝胆，化湿祛痰。处方：青蒿20g，黄芩10g，枳壳10g，竹茹10g，姜半夏12g，陈皮10g，朱茯苓12g，滑石（包煎）20g，天麻15g，钩藤（后入）15g，白芍30g，槟榔15g，7剂。药后头面烘热减轻，面目虚浮消失，眩晕依然。原方加减，续服12剂诸症消失。随访半年未见复发。[9]

12.慢性乙型肝炎　是一种常见多发病，目前治疗尚无理想的四药。近年来，西医学主要是抗病毒治疗，但存在着许多不良反应。尤松鑫教授认为，其病机主要是湿热蕴结少阳，肝胆疏泄不利。他以蒿芩清胆汤为底方，加茵陈、冬瓜仁、薏苡仁、夏枯草等药治疗慢性乙型肝炎肝功能波动患者，取得了较好的临床疗效。[10]

13.胆汁反流性胃炎　本病出现于胃大部切除术、胃肠吻合术及幽门成形术后。本病属中医"胃脘痛""呕吐""嘈杂""吐酸"的范畴。寇氏运用蒿芩清胆汤治疗胆汁反流性胃炎40例，效果良好。药用青蒿10g，黄芩10g，竹茹10g，半夏10g，陈皮6g，生枳壳20g，赤茯苓10g，碧玉散（包煎）12g。伴食管炎加白及、生地榆、石打穿；糜烂性胃炎加仙鹤草、参三七；便秘加生大黄；胆囊炎、胆石症加金钱草、片姜黄、郁金等。[11]

14.胆石症　临床常见病、多发病之一。由于湿热煎熬，结成砂石，阻滞胆道，从而患者胆绞痛反复发作。症见寒热往来，或伴有黄疸，常引起其他严重的并发症，甚至导致死亡。应用外科手术治疗有一定效果，但仍有不足之处。李氏应用蒿芩清胆汤加味治疗胆石症60例，收到了比较满意的效果。药用青蒿6g，淡竹茹9g，半夏5g，赤茯苓9g，黄芩6g，生枳壳5g，陈皮5g，滑石9g，甘草9g，青黛9g。肝郁气滞者加入柴胡6g；口苦恶心，大便干结者加入大黄6g；黄疸较重者加入龙胆草、车前子、茵陈各6g。水煎服。[12]

15. 多发性肌炎 冯某，女，25岁，西医诊断为多发性肌炎。因患者本人拒绝应用激素，且不接受系统治疗，近日症状加重。症见双上肢肌肉疼痛无力，双侧腕关节偶有疼痛，口苦，咽痛，胃脘不适，汗多，恶风，纳少，失眠，舌红，苔白略腻，脉濡数。治以清胆利湿，疏利少阳。方用蒿芩清胆汤加减，服药后病情好转。[13]

16. 慢性萎缩性胃炎 是胃黏膜固有腺体萎缩的慢性病变，后期常出现肠上皮化生及非典型性增生，甚至癌变。蒿芩清胆汤多用治暑疟，亦治邪传少阳腑证，为和解少阳、清胆利湿、和胃化痰之方。蒿芩清胆汤治疗慢性萎缩性胃炎之肝胃郁热证，可经胃镜及病理切片证实，其有逆转慢性萎缩性胃炎、肠上皮化生及非典型性增生的作用。[14]

17. 复发性口腔溃疡 是一种病因复杂，时愈时发，缠绵难愈的常见疾病。张氏认为，本病因过食辛辣肥甘，嗜饮醇酒，损伤脾胃，运化失常，湿浊宿食久滞；或情志不遂，扰动相火，致使心脾积热；或胃肠燥热，素体阳盛，阴液不足燥热熏蒸，循经上炎于舌所致。针对病机，在发作期以清热泻火，滋阴降火为主；缓解期以健脾化湿，滋阴补肾为法。方用蒿芩清胆汤加减化裁，疗效良好。[15]

参考文献

[1] 王艳威，季杰，何昌生，等.蒿芩清胆汤治疗肺炎发热湿热内郁证的临床观察[J].中国医药科学，2016，6（11）：59-61.

[2] 段秉兰，牛丽云，菅佳.蒿芩清胆汤加味灌肠治疗小儿外感发热500例临床观察[J].中医临床研究，2017，9（1）：103-104.

[3] 吴良勇，刘兴明.蒿芩清胆汤儿科临床新用[J].四川中医，2007，25（2）：84.

[4] 赵智儒.蒿芩清胆汤加减治疗老年夏季外感发热临床观察[J].陕西中医，2017，38（9）：1176-1177.

[5] 马月，杨强.蒿芩清胆汤治疗顽固性腹痛1例[J].吉林中医，2010，30（11）：985.

[6] 杨敏.蒿芩清胆汤治疗胆经湿热型失眠32例[J].中医研究，2013，26（2）：23-24.

[7] 张振尊.蒿芩清胆汤加减治疗小儿感冒100例临床观察[J].国医论坛，2007，22（4）：28-29.

[8] 傅万山.蒿芩清胆汤加减治疗半身汗1例[J].中国基层医药，2003，10（1）：47.

[9] 王健康.蒿芩清胆汤治疗妇女更年期头面烘热症30例[J].光明中医，2001，16（2）：36-37.

[10] 杜斌，胡雨峰.加味蒿芩清胆汤治疗慢性乙型肝炎60例[J].四川中医，2011，29（11）：72-73.

［11］寇录华.中西医结合治疗反流性食管炎30例［J］.中国中西医结合消化杂志,2001,9（1）：53.

［12］李丽.蒿芩清胆汤加味治疗胆石症疗效观察［J］.长春中医学院学报,1998,14（9）：29.

［13］柴仲秋,刘维.蒿芩清胆汤加减治疗多发性肌炎1例［J］.中国中医急症,2008,17（5）：709-710.

［14］张婷婷.蒿芩清胆汤应用于慢性萎缩性胃炎1例［J］.河南中医,2014,34（3）：551.

［15］韩娟,张士卿.张士卿教授应用蒿芩清胆汤治疗复发性口腔溃疡经验拾零［J］.甘肃中医,2008,21（1）：23.

第六节　达原饮

【组成】槟榔6g，厚朴3g，草果仁1.5g，知母3g，白芍3g，黄芩3g，甘草1.5g。

【来源】《温疫论》："温疫初起，先憎寒而后发热，日后但热而无憎寒也。初得之二三日，其脉不浮不沉而数，昼夜发热，日晡益甚，头疼身痛。"

【方解】瘟疫邪入膜原半表半里，邪正相争，故见憎寒壮热；瘟疫热毒内侵导致呕恶，头痛，烦躁，苔白厚如积粉等一派秽浊之候。此时邪不在表，忌用发汗；热中有湿，不能单纯清热；湿中有热，又忌片面燥湿。当以开达膜原，辟秽化浊为法。方用槟榔辛散湿邪，化痰破结，使邪速溃，为君药。厚朴芳香化浊，理气祛湿；草果辛香化浊，辟秽止呕，宣透伏邪，共为臣药。以上三药气味辛烈，可直达膜原，逐邪外出。凡温热疫毒之邪，最易化火伤阴，故用白芍、知母清热滋阴，并可防诸辛燥药耗散阴津；黄芩苦寒，清热燥湿，共为佐药。配以甘草生用为使者，既能清热解毒，又可调和诸药。全方合用，共奏开达膜原，辟秽化浊，清热解毒之功，可使秽浊得化，热毒得清，阴津得复，则邪气溃散，速离膜原，故以"达原饮"名之。

【适应证】瘟疫，疟疾，邪伏膜原证。症见憎寒壮热，发热1日3次，或1日1次，发无定时，胸闷呕恶，头痛烦躁，脉弦数，舌边深红，舌苔垢腻，或苔白厚如积粉。

【方歌】　　　　　　达原草果槟厚朴，知母黄芩芍甘佐。

　　　　　　　　　　辟秽化浊达膜原，邪伏膜原寒热作。

【临床应用】

1.小儿上呼吸道感染　为儿科常见疾病，百分之九十为病毒感染，属于中医的感冒范畴。小儿脏腑娇嫩，形气未充，肺常不足，抵抗力较差，寒热不知自调，故易感外邪，且小儿为纯阳之体，感邪后易从阳化热。随着社会的发展，饮食结构的改变，家长对孩子的喂养追求高蛋白高能量，导致喂养不合理，加之小儿脾常不足，容易形成积滞，湿郁而化热，故临床常出现高热不退、口气秽浊、舌苔厚腻等感冒夹滞症状。刘氏应用达原饮加减治疗小儿上呼吸道感染80例，除秽化浊，疏利透达，清热燥湿。处方：柴胡、黄芩、金银花、连翘、杏仁、白芍各9g，槟榔、知母各8g，草果、枳实、厚朴各6g，以上为6岁患儿用量。随症加减化裁，湿热之邪又有轻重之分。热重于湿加生石膏，重用黄芩、柴胡；湿重于热加藿香、薏苡仁，重用草果；湿热并重，重用黄芩、柴胡、槟榔，加藿香、半夏；脾失健运、脘腹胀甚者可加苍术、枳壳、陈皮；内有积食者加焦三仙、鸡内金；头身痛、畏寒重加荆芥、防风；咳嗽者加前胡；咽喉肿痛者加射干、牛蒡子；鼻塞者加辛夷。每日1剂。结果：治愈50例，有效22例，无效8例，总有效率90.0%，且退热时间快，病程时间短，疗效优于利巴韦林，值得临床应用。[1]

2.发热

高热　朱氏等认为无论何种湿热疫毒内伏膜原导致的高热，都是因湿热内遏于里，里热不达于表，阳气不升，气机失调，三焦决渎气化失常所致的。其临床特点为胸痞呕恶，腹胀，腹泻或便结，小便黄，舌红赤，苔白厚腻或黄厚腻，脉濡数或滑数。朱氏等运用达原饮加减治疗湿热引起的高热，处方：槟榔15g，厚朴15g，草果仁5g~10g，知母12g，青蒿15g，柴胡15g，甘草15g。水煎服，每剂药煎3次，混匀分3次服，每次服100ml，1天1剂。服药时宜清淡饮食，忌食酸甜肥腻之品。结果：痊愈15例，好转5例，无效1例，总有效率为95.23%。周氏运用达原饮加减治疗不明原因高热1例。案例：肖某，女，32岁，2001年8月3日初诊。恶寒、壮热20余天，因劳动淋雨后出现恶寒高热，肢体困倦，纳差。多方治疗，效果不显。近1周来体温在40℃左右，朝轻暮重，每天午后始见寒战，继之高热、谵语，至深夜汗出后热稍减退，次日复作，并见头痛，烦躁，胸闷，泛恶，大便臭秽、黏腻、两三天1次，小便短赤。诊时患者面赤，呼吸促，谵语，唇干不欲饮水，舌质红，苔白厚腻如积粉，脉洪数有力。此例诊为湿温，邪伏膜原，湿遏热伏，热盛于湿。治以开达膜原，辟秽化浊法。方选达原饮加减：槟榔12g，草果8g，厚朴12g，知母9g，黄芩13g，青蒿30g，滑石15g，甘草3g，柴胡15g。共6剂，每日1剂，药后症状明显缓解，而后改用青蒿鳖甲汤加味4剂，最终患者得以痊愈。[2-3]

持续性发热　是内科临床的常见疑难病证，属中医外感发热或内伤发热范畴。杨氏等对本病的治疗，常在西医明确诊断的基础上对辨证属湿热郁遏或湿浊内阻之证者，运用达原饮以赤芍易白芍，加柴胡、青蒿辨证划裁治之。共奏芳香化浊，清热祛湿，宣畅气机，透达邪热之功效。其治疗持续性发热76例，处方：柴胡

15g，青蒿10g，黄芩12g，赤芍12g，知母12g，草果6g，厚朴10g，槟榔10g，甘草5g。热盛加生石膏、金银花、板蓝根；恶风寒酌加藿香、荆芥、防风；湿重加苍术、佩兰、白豆蔻；脾虚加党参、白术、山药；气阴不足加黄芪、太子参、麦冬、玉竹；咽喉肿痛加牛蒡子、射干、薄荷；咳嗽痰多加浙贝母、桔梗、远志、鱼腥草；关节疼痛、屈伸不利加秦艽、防己、木瓜、薏苡仁；脘痞呕恶加半夏、茯苓、砂仁；腹痛胀满、大便不爽加黄连、白芍、广木香；小便不利加滑石、车前草、黄柏、白花蛇舌草。水煎服，日1剂，重者日2剂。5天为1个疗程，一般治疗1~2个疗程。结果：痊愈68例，有效5例，无效3例，总有效率96.1%。[4]

3.不寐 王洪图教授治疗严重失眠伴有脾胃失和、痰热内扰者30例，选用达原饮加减，均能取得满意效果。处方：厚朴8g，槟榔10g，黄芩12g，白芍10g，知母12g，甘草6g，草果6g，常山6g，石菖蒲10g，远志10g。水煎服。若便溏者，槟榔焦用；梦不甚多者，可去远志。[5]

4.呕吐 是慢性肾衰竭尿毒症期患者最常见的临床症状，目前西医学一般采用加强透析、保护胃黏膜及对症止吐治疗，在一定程度上可缓解症状，但疗效欠佳，停药后患者仍易发生恶心、呕吐。患者，女，44岁，2015年9月17日初诊。乏力伴呕吐间作7个月，加重1周。患者7个月前无明显诱因出现乏力伴呕吐，医院检查肾功能提示已进入尿毒症期，行腹膜透析等治疗，症状缓解。近1周加重，对症治疗，但患者呕吐症状仍甚，乏力明显，纳食极差，甚至食入即吐。刻下症见神清，精神差，乏力面色晦暗，恶心，呕吐痰涎，时有胃痛不适，纳少，寐欠安，小便少，大便欠成形、量少，舌红，苔白腻，脉弦滑。中医辨证为脾肾衰败，秽浊内阻证。治宜祛湿化浊，兼健脾和胃止呕。方选达原饮加减，药用姜厚朴20g，焦槟榔10g，草果10g，清半夏10g，木香10g，醋青皮10g，炒枳壳30g，砂仁6g，伏龙肝（先煎）60g，生白术30g。每日1剂，水煎服。3剂后症状明显改善，效果满意。[6]

5.肥胖 李某，男，52岁，干部，身高165cm。自诉素体肥胖，年轻时未有不适，近3年来体重增至81kg，感体态笨重，疲倦无力，腹胀肢沉，胸闷气短，动则更甚，下肢浮肿，舌体胖大，舌质淡，苔白腻，脉弦滑。查体：胸围99cm，腹围102cm，肝在肋下2cm，B超检查怀疑脂肪肝，血清胆固醇10.92mmol/L，甘油三酯1.89/L。刘氏将本例辨证为肝郁脾虚，痰湿内阻。治宜开达膜原，行气化痰利湿。方用达原饮治之。服药10剂后，胸闷气短，腹胀肢沉消失，疲倦无力，下肢浮肿明显减轻，体重减轻2kg。继续用药，诸症消失，体重降至正常。随访2年正常。[7]

6.汗证 湿热之邪熏蒸于外表现出各种汗证，朱氏等认为只要舌脉有湿热者，皆可应用达原饮治疗，以清热祛湿，和解止汗，且效果明显。案例一：患者，男，40岁。2000年6月30日初诊。患者但头汗出4年，初起出汗轻，以自汗为主，后自汗加重伴盗汗，夜间汗出如洗，舌淡胖边有齿印，苔薄稍腻，脉弦，头汗出，倦怠乏力，余未见异常。给予达原饮，药用槟榔15g，川朴9g，草果12g，知母10g，黄芩12g，白芍15g，甘草6g，车前子15g，牡蛎30g。水煎服，6剂愈。案例二：患者，男，39岁。1999年5月20日初诊。自汗5年，动辄尤甚，逐渐加重并精力体力欠佳，舌淡红，苔薄白，脉濡，给予达原饮加石菖蒲10g，云苓20g，车前子15g。上方共服药12剂，自汗止，自觉神清气爽。案例三：患者，男，39岁，2001年5月28日就诊。盗汗3年有余。诊时自觉头晕，乏力，舌淡红，苔薄黄腻，脉弦。给予达原饮原方8剂，盗汗止。[8]

7.便秘 湿秘是湿邪阻滞胃肠气机，影响了大肠对粪便的传导而致的一种病证。病位在大肠。其病机关键是湿邪阻滞，气机不畅，大肠传导失司。与大便燥结所致的便秘病机大为不同。其临床表现有明显的特点：以大便排出困难为特征，排便不畅，排出时间延长，其大便不一定干结。梁氏等在临床上结合湿邪致病特点和病机变化，用达原饮加减治疗湿阻所致之便秘，疗效显著。患者，女性，52岁。便秘5年。症见便秘质软，排便不畅，3~4日1行，腹部胀痛，餐后明显，纳可，睡眠一般，小便调，舌暗红，苔黄腻，脉弱，欠流利。中医诊断为便秘，证属湿热瘀阻，治以清热化湿，行气活血。予达原饮加减：槟榔、川朴、枳实、白芍各15g，知母、黄芩、莪术、桃仁、防风、羌活各10g，草果、甘草各5g，白术30g。7剂，水煎服。药后症状好转，随症加减，继服14剂，基本治愈。[9]

8.病毒性脑炎 患者，男，49岁，初诊头晕，间断发热，体温最高至40℃，服用退烧药可降至正常，随后体温又上升至39℃以上，头痛，双颞侧胀痛明显可忍受，反应迟钝，记忆力减退，舌质暗红，苔白略有积粉，脉滑数。中医辨证为邪伏膜原证（西医诊为病毒性脑炎），治以开达膜原，辟秽化浊利湿之法，方选达原饮加减。处方：草果12g，槟榔10g，厚朴6g，知母10g，黄芩9g，赤芍9g，炙甘草3g，青蒿10g，石菖蒲12g，石膏50g，滑石20g。颗粒剂，6~8小时1次，水冲服。日2剂。二诊：头晕好转，体温正常，未出现发热，头痛减轻，反应迟钝，记忆力减退，舌质暗红，苔白略有积粉，脉滑。谨守初诊诊断，治以开达膜原，辟秽化浊加减，上方减石膏。三诊：偶有头晕，无发热，无头痛，反应迟钝好转，记忆力减退较前好转，舌质暗红，苔白，脉滑略沉。仍以开达膜原，辟秽化浊加减。二诊方基础上去滑石，20剂后患者痊愈。[10]

9.类风湿关节炎 陈某，男，43岁，2002年3月29日初诊。自诉双手掌指关节和指间关节突然红肿热痛，屈伸不利，晨僵，全身肌肉关节酸痛，畏寒，乏力，便秘，舌质红，舌苔黄腻，脉滑数。查类风湿因子（RF）（+++），抗O>800单位，C反应蛋白（-），血沉（ESR）40mm。西医诊断为"类风湿关节炎"，中医诊断为"尪痹""历节"，辨证为湿热壅滞，经络不通。治以利湿消肿，通络止痛，药用达原饮加味：槟榔、威灵仙、土茯苓各15g，厚朴、知母、芍药、黄芩各9g，草果、甘草各6g。7剂。二诊时手指间关节红肿热痛明显减轻，守方再进7剂后，指节关节肿胀疼痛消失，全身不适明显改善。复查抗O正常，血沉（ESR）正常，以后如有不适，间断服用此方，随访3年，完全处于缓解期，未明显复发。[11]

11.厌食症 患儿刘某，男，6岁，不欲饮食半年余就诊。刻下：不思饮食，上腹痛，汗出，伴手心出汗，磨牙，便干，4~5天1次，舌淡红胖嫩、有芒刺，苔腻略黄。平素易感冒。查胃镜示：慢性浅表性胃炎，幽门螺杆菌（+）。考虑为脾虚胃弱，气机运行失调，湿热盘伏中焦膜原所致，用达原饮加减以开达膜原、解脾土之湿热。处方：草果10g，槟榔10g，厚朴15g，炒芍药15g，黄芩8g，知母8g，生黄芪20g，煅牡蛎30g，桂枝10g，附子20g，杏仁30g，芒硝（后下）20g，炙甘草8g。二诊：患儿症状大减，便调，舌淡红、有芒刺，舌根苔黄厚。追问知其平素性情急躁。继用达原饮加减，去芒硝，再用柴胡5g以增其解肝郁、畅气机之能；附子30g，党参15g，炒白术10g固其健脾暖脾之力。三诊：患儿食欲增加，腹痛、汗出等症状未见，病情速愈。继以达原饮加减巩固治疗。[12]

11.结核性胸膜炎并胸腔积液 本病隶属于中医"悬饮"范畴，多因肺虚卫弱，时邪外袭，肺失宣通，水饮内生，停聚胸胁所致。饮邪久郁，肝络不和，致气滞血瘀，饮瘀互结，伏而不去，迁延日久，缠绵难愈。左氏等在西医常规化疗的基础上，运用达原饮为基础方加减治疗结核性胸膜炎并胸腔积液53例。结果：总有效率88.67%。结论：达原饮加减具有行气和血、祛邪逐饮的作用，是治疗结核性胸膜炎并胸腔积液的良方。[13]

12.荨麻疹 本病是由于皮肤、黏膜小血管反应性扩张及渗透性增加而产生的一种局限性水肿反应，病因复杂，大多数患者不能找到确切原因。病程超过3个月者称为慢性荨麻疹。本病属中医之"瘾疹"范畴。临床报道治疗方法多种多样。陈汉章教授运用六经辨证治疗慢性荨麻疹之邪陷少阳证。症见风团发作有时，或朝或夕，有一定规律，或伴口干、泛恶、胸闷，舌苔白甚如积粉，脉弦。此乃表邪不解，传入皮里膜外之少阳经，此型在临床上较多见，治当开达膜原、辟秽化浊。以达原饮加减治疗，药用：槟榔、厚朴、知母各10g，草豆蔻（后下）4g，芍药15g，黄芩12g，甘草6g，柴胡、荆芥、防风各10g，每日1剂，分2次服。治疗30例，痊愈22例，好转5例，未愈3例，总有效率90.00%。在痊愈22例中，复发5例，未复发17例，复发率23%。[14]

13.病毒感染性发热 本病患者多属湿热内蕴，可见一系列邪伏少阳及阳明的症状。湿热之邪为患，如油裹面，难解难分，病势缠绵，病程较长，故而难以速愈。高氏等采用达原饮治疗病毒感染性发热43例，解表清里，和解三焦，使湿化热清，膜原之邪得除。处方：槟榔20g，厚朴10g，草果9g，知母15g，白芍20g，黄芩15g，甘草3g，每日1~2剂，水煎取汁500ml分服。加减：邪传少阳，恶寒发热明显者加柴胡；邪传太阳，表证明显者加羌活；邪传阳明，发热重恶寒轻者加葛根；邪传入里，出现腹泻或便秘，苔黄者加大黄。舌无苔或舌苔出现白燥或黄燥者禁用。结果：总有效率100%。[15]

14.艾滋病合并疱疹 范某，女，艾滋病患者，因左侧胸背、上肢起红斑，水疱伴有疼痛3天就诊。症见口苦纳呆，胸胁满闷，呕恶腹胀，大便黏滞，小便短赤，带下黄臭，左侧胸、背、腰、腹部出现针刺样痛，继而出现红斑及群集性水痘，舌红，苔黄腻，脉弦滑数。辨证为肝胆湿热，毒邪内蕴，盘踞膜原。治法宜清热利湿，疏利肝胆，辟秽化浊，开达膜原。方用达原饮合龙胆泻肝汤加减。处方：槟榔20g，厚朴10g，草果10g，知母15g，黄芩10g，黄芪50g，土茯苓50g，龙胆草10g，栀子10g，柴胡5g，车前子10g，茯苓15g，泽泻5g，甘草5g。每日1剂，分2次，早、晚水煎服。配合云南白药用香油调和外敷，每日1次。2周后患者疱疹消失，继续随诊1个月，未见复发，且未见留有肋间神经痛等后遗症。[16]

参考文献

［1］刘小燕.达原饮加减治疗小儿上呼吸道感染80例［J］.陕西中医，2013，34（3）：278-279.

［2］朱平生，庞亚丽.达原饮加减治疗高热21例疗效观察［J］.河南中医药学刊，2001，16（6）：26.

［3］周菊林.达原饮治疗不明原因高热验案一则［J］.江西中医药，2002，33（2）：61.

［4］杨钦河.柴蒿达原饮治疗持续性发热76例［J］.山东中医杂志，2001，20（8）：470.

［5］王洪图.达原饮加味治疗失眠一得［J］.中医杂志，1994，（3）：51.

［6］葛琳琳.达原饮加减治疗尿毒症呕吐1则［J］.中医研究，2016，29（5）：34-35.

［7］刘树华，何天有.达原饮降脂减肥38例临床观察［J］.陕西中医，1991，12（2）：59-60.

［8］朱秀成，张永方.达原饮治疗但头汗出自汗及盗汗症例析［J］.2002，20（6）：796.

［9］梁自平，冯汉财.等.达原饮治疗湿阻便秘经验略谈［J］.中国实验方剂学杂志，2010，16（10）.

［10］夏津滨.达原饮治疗病毒性脑炎［N］.中国中医药报，2017-11-1（5）.

［11］张莉，于云华.达原饮治疗急性类风湿性关节炎［J］.新疆中医药，2006，24（1）：62.

［12］赵小星.郭亚雄运用达原饮治疗小儿厌食症经验［J］.江西中医药，2017，48（416）：29-30.

［13］左明晏，陈杰.达原饮加减治疗结核性胸膜炎胸腔积液53例［J］.中国民族民间医药，2012，21（11）：80.

［14］杨瑞海.达原饮加减治疗慢性荨麻疹疗效观察［J］.辽宁中医杂志，2004，31（3）：223.

［15］高蓉.达原饮治疗病毒感染性发热43例［J］.中国中医急症，2007，16（11）：1357.

［16］臧立权.达原饮加减治疗艾滋病合并症医案三则［J］.长春中医药大学学报，2010，26（3）：396-397.

第七节　连朴饮

【组成】制厚朴6g，黄连3g，石菖蒲3g，制半夏3g，豆豉（炒）9g，焦栀子9g，芦根60g。

【来源】《霍乱论》："连朴饮，湿热蕴伏而成霍乱，兼能行食涤痰。"

【方解】本方为主治湿热霍乱以呕吐为主之常用方。湿热中阻，脾胃升降失职，浊气不降则吐，清气不升则泻，气机不畅则胸脘烦闷；湿热下注则便短赤；舌苔黄腻，脉滑乃湿热内蕴之佐证。治疗当清热化湿，理气和中。方中黄连清热燥湿，厚朴行气化湿，二者合用，燥湿健脾，行气化滞共为君药。石菖蒲芳香化湿悦脾，半夏燥湿降逆和胃，二者增强君药化湿和胃止呕之力，同时助脾运，是为臣药。焦栀子、豆豉清宣胸脘之郁热；芦根性甘寒质轻，清热和胃，除烦止呕，生津行水，皆为佐药。

【适应证】湿热霍乱。上吐下泻，胸脘痞闷，心烦躁扰，小便短赤，舌苔黄腻，脉滑数者。

【方歌】　　　　连朴饮用香豆豉，菖蒲半夏焦栀子。

　　　　　　　芦根厚朴黄连入，湿热霍乱此方施。

【临床应用】

1.不寐　患者，女，失眠10余年，每夜睡眠2~3小时，口服艾司唑仑片6~10片，方能睡4~5小时，昼间头脑昏沉，甚则脑鸣，亦曾服用中药汤剂数十剂，略有好转，但停药后复又如初。症见不寐，头重，心烦，口苦，形体较胖，舌质红，苔腻而黄，脉滑。证属痰热上扰。治以化痰清热，理气安神，以连朴饮加减。处方：黄连12g，川朴10g，陈皮12g，半夏10g，竹茹12g，栀子12g，菊花15g，远志12g，茯苓12g，甘草6g，每日1剂，水煎服，服药5剂，心烦、口苦减轻，不服用艾司唑仑片，每夜可眠约4小时。守方继进10余剂，患者能眠7小时左右，余症随之缓解，继服10剂，以巩固疗效，随访半年，睡眠正常。"胖人多痰湿"。本病患者形体较胖，痰湿素盛，郁而化热，痰热扰动心神而出现失眠，正如《张氏医通》曰："脉数滑有力不眠者，中有宿食痰火，此为胃不和则卧不安也"。[1]

2.胃痛 患者，男，间断胃痛2年，曾服用过复方氢氧化铝、雷尼替丁、阿莫西林、胃苏冲剂、气滞胃痛冲剂等中西药物，疗效不佳，经胃镜检查诊为慢性浅表性胃炎。症见脘部疼痛，时有嘈杂吞酸，食后脘胀，纳差，口干苦，大便不爽，舌质暗红，苔黄腻，脉滑。证属中焦湿热，阻滞气机，受纳运化无能。治以清胃化湿，理气和胃。以连朴饮加减治之。处方：黄连12g，川朴12g，陈皮12g，半夏9g，炒谷麦芽各12g，槟榔12g，草豆蔻9g，连翘15g，芦根15g，苍术15g，炒莱菔子12g，当归15g，白芍10g，延胡索12g，甘草3g。服药3剂，脘部胀痛，口干苦即减。服药1周，泛酸亦缓，纳食基本如常，大便正常。守方继进5剂，诸症消失。随访1年，未再复发。慢性浅表性胃炎常见胃脘胀满、隐痛、纳差、恶心、嘈杂或腹泻等症，属中医"胃痛"范畴。本病患者乃多因饮食不节，肆食肥甘厚腻，从而蕴湿生热，伤脾碍胃，气机壅滞，发为胃痛。[1]

3.慢性胃炎 陈氏研究加味连朴饮治疗慢性胃炎脾胃湿热型的疗效，将160例慢性胃炎脾胃湿热型患者随机分为观察组和对照组各80例，观察组采用加味连朴饮治疗，药用黄连10g，厚朴10g，法半夏8g，石菖蒲8g，淡豆豉18g，焦栀子12g，茯苓15g，芦根15g，蒲公英15g，薏苡仁20g，陈皮8g，甘草5g。胀满者加枳实10g，白术12g，竹茹15g；呕吐者加紫苏叶12g，法半夏改为姜半夏10g；疼痛甚者加川楝子9g，延胡索9g，刺猬皮10g；纳差者加麦芽15g，神曲6g，鸡内金12g；大便不爽加芡实20g，砂仁5g，木香6g。对照组采用西药对症治疗，根据患者具体情况，给予奥美拉唑、克拉霉素、铝碳酸镁、多酶片等对症治疗，1周为1个疗程，连续2个疗程后比较两组临床疗效。结果：观察组总有效率为90.0%，对照组的总有效率77.5%。[2]

4.痢疾 本病是因外感时行疫毒，内伤饮食，邪蕴肠腑，气血壅滞，传导失司所致，治疗上宜清热解毒，调气行血。陈氏等应用加味连朴饮治疗细菌性痢疾59例，效果显著。方中黄连苦寒，泻火解毒，燥湿厚肠；白头翁清热解毒，凉血止痢，为治痢要药；厚朴理气化湿；栀子、豆豉清郁热、除烦闷；黄芩清气分实热并有退热的作用；芦根清热生津；当归具有行血止血的作用，行血则脓便自愈；木香导滞调气，调气则后重自除；石菖蒲芳香化浊；制半夏化湿和中；秦皮苦涩而寒，清热解毒而兼以收涩止痢。诸药合用，全方共奏清热解毒、理气和中、调气行血之功。[3]

5.血管神经性头痛 患者，女，发作性头痛年久，多次测血压均正常，曾做头颅CT检查未发现异常。头痛为一侧太阳穴跳痛，伴同侧眼睛充血、流泪、畏光，痛甚时伴有恶心、呕吐。诊为血管神经性头痛，西医对症治疗效果不佳，就诊时观其面色较红，表情痛苦，舌红而苔厚，脉弦滑。辨为湿热中阻证，因邪气上冲头目所致。治以清热化湿，清利头目。拟连朴饮加减，处方：黄连10g，川朴12g，陈皮12g，半夏10g，连翘12g，芦根15g，天麻15g，白蒺藜15g，蔓荆子12g，姜竹茹12g，黄芩12g，枳实9g。3剂后，头痛大减，仅剩头胀不适，余症皆缓解。二诊守上方又服7剂，诸症皆缓解而愈。又服药7剂巩固疗效，随访2年，未再发作。[1]

6.疱疹性咽峡炎 多属病毒感染。咽、软腭及扁桃体黏膜充血，并附有散在疱疹，好发于婴幼儿。患儿主要症状为不能进食，流涎不止，伴有中等发热。中医认为本病多因湿热病毒引起，亦可因素体脾胃不化，复感外邪而致。陈氏等运用连朴饮加味辛开苦降，清热利湿。治疗疱疹性咽峡炎，疗效十分满意。药用厚朴6g，川连3g，苍术6g，苍白术各9g，黄芩9g，生苡仁15g，木通3g，制大黄6g。发热加荆芥6g，防风6g，纳差加鸡内金、焦神曲、谷芽、麦芽等。[4]

7.湿温 本病多因湿热浊邪留恋气分，阻滞脾胃，壅滞肠道所致，治以清利湿热，除湿泻浊。曾氏等用王氏连朴饮加味治疗湿温，配合西医抗感染、补液支持治疗湿温76例。处方：川黄连10g，厚朴20g，法半夏15g，石菖蒲15g，栀子10g，淡豆豉12g，芦根30g，甘草6g。加减：湿偏甚者加藿香15g，白豆蔻10g，薏苡仁30g，佩兰15g；热偏甚者加金银花15g，连翘15g，生石膏50g，柴胡15g，青蒿15g；湿热并重者加茵陈20g，黄芩20g，生石膏30g。结果：治愈71例，好转4例，未愈1例，治愈率93.4%，总有效率98.7%。[5]

8.郁证 患者，女，胸中窒闷，肋腹胀痛半个月，咽中如有物梗，神倦乏力，夜寐多噩梦，小腹下坠，白带色黄，尿短而频，大便结，四肢厥冷，口苦，苔黄腻，脉濡。证属湿热相搏，痰火由生，气结不宣。法当清热化痰，利气解郁。处方：川连6g，豆豉6g，芦根30g，川朴15g，山栀15g，柴胡15g，金钱草15g，苏梗15g，枳实15g，制半夏10g，石菖蒲10g。二诊时，胸闷、肋腹作痛、咽中梗物消失，四肢转温，舌苔薄黄腻。[6]

参考文献

［1］王玉芳.连朴饮新用［J］.河北医学，1999，5（5）：80.

［2］陈庆敏.加味连朴饮治疗慢性胃炎脾胃湿热型80例［J］.光明中医，2014，29（9）：1875-1876.

［3］陈尧华，李爱华.加味连朴饮治疗细菌性痢疾59例［J］.四川中医，2014，32（4）：121-123.

［4］陈亚南.连朴饮加味治疗疱疹性咽峡炎［J］.上海中医药杂志，1992（06）：30.

［5］曾艳红.王氏连朴饮加味治湿温76例疗效观察［J］.云南中医中药杂志，2002，23（3）：9-10.

［6］杨友发，洪流.连朴饮新用四则［J］.中医临床与保健，1991，3（4）：40.

第八节　龙胆泻肝汤

【组成】龙胆草（酒炒）6g，黄芩（酒炒）9g，山栀子（酒炒）9g，泽泻12g，木通9g，车前子9g，当归（酒炒）8g，生地黄20g，柴胡10g，生甘草6g。

【来源】《医方集解》："治肝胆经实火，湿热，胁痛，耳聋，胆溢口苦，筋痿，阴汗，阴肿阴痛，白浊溲血。"

【方解】本方治疗多由肝胆实火上炎或肝胆湿热下注所致的病证。治疗以清泻肝胆实火，清利肝经湿热为主。肝经绕阴器，布胁肋，连目系，入巅顶。肝胆实火上炎，上扰头面，故见头痛目赤；胆经布耳前，出耳中，故见耳聋、耳肿；舌红苔黄，脉弦细有力均为肝胆实火上炎之症。肝经湿热下注，故见阴肿，阴痒，阴汗，妇女带下黄臭。方中龙胆草大苦大寒，既能清利肝胆实火，又能清利肝经湿热，故为君药。黄芩、栀子苦寒泻火，燥湿清热，共为臣药。泽泻、木通、车前子渗湿泻热，导热下行；当归、生地养血滋阴，邪去而不伤阴血，共为佐药。柴胡舒畅肝经之气，引诸药归肝经；甘草调和诸药，共为佐使药。

【适应证】①肝胆实火上炎证。症见头痛目赤，胁痛，口苦，耳聋，耳肿，舌红，苔黄，脉弦细有力。②肝经湿热下注证。症见阴肿，阴痒，筋痿，阴汗，小便淋浊，或妇女带下黄臭，舌红，苔黄腻，脉弦数有力。

【方歌】　　　　龙胆泻肝栀芩柴，生地车前泽泻偕。

　　　　　　　　木通甘草当归合，肝经湿热力能排。

【临床应用】

1.慢性湿疹　湿疹根据发病速度可分为急性、亚急性和慢性，以皮疹、浆液渗出、皮肤增厚为主要表现，若病变迁延超过3个月即为慢性湿疹。其中湿热型慢性湿疹病因病机多为湿热内蕴，痰瘀互结，治以清利湿热、凉血活血。王氏以龙胆泻肝汤治疗湿热型慢性湿疹71例，临床对照显示，症状改善程度明显高于以服用西替利嗪为对照组者，且对T淋巴细胞水平也有所提高。[1]

2.痤疮　这是一种由遗传因素、雄性激素分泌增多、痤疮棒状杆菌等微生物作用引起的皮肤疾病，因个体差异，皮损程度可显示不同。属中医学"肺风粉刺"范畴。中医认为本病的发生与风、热、湿、痰、瘀等关系密切。素体阳热亢盛、饮食不节、情志损伤、肝气郁结，导致湿热、痰湿内停互结，湿热痰瘀凝滞肌肤，引起痤疮。其中饮食是导致痤疮发生的关键因素。治以清热利湿，疏肝利胆。蒋氏以龙胆泻肝汤联合壮医刺血疗法治疗湿热型痤疮，取得较好疗效，处方：龙胆草15g，金银花15g，赤芍10g，车前子15g，丹皮15g，当归10g，浙贝母10g，木通10g，黄芩9g，栀子9g，皂角刺9g，泽泻10g，甘草3g。刺血疗法选取耳背青筋，大椎，肩井，曲池，肺俞，膈俞，委中等处，刺血2周进行1次，2次为一疗程，上法治疗1个月，总有效率为100%。[2]

3.突发性耳聋　是耳鼻喉科常见病与多发病之一，西医学认为本病主要是由内耳血液循环障碍、病原菌感染、内耳损伤、异常变态反应、免疫因素及精神压力等导致的。本病属中医学"暴聋""卒聋"及"厥聋"范畴，历代医家认为本病以肝胆经损伤为主，胆火盛型突发性耳聋者发病与情志纷扰，肝失疏泄，久郁化火有关，因清窍蒙蔽，肝火上循，壅聚于耳，终致耳聋。故治以清肝火、利湿热、开窍解郁。王氏以龙胆泻肝汤配合针灸治疗突发性耳聋50例，辨证为肝胆湿热证，其组方为：龙胆草10g，黄芩10g，山栀子10g，泽泻10g，当归10g，生地8g，柴胡8g，川木通8g，车前子8g，甘草6g，水煎早晚分服。辅助局部针刺治疗，每日1次，14天为一疗程，总有效率达到90%。[3]

4.面瘫　又称面神经炎，可因脑外伤、颅内肿瘤及脑血管病等引起，易导致口角下垂、眼裂扩大和面部表情肌瘫痪等症状。属中医学"口僻、掉线风"等范畴，本病主要是痰湿内盛，复感风寒，面部肌肉抽搐痉挛所致。治以清热化痰祛湿，祛风活血通络。朱氏以龙胆泻肝汤加减治疗肝经湿热型面瘫22例，处方：蜈蚣2条，炒黄芩16g，全蝎6g，板蓝根15g，生甘草6g，车前子10g，酒当归15g，泽泻10g，酒炒生地20g，酒炒栀子10g，酒炒龙胆草10g，柴胡10g。水煎服早晚分服，治疗14天，总有效率为86%。[4]

5.不寐　临床上肝胆火盛，肝胆湿热引起的不寐，可用龙胆泻肝汤治疗。涂氏以龙胆泻肝汤加减治疗不寐102例，治疗3周，总有效率为92.16%。处方：生地20g，知母15g，黄芩15g，酸枣仁15g，山栀子15g，首乌藤12g，合欢皮12g，龙胆草10g，当归10g，郁金10g，柴胡10g，车前子10g，生甘草5g。[5]

6.带下　中医学认为带下病是带下量明显增多，且色、质、气味出现异常情况及伴有全身综合症状的一种疾病。该病为脾虚湿盛，郁久化热，或情志不畅，肝郁化火，热邪随经郁结于下焦，引起湿热蕴结，损伤任、带两脉所致。龙胆泻肝汤具有清热燥湿，泻热解毒的功效，可有效治疗湿热下注型带下病。梅氏以龙胆泻肝汤治疗湿热下注型带下104例，总有效率为98.08%。用药：龙胆草9g，柴胡9g，生地9g，泽泻12g，当归12g，白木通9g，甘草6g，金银花20g，连翘12g，板蓝根15g。[6]

7.早泄　这是一种临床常见的男性射精功能障碍性疾病，西医学认为本病的发生与器质性疾病、内分泌紊乱、心理情绪因素及神经生物学因素等多因素有关。中医学认为本病的发病与肝、脾、肾有关，多因七情所伤、房事过频、湿热下注、心脾劳伤致使精关约束无权、精液封藏失职引起，辨证分型包括肝气郁结、肝经湿热、阴虚火旺、肾气不固等。龙胆泻肝汤是治疗肝经湿热型早泄的代表方剂。曹氏应用龙胆泻肝汤联合性功能康复仪治疗早泄82例，处方：龙胆草、当归、柴胡各10g，黄芩、栀子各12g，泽泻15g，生地12g，车前子15g，通草5g，生甘草6g。水煎服，每日1剂，同时使用性功能治疗仪治疗，1个月为一疗程，其总有效率为80.49%。[7]

8.阳痿　又称勃起功能障碍，是指在有性欲要求时，阴茎不能勃起或勃起不坚，或者有一定硬度的勃起，但不能保持性交的足够时间。中医又称"不起""阳不举"等。虚损、惊恐、湿热等原因致使宗筋失养而弛纵，引起阴茎痿弱不起。肝之经脉，过股里，环绕阴器，若湿热内生，郁于肝胆，毒邪则随经脉下注，困阻宗筋，可致本病的发生。治以清泻肝胆，利湿清热。洪氏以新订龙胆泻肝汤治疗肝经湿热、宗筋失养所致的阳痿，使用10剂而愈。处方：龙胆草15g，炒栀子15g，黄柏10g，黄芩10g，当归12g，生地12g，车前子15g，薏苡仁12g，泽泻15g，苦参10g，川牛膝15g，虎杖15g，柴胡10g，炙甘草6g，加冰糖2粒。水煎服，日1剂。[8]

9.奔豚气　以患者自觉有气自小腹上冲于胸为主症，常伴头晕、心烦、失眠等症。中医学认为本病主要是惊恐恼怒，肝气郁结，湿热内生，随冲气上逆所致。治以清肝泻火，清热利湿，降逆平冲。夏氏以龙胆泻肝汤加减治疗肝郁夹湿之奔豚证。处方：龙胆草3g，黄芩10g，黄连3g，车前子15g，木通5g，柴胡10g，郁金10g，白茅根15g，当归10g，生地15g，煅牡蛎30g，煅龙骨30g。依上方调理2周，奔豚气消除。[9]

10.黄汗　色汗症是指大汗腺功能失调造成的以有色汗液为特征的少见皮肤性疾病，约有10%的人大汗腺分泌的是黄色、蓝色或绿色汗液，大多不引起其他不良症状。治疗大法主要是调和营卫，清热化湿。蒋氏以龙胆泻肝汤为主治疗肝胆湿热型黄汗取得突出疗效。梅某，女，69岁。2011年7月15日就诊。自诉近日汗多，色黄染衣，伴右胁隐痛，怕冷，舌淡红，苔薄黄，脉细弦。中医辨证为肝胆湿热，治以清热化湿。方用龙胆泻肝汤加减，处方：龙胆草6g，山栀子12g，黄芩12g，柴胡12g，生地12g，当归12g，泽泻12g，车前子15g，半夏12g，陈皮12g，砂仁3g，香附12g，茯苓12g，神曲12g，7剂。7月22日二诊：右胁痛止，黄汗减少，胃偶有灼热不适，舌偏红，苔黄，脉细弦。原方加黄连9g，7剂。7月29日三诊：黄汗止。[10]

11.耳鸣 放射治疗是鼻咽癌的主要治疗方法，但头颈部器官密集，易对正常组织造成损伤。鼻咽癌放疗后常见耳鸣，结合脏腑辨证，当属肝胆实热证。治以清热利湿泻火。吴氏以龙胆泻肝汤治疗鼻咽癌放疗后耳鸣患者30例，总有效率达80%。处方：龙胆草20g，黄芩15g，栀子10g，泽泻15g，川木通20g，当归15g，生地20g，柴胡20g，生甘草5g，车前子15g。水煎，1日分3次服，2周为一疗程。[11]

12.慢性前列腺炎 是男性生殖系统的常见病，好发于中青年，本病属中医"精浊""淋证"等范畴，病因病机总属本虚标实。下焦湿热蕴积不去，日久瘀阻脉络，损伤肾气，肾气受损则气化不利，以至于气不化水更加助湿生热，气不行血更使脉络阻滞而为瘀。治疗应标本兼治，消补兼施，调补肝肾并清热化湿，通精并化瘀。王氏运用龙胆泻肝汤加减治疗慢性前列腺炎48例，总有效率98%。例如，患者，男，36岁。腰痛，肛门下坠，排尿困难，尿痛1年多就诊。西医诊断：慢性前列腺炎。经中西药治疗月余，效果欠佳。症见腰痛，小腹胀，肛门有坠感，尿痛、尿频，尿道有时流白色黏液，伴阳痿、早泄，舌淡，苔浮黄，脉弦细数。治宜清热化湿，活血通淋。方选龙胆泻肝汤加减：龙胆草、黄芩、山栀各20g，生地50g，车前子、泽泻、木通、当归各20g，柴胡15g，金银花、连翘各50g，红花25g，王不留行20g，萹蓄、瞿麦、黄柏各30g，山茱萸20g，枸杞50g。服10剂症状减轻，20剂症状消失，理化检验结果在正常范围。[12]

13.外阴疱疹性溃疡病 龙胆泻肝汤主治偏重于肝胆实火并兼夹湿热所致的各种疾患，上能治头痛、口苦、目赤肿痛、耳肿耳聋的肝胆火邪诸症，下能治淋浊、阴肿、阴痒、小便不利的肝胆湿热下注诸症。周氏应用龙胆泻肝汤加减，治愈1例外阴疱疹性溃疡。患者王某，女，50岁。初诊时被人抬来。主诉：外阴部肿痛，已有月余时间，平时有高血压，经常服西药降压片。当地医院怀疑为"外阴癌肿"。一般检查：患者发育、营养中等，神志清楚，血压160/100mmHg，心、肺、腹功能（－）。妇科检查：外阴发育正常，两侧大阴唇红肿，并伴有白、红两色环状疱疹。不时有白色黏稠的分泌物流出，微带臭味。其状在大阴唇两侧，如纽扣排成两行，疱疹外皮增厚，内含有液体，呈环状一个紧扣一个，颜色有红有白，大小不一，肉眼所见，类似"外阴癌肿"。有触痛感，阴道、宫颈、附件无异常。

根据以上症状，辨证为肝经湿热下注证，选用了清利肝胆湿热的龙胆泻肝汤加减。内服7剂后，患者复诊，自诉疼痛大有减轻，并能下床活动。妇科复查：外阴红肿、疱疹、白色黏液，均全部消失。只留下散在性的小块溃疡面。触诊无疼痛感。为巩固疗效，续服原方4剂，追访本人，已痊愈。[13]

参考文献

[1] 王东风，于杰.龙胆泻肝汤治疗湿热型慢性湿疹的疗效 [J].智慧健康杂志，2018，4（15）：87-88.

[2] 蒋宗菊.龙胆泻肝汤联合壮医刺血疗法治疗痤疮的临床研究 [J].中医药研究，2016，13（10）：98-100.

[3] 王春生.龙胆泻肝汤配合针灸治疗突发性耳聋肝胆火盛型疗效观察 [J].现代中西医结合杂志，2018，27（15）：1647-1649.

[4] 朱敏元.龙胆泻肝汤加减治疗面瘫22例疗效分析 [J].内蒙古中医药，2017（21）：77-78.

[5] 涂媚.龙胆泻肝汤加减治疗失眠疗效研究 [J].中医临床研究，2017，9（28）：82-84.

[6] 梅菊丽.龙胆泻肝汤加减治疗湿热下注型带下病的疗效及安全性分析 [J].中国继续医学教育，2019，10（31）：135-136.

[7] 曹锐铃，陈乐仲，黄小玲，等.龙胆泻肝汤联合性功能康复仪治疗早泄的临床疗效观察 [J].临床合理用药杂志，2016，9（8）：42-43.

[8] 洪海都.新订龙胆泻肝汤治验阳痿一则 [J].中国民间疗法，2016，24（7）：62.

[9] 夏卫明，钟青.龙胆泻肝汤加减治疗奔豚气 [J].江苏中医药，2015，46（389）：53.

[10] 杨晓帆，崔晨，耿琦，等.蒋健以龙胆泻肝汤为主治疗黄汗经验 [J].辽宁中医杂志，2015，42（10）：1857-1859.

[11] 吴娇，周红，陈晓珍.龙胆泻肝汤对鼻咽癌放疗后耳鸣的临床疗效观察 [J].内蒙古中医药，2015，（11）：28.

[12] 王国声.龙胆泄肝汤治疗慢性前列腺炎1例 [J].中医临床选萃，2006，304（22）：41.

[13] 周蕴玉，吕应生.龙胆泄肝汤加减治愈一例外阴疱疹性溃疡 [J].天津医药，1977（4）：203.

第九节　温胆汤

【组成及用法】半夏（汤洗七次）、竹茹、枳实（麸炒，去瓤）60g，陈皮90g，炙甘草30g，茯苓45g。上锉为散，每服12g，生姜5片。大枣1枚煎水送服。

【来源】《三因极一病证方论》："温胆汤治心胆虚怯，触事易惊，或梦寐不祥，或异象惑，遂致心惊胆慑，气郁生痰，痰与气搏，变生诸证，或短气悸乏，或复自汗，四肢浮肿，饮食无味，心虚烦闷，坐卧不安。"

【方解】本方治疗因素体胆气不足，复由情志不遂，胆失疏泄，气郁生痰，痰浊内扰，胆胃不和所致的病证。胆为清净之府，性喜宁谧而恶烦扰。若胆为邪扰，失其宁谧，则胆怯易惊，心烦不眠，夜多异梦，惊悸不安；胆胃不和，胃失和降，则呕吐痰涎，呃逆，心悸；痰蒙清窍，则可发为眩晕，甚至癫痫。治宜理气化痰，和胃利胆。方中半夏辛温，燥湿化痰，和胃止呕，为君药。臣以竹茹，取其甘而微寒，清热化痰，除烦止呕。半夏与竹茹相伍，一温一凉，化痰和胃，止呕除烦之功备。陈皮辛苦温，理气行滞，燥湿化痰；枳实辛苦微寒，降气导滞，消痰除痞。陈皮与枳实相合，亦为一温一凉，使理气化痰之力增。佐以茯苓，健脾渗湿，以杜生痰之源；煎加生姜、大枣调和脾胃，且生姜兼制半夏毒性。以甘草为使，调和诸药。

【适应证】胆郁痰扰证。症见胆怯易惊，头眩心悸，心烦不眠，夜多异梦，或呕恶，呃逆，眩晕，癫痫，苔白腻，脉弦滑。

【方歌】
　　　　温胆夏茹枳陈助，佐以茯草姜枣煮。
　　　　理气化痰利胆胃，胆郁痰扰诸症除。

【临床应用】

1.失眠　温胆汤功能理气化痰，清热和胃。主治肝胃不和、痰热内扰引起的虚烦不宁，失眠多梦等症。寇氏运用本方治疗不寐证100例，总有效率96%。李某，女，54岁。形体肥胖，精神疲惫，患不寐5年，每日睡眠1~2小时，甚至彻夜难眠，长年间断性服用地西泮、阿普唑仑、氯硝西泮等镇静催眠药方能入睡，伴见头晕，耳鸣，记忆力减退，心烦，口中黏腻，汗出，舌质红，苔黄腻，脉滑数。治宜理气化痰，清热安神。处方：法半夏、枳实、陈皮、甘草各10g，竹茹、茯苓各20g，大枣5枚，生姜3g，枣仁、远志各15g。服药2周，睡眠明显好转，每日睡眠4~5小时，停用阿普唑仑后亦可入睡，心烦、口中黏腻明显好转，但仍多汗，去酸枣仁、远志，加煅龙骨、煅牡蛎各30g，服用1周，多汗消失，夜间睡眠时间达7小时以上，头昏、耳鸣、心烦消失，记忆力明显好转，停药1月，未见复发。[1]

2.中风　中医认为，中风乃风、火、痰、瘀及虚相互作用而发病的。过食肥甘，损伤脾胃，脾失健运，胃失纳降，聚湿生痰，痰瘀化热，阻滞经络，蒙蔽清窍，故出现中风。治疗宜清热化痰、息风通络。李氏使用温胆汤加减治疗本病，取得较好效果。患者，男，64岁，因右侧肢体麻木无力1周，于2011年8月15日就诊。症见言语不利，口角歪斜，头晕乏力，面红，烦热，纳差，便干，舌红，苔黄腻，脉弦滑。辅助检查：头颅CT左侧基底节区脑梗死。中医辨证为痰热内扰证，治以清热化痰，息风通络。用温胆汤加减治疗：黄连10g，炙半夏15g，竹茹20g，川贝母10g，栀子15g，蚯蚓10g，白僵蚕10g，甘草10g。5剂，日1剂，分2次口服。5天后，患者口臭，苔黄症状明显减轻，口角流涎消失。又予10剂，口臭，苔黄消失，右侧肢体麻木无力减轻，肌力增加。[2]

3.心律失常　属中医心悸怔忡、结代脉范畴。郭氏从痰、热、瘀、虚论治本病，认为痰热扰心为本病病因病机，运用温胆汤可化痰清热，清心除烦，使痰热得清，心神得定，脉律自复。郭氏用温胆汤加减（清半夏10g，陈皮10g，茯苓15g，炙甘草30g，枳实15g，胆南星10g，瓜蒌20g，黄连10g，苦参10g，远志15g，石菖蒲15g，生龙骨15g）对60例痰热型心律失常患者进行治疗，总有效率91.7%，疗效甚为满意。[3]

4.高血压　管氏据《三因方》记载"治心胆气虚，触事易惊，或梦寐不祥，或见异物，致心惊胆战……"运用温胆汤治疗1例高血压并伴有失眠多梦、恐惧感的青年男子病例，疗效显著。陈某，男，38岁。易醒，醒后恐慌。血压140/90mmHg。患者曾因工作受过惊吓，容易心慌，梦多，夜间因打鼾而醒，醒后恐慌，咽喉不舒，时好时坏，口苦，舌暗红，苔薄腻，脉滑。中医辨证为肝郁化火，痰湿内盛，治以清肝去火，化痰除湿。处方：姜半夏12g，茯苓12g，陈皮10g，生甘草3g，枳壳12g，姜竹茹6g，山栀12g，川朴10g，连翘20g，黄芩10g，干姜5g，红枣20g。药后1周血压稳定，咽喉部感觉好转，睡眠变沉，夜间打鼾的恐慌感不显。[4]

5.更年期综合征　属于中医学"绝经前后诸证"，一般多认为属肾虚。临床大多注重从滋补肾阴、潜阳安神方面治疗。冀氏认为痰热内阻亦是更年期综合征的致病因素之一，多由肾气虚损，体内水液不能蒸化，加之脾虚运化失司，水湿不化，聚而生痰郁热所致。更年期情绪不稳定，肝失疏泄，胆胃不和，气郁则痰逆，内扰脏腑，脏腑功能失调，故身体发生诸多不适症状。治以清热化痰，和中安神。用温胆汤加减治疗40例患者，总有效率77.5%。处方：陈皮12g，竹茹10g，茯苓15g，半夏12g，枳实15g，炙甘草3g，生姜3片，大枣5枚。10天为1个疗程，共服3个疗程。[5]

6.心脏神经官能症　是神经官能症的一种特殊类型，以心血管系统功能失调为主要表现，且迁延难愈，西医治疗效果欠佳。沈氏认为该病病机主要是痰扰心神，属实中夹虚之证。治宜化痰祛湿，佐以益气养心。予温胆汤加减治疗痰热型心脏神经官能症52例，总有效率96.2%。处方：半夏10g，枳实10g，陈皮15g，茯苓15g，酸枣仁15g，远志10g，熟地黄15g，党参15g，五味子15g，炙甘草6g。加减：胸闷、胸痛明显者，加郁金15g，丹参15~30g；心悸明显者，加生龙齿15g；头晕、头痛明显者，加天麻10g，钩藤15~30g；食欲不振者，加焦三仙各15g；舌苔黄厚腻者，去熟地黄，加黄连10g，薏苡仁15g，15天为1个疗程，治疗2个疗程。[6]

7. 冠心病 邓铁涛教授认为冠心病属中医的胸痹心痛范畴，病机特点应属本虚标实，虚则气虚、阳虚、气阴两虚；实则气滞、血瘀、痰浊、寒凝。邓老根据南方湿气重，又喜冷饮而伤阳气的特点，用温胆汤理气化痰，除湿和胃。杜氏报道，在此基础上加用党参等补气之品对58例冠心病心绞痛患者进行治疗，总有效率93%。处方：枳壳10g，竹茹10g，法半夏10g，橘红10g，云苓15g，党参15g，甘草5g。气阴两虚则加生脉散，兼血瘀加失笑散，水煎服。30天为1个疗程。[7]

8. 精神分裂症 是一组严重损害患者身心健康的精神疾病。属中医"癫狂"范畴，以痰湿内阻、痰火内扰、气滞血瘀证为主要证型，病机总以脏腑功能失调，气血阴阳失于平衡为主。治疗应以清泻肝火、化痰祛湿、调理气机为原则。郭氏采用温胆汤加减治疗痰热型精神分裂症患者，有效率为92%。处方：陈皮9g，法半夏12g，朱砂3g，枳实15g，茯苓30g，竹茹15g，大黄10g，黄连5g，炙甘草5g，生铁落6g，每日1剂，水煎服，在早、晚饭后服用。[8]

9. 呼吸系统疾病 温胆汤在慢性支气管炎、支气管哮喘和慢性咽炎等呼吸系统疾病的治疗中有一定的作用。李氏以本方加味治疗慢性支气管炎，疗效显著。患者，女，57岁。素有咳喘病史10余年，始为秋季发，春夏瘥。近3年来，咳喘发作四季不分，时轻时重，近因天气骤冷，防护失慎，痼疾加重并身困乏力，胸腹胀满，五心烦热，心烦失眠，心悸，纳谷不香，长期便秘，先后多次更医效均不显而来门诊就医。症见其面黄浮肿，少气懒言，呼气急促，稍动尤甚，喉中痰鸣，舌质暗淡，舌体胖，边有齿痕，苔白厚腻，脉濡缓。中医辨证属脾肺气虚，痰湿蕴肺。宜益气健脾，祛湿化痰。方以温胆汤加味：党参10g，白术10g，枳壳15g，半夏10g，陈皮12g，胆南星5g，桔梗15g，云苓15g，甘松10g，甘草10g。日1剂，3剂后咳痰易出，唯大便仍干，纳谷不增，故上方加木香、砂仁健脾助运，继服10剂愈。[9]

参考文献

[1] 寇东升.温胆汤治疗不寐证100例[J].辽宁中医药大学学报，2012，33（6）：681-682.

[2] 李永春.温胆汤脑科疾病验案3则[J].河南中医，2013，33（1）133.

[3] 郭汉卿.温胆汤加减治疗心律失常60例 [J].实用中医内科杂志, 2001, 15（1）: 1-45.

[4] 管仕伟.经方治疗高血压病验案 [J].河南中医, 2008, 28（10）: 17.

[5] 冀秀萍, 马骋宇.温胆汤加减治疗更年期综合征临床疗效观察 [J].辽宁中医杂志, 2012, 39（5）: 875.

[6] 沈金玲, 王守富.十味温胆汤加减治疗心脏神经官能症52例 [J].中医研究, 2007, 20（4）: 50.

[7] 杜少辉.邓铁涛教授运用温胆汤治疗冠心病58例分析 [J].中医药学刊, 2003, 21（6）: 842-857.

[8] 郭育君.温胆汤加减协同治疗精神分裂症的疗效 [J].中医中药, 2013, 20（3）: 112-113.

[9] 李祥农, 李雪梅, 尹兰华.温胆汤临床应用举隅 [J].江西中医药, 2005, 36（274）: 53.

第十节 茵陈蒿汤

【组成】茵陈18g, 栀子12g, 大黄6g。

【来源】《伤寒论》:"伤寒七八日, 身黄如橘子色, 小便不利, 腹微满者, 茵陈蒿汤主之"。《金匮要略·黄疸病脉证并治》:"谷疸之为病, 寒热不食, 食即头眩, 心胸不安, 久久发黄, 为谷疸, 茵陈蒿汤主之。"

【方解】具有清热、利湿、退黄之功效。本方为治疗湿热黄疸之常用方,《伤寒论》用其治疗瘀热发黄,《金匮要略》以其治疗谷疸, 皆缘于邪热入里, 与湿相合, 湿热壅滞中焦而致。湿热壅结, 气机受阻, 故腹微满、恶心呕吐、大便不爽甚或秘结; 无汗而热不得外越, 小便不利则湿不得下泻, 以致湿热熏蒸肝胆, 胆汁外溢, 浸渍肌肤, 则一身面目俱黄、黄色鲜明; 湿热内郁, 津液不化, 则口中渴。舌苔黄腻, 脉沉数为湿热内蕴之征。治宜清热, 利湿, 退黄。方中重用茵陈为君药, 本品苦降, 善能清热利湿, 为治黄疸要药。臣以栀子清热降火, 通利三焦, 助茵陈引湿热从小便而去。佐以大黄泻热逐瘀, 通利大便, 导瘀热从大便而下。三药合用, 利湿与泻热并进, 通利二便, 前后分消, 湿邪得除, 瘀热得去, 黄疸自退。

【适应证】湿热并重之黄疸。症见身目发黄, 色如橘子而鲜明, 口渴, 小便不利, 尿黄, 发热, 恶心呕吐, 脘腹痞满, 大便黏腻或便秘, 舌苔黄腻, 脉弦滑数。

【方歌】
　　　　　　茵陈蒿汤大黄栀, 瘀热阳黄此方施。
　　　　　　便难尿赤腹胀满, 功在清热与利湿。

【临床应用】

1.妊娠期肝内胆汁淤积症 本病特点是在无皮疹的情况下出现皮肤瘙痒，尤其是腹部皮肤，且伴有总胆汁酸的浓度升高，属中医学"妊娠身痒"范畴。《伤寒论》曰："瘀热在里，身发黄，茵陈蒿汤主之"，病机为湿热内蕴。治以清热利湿，疏肝利胆。郭氏采用茵陈蒿汤加减治疗本病，具有显著疗效。处方：茵陈15g，黑山栀15g，白茅根10g，薏苡仁10g，黄芩10g，白鲜皮15g，丹参10g，甘草3g。[1]

2.黄疸 临床上主要表现为乏力，纳差，目黄，尿黄等症状。本病主要病机是痰湿中阻，脾阳不振，从而致使肝胆脾胃功能失调，湿热内蕴。治以清热利湿，解毒退黄。吴氏在采取常规保肝治疗的基础上联合茵陈蒿汤治疗，主要药物为茵陈30g，栀子15g，大黄（后下）6g。纳差者加炒麦芽15g，鸡内金10g；胁痛明显者加延胡索10g，香附10g；腹胀者加枳壳10g，厚朴10g；肝脾肿大者加鳖甲5g。水煎取300ml，分每日2次口服，疗程为24周，临床疗效显著。[2]

3.肝硬化腹水 临床表现为腹大坚满，身目黄染，颜面金黄，纳差，或呕恶，大便秘结或便溏，小便短，少而黄，舌红苔黄腻或舌淡红苔薄白，脉弦数或濡缓。西医诊断为肝硬化腹水。属中医"鼓胀"范畴，病机为水湿内蕴，停滞中下焦，从而伤及下焦阳气，气化失司，致小便不利，日久化热，湿热蕴结。治以清热利湿，攻下逐水。王氏予茵陈蒿汤加减治疗本病，疗效显著。处方：茵陈（先煎1小时）50g，栀子（捣烂）15g，生大黄8g，田基黄15g，丹参30g，泽泻15g，滑石（包煎）30g，金钱草30g，桂枝15g，生甘草5g。[3]

4.母儿ABO血型不合 本病是一种由血型引起的血液免疫性疾病，该病主要发生在孕中期以后或者新生儿早期。中医学认为，母儿ABO血型不合的发生多由于孕妇素体禀赋不足，饮食劳倦内伤，湿热之邪乘虚而入，瘀阻母体气血，从而导致胞胎失养，生长受限。属"胎黄""滑胎"等范畴。治以清热利湿退黄。姜氏采用茵陈蒿汤加减，对母儿ABO血型不合溶血病有较好的疗效，且无明显的不良反应，孕妇服药的依从性较高。处方：茵陈9g，大黄5g，黄芩9g，甘草9g。[4]

5.肝病水肿（肝炎后低蛋白血症水肿） 中医认为本病是由于某些药物的毒性损害了肝体，使其失于疏泄，致血瘀痰凝，肝气郁结，同时脾失健运，痰湿内聚，气血失调，甚或肝肾阴虚，正虚邪恋，虚实夹杂，最后发为本病。治宜扶正祛邪，补气血，兼清热利湿，凉血利水。许氏方选茵陈蒿汤加减：茵陈30g，青蒿10g，板蓝根15g，水牛角15g，丹皮10g，虎杖15g，栀子10g，清半夏10g，陈皮15g，郁金10g，赤芍10g，当归10g，柴胡6g，土茯苓10g，车前子10g，白茅根20g，三七6g，黄芪20g，甘草10g，延胡索10g，夏枯草10g，青黛10g。每日1剂，水煎服，取汁400ml，分2次温服。可改善肝功能，显著提高患者血清白蛋白水平。[5]

6.丹毒 患者，女，45岁。3天前突然出现右侧小腿下段胫骨前红肿热痛，并伴发热，既往无类似病史，曾到本市某西医院输液治疗，效果不佳。症见右小腿下段胫骨前皮肤鲜红，边缘清楚，表面紧绷光亮，稍高于正常皮肤，面积为8cm×9cm，肿胀，触之灼热，疼痛明显，舌红，苔黄，脉弦滑。本病病机关键在于内为正虚，湿热瘀滞经络；又受毒邪侵袭，血分郁热；热毒与湿邪相搏于肌肉腠理，气血、经脉瘀滞，从而发为丹毒，治以清热利湿解毒。方选茵陈蒿汤加减，结合火针刺络放血治疗。3剂后疼痛减轻，红肿逐渐消退，20剂后疼痛消失，活动自如。痊愈后一年随访，无复发。

7.肾虚湿热带下病 王某，女，28岁。平素喜食辛辣生冷之物，酿湿生热，损伤任带，任脉失固，带脉失约。症见带下量多、色黄、质稠、有臭味，阴部瘙痒伴小腹疼痛，腰膝酸软，头晕耳鸣，身困肢倦，多汗，口干，失眠多梦，手足冰冷，舌红，苔黄腻，脉细数。中医辨证为肾虚夹湿。治以滋肾益阴，清热利湿。李氏采用茵陈蒿汤合知柏地黄汤加减治疗本病。药用茵陈30g，栀子10g，知母10g，黄柏10g，山药10g，山茱萸10g，生地10g，丹皮10g，茯苓15g，泽泻10g，苦参10g，桂枝10g，柴胡10g，香附10g，鱼腥草15g，白术10g，佛手10g。服药3剂后诸症明显减轻，巩固5剂愈，随访1个月未复发。[7]

8.手黄 万某，女，28岁。双手掌发黄逐渐加重半年，黄色鲜明，伴时觉乏力不适，纳可，夜寐可，二便调，舌质红，舌苔薄黄。实验室检查肝功能正常，无甲肝、乙肝病毒。中医学认为本病为脾胃虚弱，脾不化湿，日久郁而化热，湿热积聚，从而发于手掌肌肤，表现为手掌发黄。中医诊断为湿热蕴结型手黄，张氏给予茵陈蒿汤加减，治以清热利湿退黄。处方：茵陈15g，栀子10g，金钱草15g，黄精10g，黄柏10g，土茯苓20g。日1剂，水煎取汁，浸泡双手，早晚各1次，每次30分钟。10剂痊愈。[8]

9.原发性胆汁性肝硬化 本病属于慢性胆汁淤积性病证，在临床上表现为肝内小胆管进行性非化脓性炎症，病情加重可发展为肝纤维化与肝硬化。该病多数患者出现肝胆湿热的特征，并且有阴虚、血瘀和脾虚等症状。治以清热利湿为主，辅以健脾、活血化瘀。谭氏采用加味茵陈蒿汤联合熊去氧胆酸治疗原发性胆汁性肝硬化患者有着较好的临床疗效。药用僵蚕5g，大黄10g，栀子10g，甘草10g，炒白术15g，鬼箭羽15g，鳖甲20g，茵陈30g，白茅根30g，金钱草30g，党参30g。将该配方的中草药制作为免煎水丸，1日1剂，分2次服用，一次兑200ml开水。[9]

10.慢性乙型病毒性肝炎 本病属中医"胁痛""黄疸""虚劳"等范畴，其病机多为正气不足，湿热疫毒乘虚侵入，久居肝络，气滞血瘀，日久导致正气虚衰，湿、热、瘀、毒诸邪互结不解，病变累及肝、胆、脾、肾。本病初期病机多为肝胆湿热，疫毒蕴结，治以清热利湿解毒。张氏等在西医常规治疗慢性乙型病毒性肝炎的基础上给予茵陈蒿汤加减治疗，处方：茵陈20g，栀子10g，虎杖15g，大黄（后下）10g，白术15g，垂盆草15g，白参10g，甘草10g。每日1剂，水煎服，10天为1个疗程，间隔2~3天，治疗2个疗程。总有效率为95.83%。[10]

11. 急性黄疸型甲型肝炎　属于中医"阳黄"范畴，主因受时行疫毒、毒热积盛，使肝失疏泄，湿热互结，蕴结中焦，脾失健运所致。治以清热解毒，利湿退黄。郭氏在甘草酸二铵治疗基础上予以茵陈蒿汤治疗，处方：栀子15g，茵陈30g，虎杖15g，大黄（后下）9g，茯苓15g，陈皮10g，赤芍60g，甘草9g，田基黄15g。每日1剂，水煎剂取汁200ml，每次服药100ml。有效率达91.11%。[11]

12. 慢性丙型肝炎　本病是临床常见病、多发病，是丙肝病毒感染人体所致的肝脏炎症性疾病。属于中医学"疫毒""胁痛""黄疸"等范畴。病理因素可有湿、热、瘀、毒、气滞等，但以热毒、瘀毒为主。治以清热解毒，化瘀利湿。于氏采用茵陈蒿汤加味联合干扰素、利巴韦林治疗慢性丙型肝炎65例。处方：茵陈15g，栀子10g，制大黄10g，茯苓12g，猪苓12g，柴胡6g，广郁金10g，泽兰12g，白茅根15g，炒陈皮10g，水煎分服，每日1剂，连用48周。显效45例，有效15例，无效5例，总有效率92.31%。[12]

13. 胆石症　刘某，男，65岁，既往饮酒40余年，嗜食肥甘厚味，症见右上腹疼，身目黄染，纳差，乏力，痛苦面容，小便黄，大便不通，无发热，舌暗红，苔黄腻，脉弦数。该患者素体肥胖，长期嗜酒无度，导致脾胃损伤，运化失职，湿浊内生，郁而化热，湿热之邪困于脾胃，蕴结于肝胆，久煎成石。中医辨证为肝胆湿热。治以清热祛湿，利胆排石，活血化瘀。杨氏予茵陈蒿汤合大柴胡汤加减治疗本病，处方：茵陈30g，炒栀子、白芍、海金沙（包煎）、金钱草各15g，生大黄（后下）、姜厚朴、柴胡、麸炒枳壳、郁金、桃仁、丹皮、红花、黄芩、醋延胡索、盐车前子（包煎）、泽泻、炒鸡内金各10g，当归12g。水煎取汁，早晚2次分服。药后症状明显减轻。[13]

14. 新生儿高胆红素血症　本病属中医"胎黄""胎疸"范畴。主要由母体内蕴湿热之毒遗于胎儿，或因胎产之时、出生之后感受湿热毒邪所致。治疗当清热利湿退黄。元氏方选茵陈蒿汤合四君子汤加减：茵陈6g，大黄2g，栀子3g，茯苓6g，白术6g，党参6g，炙甘草3g。制成中药颗粒剂，用30ml开水冲服，每日分3次，连服6天。总有效率达93.20%。[14]

15. 遗传性球形红细胞增多症　该病是一种红细胞膜有先天性缺陷的溶血性贫血疾病，其临床特点包括贫血、间歇性黄疸和脾大。徐瑞荣教授认为本病多由湿热所致。脾虚失运，水湿内生，湿邪困遏气机，郁久化热，湿热熏蒸，肝胆疏泄失常，胆汁外溢发为本病。临床运用清热利湿法治疗此类疾病，以茵陈蒿汤为主方化裁应用，取得确切疗效。[15]

16.寻常性痤疮 是累及皮脂腺与毛囊的慢性皮肤炎症性疾病，高发于青少年，顽固难愈，反复发作。归属中医"面疱""肺风粉刺"等范畴，多因脾胃受损，脾虚湿热等邪气上攻所致。治以清热燥湿，活血解毒。胡氏采用茵陈蒿汤加减治疗本病46例，药用甘草6g，皂角刺30g，金银花15g，黄芩9g，栀子9g，大黄9g，茵陈20g，合并肤色紫暗者加用红花15g，丹皮15g；合并便秘者加芒硝10g，厚朴10g；合并热毒者加蒲公英15g，连翘15g，合并皮肤脓肿者加白芷9g，丹参12g。结果：治愈23例，显效19例，有效2例，无效2例，总有效率95.65%。[16]

17.慢性荨麻疹 本病属中医学"瘾疹"的范畴，多因饮食不节，过食辛辣肥厚或肠道寄生虫，使胃肠积热，复感风邪，内不得疏泄，外不得透达，郁于皮毛腠理之间而发。阳明湿热内盛，蕴于肌肤，兼之久病致瘀，故辨证分型以湿热瘀滞型居多。治以清热祛湿，活血化瘀。邱氏方选茵陈蒿汤合桂枝茯苓丸加减治疗本病，药用茵陈30g，栀子、桂枝、桃仁、丹皮、赤芍各10g，大黄6g，茯苓15g。每日1剂，水煎400ml，早晚分温服。可明显改善患者临床症状，降低复发率。[17]

18.慢性胆囊炎 属于一种消化系统疾病，患者右上腹胀痛、口舌干燥、胃部灼热均属于其主要的临床症状。属中医学于"胆胀""黄疸"等疾病范围。本病病机多为肝气郁结，湿热内蕴，治以清热祛湿，活血化瘀。彭氏对肝胆湿热型慢性胆囊炎给予茵陈蒿汤治疗，药用大黄10g，栀子12g，茵陈10g，水煎，每天服用1剂（400ml），分2次进行服用。总有效率93.33%，有效改善患者的肝胆功能，降低了并发症发生率。[18]

19.急性化脓性胆管炎 本病发病基础为胆道梗阻以及细菌感染，主要症状为腹痛、寒战高热以及黄疸，若病情加重可出现休克和神经中枢受抑制的表现。属中医学"胁痛""黄疸"等范畴。本病病机为肝气郁结，湿热内蕴，治以清热解毒，利湿退黄。陈氏采用茵陈蒿汤治疗本病：茵陈18g，生大黄、栀子各9g，肝功能指标中的血清谷丙转氨酶、天冬氨酸转移酶、总胆红素下降幅度明显，可明显提高治愈率。[19]

20.原发性三叉神经痛 患者，男，68岁。10年前，无明显诱因左面部突发跳痛，疼痛剧烈难忍，时作时止，入夜尤甚，曾到多家西医院治疗均效果不佳。10年来反复发作，每热食、酒肉后发作。现症见左面部跳痛剧烈，进食困难，睡眠差，大便黏腻，舌淡，苔白厚腻，脉弦滑。西医诊断为原发性三叉神经痛。本病属中医学的"面游风""偏头痛""面痛"范畴。主因湿热蕴久，郁而化火，侵于头面三阳经脉，经脉气机不畅，不通则痛。治以清热除湿，化瘀止痛。药用茵陈蒿汤加芍药甘草汤加减，并结合火针速刺患侧头维、丝竹空、颧髎、迎香、下关、颊车、翳风、风池和双侧温溜、合谷等处。3剂后疼痛减轻，大便正常，7剂后夜间疼痛消失，24剂后痊愈，随访1年，无复发。[6]

21.带状疱疹　患者，男，47岁，于2007年7月26日初诊。患者于1周前胁肋部突然疼痛难忍，不能入睡，2天后继而出现少许红斑及粟粒至绿豆大的丘疹，迅速变为水疱，沿神经近端发展排列呈带状，同时伴有轻度发热，烦躁易怒，口苦，大便黏，皮肤潮红，舌红，苔白腻，脉滑等症。西医诊断为带状疱疹。中医认为该病是由于卫气不固，毒邪外侵，与肝胆湿热互结蕴于肌肤，阻滞经脉，气血不通所致。故治以清热利湿，泻火解毒，通络止痛为主。药用茵陈蒿汤加减，结合火针于疱疹皮损处进行散刺和穴位拔罐法治疗，3剂后痛减，水疱基本变平，7剂后疼痛基本消失，患处皮肤结痂，10剂后疼痛完全消失，皮肤基本恢复正常。[6]

22.2型糖尿病　糖尿病在中医学中属于"消渴"范畴。随着现代生活节奏加快，人们过食肥甘醇酒厚味、辛辣香燥，损脾碍胃，脾胃运化失职，积热蕴湿，故而湿热致病颇多。治疗上当以清热利湿，燥湿运脾为主。秦氏采用茵陈蒿汤加减治疗湿热困脾型2型糖尿病，约用茵陈30g，大黄6g，厚朴12g，黄芪30g，半夏9g，苍术12g，每日1剂，早晚分服。疗效确切。[20]

23.面部激素依赖性皮炎　长时间使用糖皮质固醇激素类制剂，使皮肤对其产生依赖而致皮肤出现非化脓性炎症。中医认为本病系血热蕴毒，生风化燥，影响津血疏通和毒素排泄，致毒热邪气蕴结，熏蒸于面部肌肤而成。治宜清热解毒，利湿止痒。李氏予茵陈蒿汤加味外用治疗本病，有显著疗效。处方：茵陈30g，大黄9g，栀子12g。每日1剂，水煎2次，取汁300ml，分早、晚2次口服。第3次煎药后待药液冷却，滤出药渣，用8层纱布蘸药液湿敷面部20分钟，每日2次，疗效显著。[21]

24.支气管哮喘　属于中医"哮证"的范畴。李燕宁教授在长期的临床和实验研究中体会到，哮喘反复发作与湿热有着密切的关系。治以清热利湿宣痹，可采用茵陈蒿汤加减。药用茵陈、栀子、苦参、秦艽、石菖蒲、郁金、石韦、车前草、浙贝母、瓜蒌、甘草。不仅去除发病之源，更可延缓病情进展。[22]

25.高脂血症　中医学无此病名，一般属"眩晕""头痛""胸痹""心悸"等病的范畴。病因病机：过食肥甘厚味，饮酒无度，酿生湿热，损伤脾胃，水湿不化，痰浊内生，痰、热、湿蕴结于血脉导致血瘀。治疗中以清热、祛湿、化痰、活血祛瘀为主。杨氏采用茵陈蒿汤加减：茵陈20g，栀子15g，大黄5g。肥胖者加焦山楂20g，丹参20g，红花15g；脾肾阳虚者加杜仲15g，菟丝子15g，白术15g。

水煎服，日1剂，分2次服，14天为1个疗程，一般治疗为2个疗程。总有效率为89%。[23]

26. 黄褐斑 俗称"肝斑"，与中医学"黧黑斑"类似。患者1年前生子后，鼻右上方渐现一元硬币大小色素沉着斑，日渐增大，后发展到对侧面部，色素加深，伴有月经不调，痛经，舌质暗，苔薄黄腻，脉沉数。辨为肝郁内热。治宜清肝泻热，活血祛湿。郑氏选用茵陈蒿汤加味：茵陈15g，栀子10g，大黄5g，川芎10g，白芍10g，丹皮10g，赤芍10g，女贞子15g，枸杞10g，紫草15g，甘草5g。每日1剂，水煎服。服药40剂，皮损色素消退，诸症悉除。[24]

27. 湿疹 本病是常见的过敏性炎性皮肤病，以红斑、丘疹、水疱、糜烂、渗出、瘙痒和反复发作为主要特点，变化多端，症状复杂。中医认为湿疹的发病其本在湿，其标在热，久则湿热互结，化燥伤阴生风。治以清热利湿，凉血活血。[25]

参考文献

［1］郭力群，裴晓东.茵陈蒿汤加减治疗痰湿质、湿热质高龄妊娠期肝内胆汁淤积症孕妇的临床研究［J］.云南中医中药杂志，2018，39（12）：48-49.

［2］吴东辉，于红.茵陈蒿汤加减治疗肝炎引起的黄疸的临床观察［J］.光明中医，2018，33（1）：71-72.

［3］王康，刘东.加味茵陈蒿汤治疗黄疸型肝硬化腹水28例［J］.实用中医药杂志，2011，27（9）：599.

［4］姜英凤，石祥奎.茵陈蒿汤加减治疗ABO血型不合50例［J］.河南中医，2016，36（5）：869-871.

［5］许杏梅，赵玉倩，许娜.茵陈蒿汤对药物性肝炎所致低蛋白血症的影响［J］.河南中医，2015，35（12）：2969-2970.

［6］刘保红，焦召华，李岩，等.茵陈蒿汤配合火针疗法临床验案举隅［J］.针灸临床杂志，2014，30（3）：48-49.

［7］李瑶.茵陈蒿汤合知柏地黄汤加减治肾虚湿热带下证1例［J］.江西中医药，2014，45（5）：48.

［8］姚春梅.茵陈蒿汤加减外用治手黄［N］.中国中医药报，2012-10-10（5）.

［9］谭本金.加味茵陈蒿汤联合熊去氧胆酸治疗原发性胆汁性肝硬化患者的临床疗效分析［J］.临床医药文献电子杂志，2019，6（27）：170.

［10］张健，李海涛，陈鹏.茵陈蒿汤加减治疗慢性乙型病毒性肝炎48例［J］.湖南中医杂志，2014，30（7）：52-53.

［11］郭黎娜，王云海.茵陈蒿汤治疗急性黄疸型甲型肝炎患者89例疗效观察［J］.中国医

药指南，2017，15（9）：175.

［12］于晨媛.茵陈蒿汤加味联合西药治疗慢性丙型肝炎65例［J］.西部中医药，2013，26
（9）：82-83.

［13］杨雪红，李朵，施伯安.茵陈蒿汤合大柴胡汤加减治疗胆石症1例［J］.中西医结合
肝病杂志，2017，27（4）：246-247.

［14］元国红.茵陈蒿汤合四君子汤治疗新生儿高胆红素血症疗效观察［J］.实用中医药杂
志，2019，35（2）：165.

［15］刘月莉，徐瑞荣.茵陈蒿汤加减治疗成人遗传性球形红细胞增多症验案举隅［J］.中
国民族民间医药，2017，26（18）：71-72.

［16］胡艳阁.茵陈蒿汤加减治疗寻常性痤疮46例［J］.中医临床研究，2017，9（16）：
96-98.

［17］邱岳东.茵陈蒿汤合桂枝茯苓丸加减治疗湿热瘀滞型慢性荨麻疹52例［J］.浙江中医
杂志，2017，52（12）：889.

［18］彭洪亮.茵陈蒿汤治疗肝胆湿热型慢性胆囊炎的临床观察［J］.中医临床研究，2018，
10（21）：51-52.

［19］陈龙，邓英.茵陈蒿汤治疗急性化脓性胆管炎的临床疗效及预后分析［J］.陕西中医，
2017，38（1）：37-38.

［20］秦朝阳，刘晓霞.茵陈蒿汤加减治疗湿热困脾型2型糖尿病30例的临床疗效观察［J］.
糖尿病新世界，2015（5）：56.

［21］李会申，苑淑尊.茵陈蒿汤加味内服、外用治疗面部激素依赖性皮炎96例［J］.河北
中医，2012，34（10）：1498-1499.

［22］桑勉，张鹏.茵陈蒿汤加减治疗小儿支气管哮喘32例［J］.中医杂志，2012，53（10）：
876-877.

［23］杨天冲.茵陈蒿汤加减治疗高脂血症269例［J］.内蒙古中医药，2012，31（5）：51.

［24］郑芳忠.茵陈蒿汤治疗皮肤病验案举隅［J］.四川中医，2006（7）：95.

［25］张永刚.茵陈蒿汤加减治疗顽固性湿疹病例举隅［J］.山西中医学院学报，2009，10
（2）：33-34.

第十一节　茵陈五苓散

【组成】茵陈末4g，五苓散2g（白术9g，茯苓9g，猪苓9g，桂枝6g，泽泻
15g，按比例分）。

【来源】《金匮要略·黄疸病脉证并治》："黄疸病，茵陈五苓散主之。"

【方解】《医方考》释义本方："茵陈，黄家神良之品也，故诸方多用之；猪
苓、泽泻、茯苓、白术味淡，故可以导利小水；桂之加，取其辛热，能引诸药直

达热邪蓄积之处"。《古今名医方论》又曰："茵陈专理湿热，发黄者所必用也；佐以五苓，旺中州，利膀胱；桂为向导，直达热所，无不克矣"。

【适应证】湿热黄疸，湿重于热证。症见一身面目俱黄，黄色鲜明，发热，无汗或但头汗出，口渴欲饮，恶心呕吐，腹微满，小便短赤，大便不爽或秘结，舌红苔黄腻，脉沉数或滑数有力。

【方歌】　　　　茵陈五苓茵陈重，桂术泽泻猪茯苓。

　　　　　　　　湿重于热阳黄用，黄疸脘闷头身重。

【临床应用】

1.腹泻　肿瘤患者化疗可引起腹泻这一常见消化道不良反应，可导致患者水电解质紊乱、有效血容量不足、营养不良以及继发性感染，影响化疗效果。属中医学"泄泻"范畴。其发病多由素体脾胃虚弱、感受外邪、饮食失调、情志失调等诸多因素引起，加之化疗药物的不良反应，导致脾失健运，胃失和降，气机升降失常，脾虚湿盛，肠道分清泌浊、传导功能失司。治以清热止利，和中除湿。翟氏用茵陈五苓散加味治疗本病，清湿热，升清阳，降浊阴，使脾气健运，湿邪得去，诸症自除。处方：猪苓15g，茯苓、茵陈、炒白术、黄芩、白芍各12g，泽泻、桔梗、防风各9g，败酱草、炒苡仁各30g，桂枝、生甘草各6g。每日1剂。7天为1个疗程。[1]

2.新生儿黄疸　中医认为，产妇湿邪入体，脾胃运转异常，气机不顺，最终导致黄疸的发生。结合此病的发病机制，在对其治疗上应坚持泻下退黄、清热利湿的原则。文氏等采取蓝光加茵陈五苓散治疗本病，总有效率高达92.7%，达到利湿、退黄、健脾、和胃的功效。处方：茵陈10g，白术5g，猪苓5g，泽泻5g，茯苓5g，取水煎煮至60ml，每日1剂，分3次服用，治疗5天。[2]

3.黄汗　王某，女，43岁，2013年8月3日初诊。平素起居不慎，冒雨劳作，嗜食辛辣，现症见形体肥胖，汗出色黄，黄如柏汁，用白色毛巾拭之，毛巾即刻着色染黄，身困重，乏力，纳呆，发热烦躁，口黏腻，口苦，口渴不欲饮，小便短赤，舌苔黄腻，脉弦滑。肝胆超声显示为胆囊壁毛糙。中医辨证认为，湿浊中阻，蕴久化热，湿热蕴蒸肝胆，胆汁随汗液外泄，从而致黄汗。刘氏用茵陈五苓散加减治疗本病，清热利湿，疗效显著。处方：茵陈20，栀子10g，茯苓25g，泽泻15g，苍术20g，薏苡仁40g，金钱草30g，木通10g，车前子15，牛膝15g，甘草10g。水煎，早晚温服，禁辛辣油腻之品。服8剂后，黄汗消除，诸症若失。[3]

4.多汗　赵某，男，40岁，2000年4月24日初诊。因睡眠中出汗和稍活动出汗，轻重交替4年就诊。汗出重则能浸透被褥棉衣，间断出现全身无力，甚至肌力完全丧失，恶冷，尿道有溢尿感，但无尿频、尿痛、尿急，体瘦，面色苍黄，全身皮肤潮湿，上半身较重，舌质淡红，苔白腻，脉和缓，结合甲状腺功能及心电图检查，西医诊断为甲状腺功能亢进合并低血钾症。中医辨证为盗汗和自汗，多由阴虚和气虚所致。本例舌脉和无力症状为湿邪内阻之象：气化失常，湿邪郁滞于肌肉则肌无力，湿邪郁于肌表则多汗，湿邪黏滞则病势缠绵，久汗则伤阴，大汗则亡阳，阴阳俱衰。治当祛湿邪以扶正。师氏予茵陈五苓散加减治疗，处方：茵陈20g，泽泻15g，茯苓10g，猪苓10g，生白术10g，桂枝8g，水煎，日分3服。服2剂汗出减，15剂症消失。[4]

5.眩晕　是临床上的常见病、多发病，其总因风、火、痰、湿、虚等所致，可单独出现，或相互并见。临床以本虚标实多见。闫氏等认为脾虚失运，痰浊蒙蔽清窍是眩晕病的主要发病原因。运用本方治疗21例眩晕患者，症见形体肥胖，伴有不同程度的胸闷气短、心悸易汗、失眠多梦，肢体麻木、腰膝酸软等症，脉沉细或弦滑，舌苔白。中医辨证属脾虚湿困，痰浊中阻，蒙蔽清窍之证，治以健脾利湿，祛痰化浊。方用茵陈五苓散：茵陈30g，泽泻20g，茯苓10g，白术10g，猪苓10g，桂枝6g。疗效显著。[5]

6.发热　凡脾虚湿困，郁久化热致胃脘闷胀、恶心呕吐、不思饮食者，可选茵陈五苓散治疗，以健脾化湿，导热下行。丁某，男，58岁，不明原因高热2个月，多种抗生素治疗无效，近3日情况恶化，不思饮食，体温39.2~40.1℃，面红唇焦，消瘦，上半身出冷汗，扪之灼手，口渴不多饮，胃脘闷胀，恶心痰黏，便干溲黄，舌苔白腻厚稍黄，边齿痕，脉洪数。中医辨证为脾虚湿困，郁久化热，汤氏予茵陈五苓散加味：桂枝6g，生白术10g，猪苓、泽泻、姜竹茹、茵陈各12g，番泻叶2g，水煎服，3剂后热退，继服数剂后，病愈。[6]

7.盗汗　湿热内蕴型盗汗，症见睡则汗出，醒则汗止，身体困倦，不思饮食，小便短赤，舌红苔黄脉滑。治以清热利湿。陈氏予以茵陈五苓散加减治疗盗汗62例，疗效显著。处方：茵陈15g，猪苓5g，白术10g，茯苓15g，泽泻15g，小蓟10g，车前子10g。若湿热伤阴者加川断、五味子；湿盛加佩兰、薏苡仁；热盛加滑石、栀子、甘草、竹叶。[7]

8.手足心黄　多因脾虚血亏，饮食不节，湿热蕴郁，交蒸于四末而致。治以清热利湿。夏氏以茵陈五苓散加白茅根治疗本病6例，经服7~17剂，6例均愈。处方：茵陈20g，茯苓9g，猪苓9g，泽泻9g，白术9g，桂枝9g，白茅根30g。恶心加竹茹9g，半夏9g；纳呆加焦三仙各9g，山药20g；退黄慢者，加丹参9g，滑石9g。[8]

9.甲型急性黄疸型肝炎　本病起病急骤，以目黄、身黄、小便黄为临床表现，伴有厌食乏力、恶心呕吐、上腹不适等症状。属中医学"黄疸病"范畴，中医认为时邪疫毒外侵，湿热蕴结中焦，熏蒸肝脏，肝失疏泄，胆汁外溢于肌肤，上注肝窍，下泻于膀胱，导致身黄、目黄、小便黄。中医治疗时应辨析湿热轻重之不同，其中湿重于热者，黄之色泽不如热重者鲜明，脘腹痞闷，舌苔白腻而微黄，脉弦滑，治疗以利湿化浊为主，兼以清热。董氏应用茵陈五苓散加减辅助治疗甲型急性黄疸型肝炎（阳黄湿重于热证），疗效显著。处方：茵陈30g，泽泻15g，茯苓9g，猪苓9g，白术9g，桂枝6g。呕恶便溏者加黄连、陈皮各6g；食滞不化者加枳实、神曲各6g，脘腹痞闷者加木香、白豆蔻各6g。每日1剂，自动煎药机煎至400ml，每次200ml，每日2次。治疗2周为1个疗程，共治疗1~2个疗程。[9]

10.小儿胆汁淤积综合征　该病属中医"胎黄"范畴，《证治准绳》指出："小儿生下，遍体面目皆黄，状如金色，身上壮热，大便不通，小便如栀状，乳食不思，啼哭不止，此胎黄之候，皆因乳母受湿热而传于胎也。"茵陈五苓汤清利湿热，健脾利湿，使湿热之邪从小便而解，黄疸自退。肖氏应用茵陈五苓散治疗小儿胆汁淤积综合征取得满意疗效。处方：茵陈15g，茯苓10g，白术8g，泽泻8g，猪苓5g，桂枝3g。加减：患儿黄疸色鲜明，大便秘结，指纹紫者去桂枝加黄柏、栀子；黄疸色黄晦暗、大便溏薄、指纹较淡者加党参、怀山药；小便短赤者加淡竹叶；黄疸日久不退者加金钱草。[10]

11.肝硬化腹水　肝硬化腹水属中医"鼓胀"范畴。主要病机为肝、脾、肾三脏受损及其功能失调，导致气滞、血瘀、水结，系本虚标实、虚实夹杂之证。《医门法律》谓"胀病不外水裹、气结、血瘀"，治当标本兼顾，以疏肝健脾益肾、行气利水活血为法。李氏观察中西医结合治疗肝硬化腹水的临床疗效，在西药保肝、支持疗法基础上联合加味茵陈五苓散，总有效率94.74%。处方：茵陈30g，白术12g，茯苓12g，猪苓12g，泽泻15g，桂枝9g，黄芪30g，鳖甲18g，郁金15g，柴胡15g，枳壳12g。每日1剂，水煎2次，早晚分服。30天为一疗程，共治疗2个疗程。[11]

12.酒精性肝病　是由于患者长期、过量饮酒而导致的肝脏疾病。多发于中年男性，可发展为肝硬化和肝癌。本病主要归属在"伤酒""酒癖""酒鼓"等病证中，饮食不节，过食肥甘厚腻，脾虚湿困，郁久化热，湿热内蕴所致，针对湿热蕴脾型酒精性肝病患者，治以清热利湿。吴氏予以茵陈五苓散加减方治疗，处方：茵陈、桂枝、茯苓、泽泻、猪苓、枳椇子、白术。总有效率为95.50%。[12]

13.痛风性关节炎　本病可归属于中医学"痹证""历节""白虎历节"等病证范畴。中医认为过食肥甘厚味损伤脾胃，湿热郁结是其发生发展的根本原因或关键因素。湿热之邪重着黏滞、缠绵难愈，治宜清热利湿，化瘀通络。王氏用茵陈五苓散加减：茵陈30g，茯苓30g，泽泻30g，猪苓30g，丹皮15g，赤芍30g，丹参30g。若疼痛较重，舌质暗红，苔薄白，脉沉弦者，加延胡索15g，忍冬藤30g以活血通络止痛；红肿明显，舌质红，苔黄，脉滑数者，加黄柏15g，生石膏30g。总有效率95.00%，疗效确切。[14]

14. 慢性前列腺炎 本病可因肾虚、血瘀、脾虚、肝郁所致。其中，因脾虚生湿，湿郁化热，湿热下注而致尿频、尿急、尿分叉、尿不利，及会阴部灼热不适者，治以健脾利湿清热。班氏采用茵陈五苓散加减，处方：茵陈15g，茯苓30g，猪苓15g，泽泻10g，炒白术15g，桂枝10g。加减：会阴部灼热感明显加黄柏10g，滑石20g；乏力明显加党参30g。水煎服，日1剂，早晚分服，收到较好的临床疗效。[14]

15. 混合型颈椎病 本病多由于长期的不良生活习惯所致，颈椎活动受限及疼痛为主要临床表现。中医认为该病属"痹证"范畴，因风、寒、湿三邪相互作用，引起颈椎病相关症状。茵陈五苓散治风湿痹证，既能外散表邪，又可内利水气。张氏选用茵陈五苓散化裁治疗颈椎病，能更有效地达到化气利水、利湿通络的功效。处方：茵陈15g，桂枝6g，猪苓9g，茯苓15g，泽泻15g，白术15g，桑枝30g，钩藤20g，地龙10g，鸡血藤20g，丹参20g。[15]

16. 肝炎后高胆红素血症 肝炎患者生成的胆红素没有经过肝脏胆管进入十二指肠排出体外，而是流进血液，从而造成血清胆红素的水平异常增高，发为本病。中医认为本病主要是脾虚失运，水湿内停，郁久生热，湿热内蕴所致，治以清热解毒，健脾祛湿。梁氏应用茵陈五苓散加味治疗，药物包括茵陈30g，黄芪20g，当归、泽泻、赤芍各15g，猪苓、茯苓、白术各10g，桂枝5g。存在肝郁可加郁金15g，柴胡10g；出现大便干结可加大黄8g；出现血清胆红素大于50μmol/L，可加金钱草、鸡骨草各15g。水煎煮，每天1剂，分早晚2次服用，在治疗肝炎后高胆红素血症中有明显的效果。[16]

17. 非酒精性脂肪肝 中医理论认为本病以痰湿内停、瘀阻气滞为主要病机，多因饮食失调、肝气郁结、湿热蕴结、中毒等导致，常为痰饮、水湿、瘀血、气滞兼夹出现，治以健脾化湿、祛痰降浊、活血化瘀。刘氏对湿热瘀阻型非酒精性脂肪肝给予常规运动、饮食指导及西药降脂治疗，同时加用中药茵陈五苓散可显著改善临床症状，且对肝功能及血脂水平有益。处方：茵陈30g，茯苓30g，炒白术15g，泽泻30g，猪苓12g，肉桂5g。每日1剂，早晚2次服用，治疗8周。[17]

18. 高脂血症 中医认为高脂血症是内生毒邪的一种，高血脂乃痰浊、瘀血互结所致。治以祛湿化浊为主。马氏等采用茵陈五苓散治疗湿热蕴结型血透高脂血症患者，在规律血液透析等相关基础治疗上，口服中药清热利湿，行气化瘀。处方：茵陈15g，茯苓20g，泽泻15g，白术10g，猪苓10g，桂枝6g，丹参15g，大黄9g，黄芪15g，山茱萸15g，每次150ml。结果：茵陈五苓散与小剂量辛伐他汀合用既能有效调节血脂，又能改善维持性血液透析患者的临床症状，临床切实可行。[18]

19.抗结核药物性肝损害　结核患者在抗结核治疗中会出现低热，咳嗽，情志不振，乏力，胸胁不适，食欲下降，舌质暗，苔厚腻，脉象沉滑等症。中医辨证为湿热交错，湿重于热，治以清热利湿，保肝退黄。郭氏采用方剂茵陈五苓散加减治疗本病50例，总有效率96.7%。处方：茵陈20g，猪苓、泽泻各9g，白术、桂枝各10g，茯苓20g，每日1剂，水煎服早晚服用。随症加减：低热明显者加黄芩15g，板蓝根30g，柴胡15g；胸痛、胁痛明显者加赤芍20g，郁金15g，丹参30g；病程较长，体质困乏明显者加黄芪20g，五味子20g。[19]

20.高血压　以眩晕、头昏头痛、心悸等为主要表现的高血压，为脾虚湿盛，痰饮内阻所引起。脾胃运化失司，津液不布，气血运行不畅，水湿内停，聚湿成痰，痰浊中阻，清阳不升，浊阴不降，痰浊上扰清窍，从而发为本病。治以健脾利湿，化痰降浊。罗氏对临床中症见头昏目眩，头痛脑涨，体胖困乏无力，纳呆口干不欲饮，小便量多，舌淡体胖，苔黄白或厚腻，脉弦滑的高血压102例患者，采用健脾利湿之茵陈五苓散加减治疗，取得理想疗效。处方：茵陈10g，白术15g，茯苓15g，泽泻30g，桂枝6g，丹参20g，夏枯草10g，草决明10g，山药15g，半夏10g，甘草6g，焦山楂15g。[20]

21.慢性胆囊炎　是由急性或亚急性胆囊炎反复发作，以胁肋部疼痛为主要表现的疾病。中医认为本病主要责之于肝，可分为肝郁气滞、瘀血内停、肝阴不足以及肝胆湿热等证型。其中肝胆湿热较为多见，治以清热祛湿，疏肝利胆。患者，女，48岁，慢性胆囊炎3年，呈间断性发作。症见右胁胀痛，腹胀纳差，厌油腻，舌质红，苔薄黄腻，脉弦。腹部B超示：胆囊壁粗糙。中医辨证：湿热蕴结，肝胆失和。治以清热利湿，理气止痛。处方：茵陈、金钱草各30g，猪苓、茯苓、泽泻、郁金、鸡内金、山楂、延胡索各12g，广木香、厚朴、柴胡、川楝子各9g。服药7剂，患者症状体征消失。原方略有出入调治21剂。随访1年未复发。[21]

参考文献

[1]翟鑫，冯正权.茵陈五苓散加味治疗湿热型化疗相关性腹泻30例[J].浙江中医杂志，2017，52（12）：886.

[2]文美章，金玉婷.茵陈五苓散联合蓝光治疗新生儿黄疸41例效果观察[J].中医临床研究，2017，9（30）：55-56.

[3]刘宝恒.茵陈五苓散加味消黄汗[N].中国中医药报，2013-11-08（4）.

[4]师宝胜.茵陈五苓散治疗甲状腺功能亢进多汗症1例[J].河北中医，2005（6）：466.

［5］闫红霞.茵陈五苓散治疗眩晕21例观察［J］.河南诊断与治疗杂志，1997（1）：62-63.

［6］汤强宝.茵陈五苓散治愈高热不退［J］.四川中医，1986（10）：16.

［7］陈兵跃，陈良秀.茵陈五苓散加减治疗盗汗62例［J］.国医论坛，1989（4）：17.

［8］夏永潮.茵陈五苓散加味治疗手足心黄6例［J］.北京中医，1987（5）：33.

［9］董双龙.茵陈五苓汤加减对甲型急性黄疸型肝炎（阳黄湿重于热证）患者肝功能和炎性因子指标的影响［J］.中国中医急症，2015，24（11）：2032-2033.

［10］肖莲凤.茵陈五苓汤治疗小儿胆汁淤积综合征24例临床观察［J］.福建中医药，1993，24（5）：22-23.

［11］李东风.中西医结合治疗肝硬化腹水疗效观察［J］.实用中医药杂志，2008，24（10）：642-643.

［12］吴景波.茵陈五苓散加减治疗湿热蕴脾型酒精性肝病的效果观察［J］.临床合理用药杂志，2018，11（26）：51-52.

［13］王国栋.茵陈五苓散治疗痛风性关节炎60例［J］.中国中医药现代远程教育，2013，11（4）：94-95.

［14］班光国.茵陈五苓散加减治疗慢性前列腺炎23例［J］.山东中医杂志，2011，30（4）：237-238.

［15］何浩森，张柏新，谭俊.茵陈五苓散化裁结合穴位贴敷治疗混合型颈椎病的临床观察［J］.中国处方药，2018，16（7）：121-122.

［16］梁保坤.茵陈五苓散加味治疗肝炎后高胆红血症临床疗效观察［J］.海峡药学，2017，29（11）：171-172.

［17］刘慕.茵陈五苓散治疗非酒精性脂肪肝疗效观察［J］.现代中西医结合杂志，2016，25（6）：636-638.

［18］马鸿杰，李康康.茵陈五苓散治疗血透患者高脂血症的临床研究［J］.辽宁中医杂志，2014，41（12）：2606-2608.

［19］郭晓阳，刘晓琳，高静.茵陈五苓散加减治疗抗结核药物性肝损害50例［J］.陕西中医，2007（5）：553-554.

［20］罗万英.茵陈五苓散加减治疗高血压102例［J］.现代中医药，2002（4）：22.

［21］张双斌.茵陈五苓散临床应用举隅［J］.湖北中医学院学报，2000（2）：44.

第十二节 实脾饮

【组成】白术12g，厚朴6g，木瓜6g，木香3g，草果3g，大腹子6g，茯苓15g，干姜6g，制附子6g，炙甘草3g。

【来源】《重订严氏济生方》："阴水为病，脉来沉迟，色多青白，不烦不渴，小便涩少而清，大腑多泄，此阴水也，则宜用温暖之剂，如实脾散、复元丹是也。"

【方解】脾湿，故以大腹、茯苓利之；脾虚，故以白术、茯苓、甘草补之；脾寒，故以姜、附、草果温之；脾满，故以木香、厚朴导之。然土之不足，由于木之有余，木瓜酸温，能于土中泻木，兼能行水，与木香同为平肝之品，使木不克土而肝和，则土能制水而脾实矣。经曰"湿胜则地泥，泻水正所以实土也。"

【适应证】阴水之脾阳不足，水湿内停证。症见肢体浮肿，色悴声短，口中不渴，身重纳呆，便溏溲清，四肢不温。舌苔厚腻而润，脉象沉细者。

【方歌】　　　　实脾温阳行利水，干姜附苓术草随。

　　　　　　　　木瓜香槟朴草果，阳虚水肿腹胀祟。

【临床应用】

1.慢性腹泻　是老年人群中常见的临床疾病。因为老年人特殊的生理、病理特点，因此临床用药要求高、难度大，且疗效往往不稳定。中医认为泄泻的主要病机在于脾虚湿盛，若泄泻日久，损伤肾阳，或年老体衰，阳虚不足，必致脾失温煦，运化失常，进一步加重泄泻。刘氏采用实脾饮治疗老年人慢性腹泻77例，处方：制附子12g，干姜6g，茯苓20g，白术20g，厚朴12g，木瓜10g，木香6g，草果仁10g，大腹皮10g，炙甘草3g，每日1剂，早晚2次分服，总有效率达90%。[1]

2.顽固性泄泻　该病病机复杂。泄泻病久伤脾，脾虚运化失职，致水湿内生，湿困脾更虚，日久伤及下焦肾阳；或素体肾阳衰微，下焦无火以温运中土，致脾虚运迟；或久病致郁，肝木横乘脾土，致中州气机受困，脾失健运，不能腐熟水谷，从而腹泻缠绵不愈。归纳起来是属脾肾阳虚，气滞湿壅之证，治宜温脾暖肾，行滞化湿。何氏采用实脾饮加味治疗56例顽固性泄泻，制附片、干姜、厚朴、白术、木瓜、草果仁、大腹子各10g，白术、党参、黄芪、茯苓各15g，木香、炙甘草、生姜各6g，大枣3枚。如倦怠乏力明显加党参、黄芪各15g益气健脾；兼有水肿、尿少加泽泻、猪苓各10g利水消肿；兼有脘闷呕恶、头身困重者，易白术为苍术加半夏、藿香各10g化湿止呕；腹痛甚者加白芍、延胡索各10g疏肝止痛；泻下稀薄加扁豆、芡实、山药各20g健脾止泻；兼腰腹清冷加补骨脂、杜仲各10g温补肾阳。用法：每日1剂，水煎分2次服。总有效率96%，临床疗效显著。[2]

3.抗生素相关性腹泻　指应用抗生素过程中或之后新出现的腹泻，为较常见的药物不良反应。中医认为本病属于"泄泻"范畴，抗生素尤其是广谱抗生素多为苦寒泻火之品，易耗伤脾脏阳气，导致腹泻。腹泻责之于脾、责之于湿，其病机为脾阳亏虚，寒湿困脾，辨证属本虚标实。治疗大法当是温阳健脾，渗湿止泻。刘氏等采用实脾饮治疗抗生素相关性腹泻60例，处方：厚朴15g，白术12g，木瓜10g，木香12g，草果仁15g，大腹子15g，炮附子12g，茯苓10g，干姜10g，炙甘草6g，生姜5片，大枣1枚。加减：脾气虚者加黄芪、党参，肾阳虚者加肉豆蔻、补骨脂，寒湿困脾者加藿香、苍术等。煎服方法：上方每日1剂，每剂煎2次混合，分3次服，每次口服150ml。7天为1个疗程，1个疗程后，痊愈12例，显效35例，有效10例，无效3例，总有效率为95%。[3]

4. 习惯性便秘　患者，男，大便经常干结难解，服用多种药物无明显效果。自觉口臭、口干、不欲饮水，舌淡，苔白厚腻，脉沉弦。辨证为寒湿内蕴。为寒湿内蕴，伤及中焦阳气，影响气机运行，气不布津，水液代谢受损，肠道传导失司所致。叶氏等以实脾饮加减，燥湿攻下，行气导滞。处方：熟附片（先煎）6g，茯苓、槟榔各15g，白术、木香、草果、厚朴、干姜、苍术、石菖蒲、熟大黄、枳实、麻子仁各10g。每日1剂，水煎服。6剂药后大便稍畅，口臭减轻，继服前方6剂，大便通畅，口臭、口干明显减轻。坚持治疗1个月后病告痊愈。[4]

5. 胃溃疡　患者，女，38岁，患者1周前因饮食不慎致胃脘疼痛不适，胃镜检查示胃溃疡，服药效果不显。症见胃脘疼痛难忍，尤以进食后明显，遇冷加剧，有时胃脘胀满，大便正常，口不渴。查体：胃脘部有压痛感，舌淡，苔白，脉沉。辨证为寒湿犯胃。病机为寒湿阻滞中焦，致使中焦阳气受损，气机运行不畅。叶氏等以实脾饮加减，治以温胃散寒，除湿止痛。处方：茯苓15g，槟榔12g，熟附片（先煎）、干姜、厚朴、白术、木香、草果、木瓜、苍术各10g。每日1剂，水煎服。患者6剂后未再续诊。服完药后胃痛消失，1个月后，胃镜复查溃疡消失。[4]

6. 肝硬化腹水　患者，男，患乙肝3年，1个月来自觉纳减，腹胀。症见腹胀如鼓，脐突，腹部青筋显露，倦怠乏力，尿少便溏，四肢消瘦，面色苍黄，舌淡胖，边有齿印，苔白厚腻，脉沉细弦。查体：腹围96cm，全腹轻度压痛，无反跳痛，移动性浊音（+），肝在右肋下4cm，叩、压痛明显，双下肢轻度凹陷性水肿。西医诊断：乙肝，肝硬化（失代偿期）合并腹水。中医诊断：鼓胀，证属脾胃虚寒、气滞水停。陈氏拟实脾饮加味，治以温运脾阳，行气导水。处方：干姜、附子各6g，白术、厚朴各15g，木香、木瓜、大腹皮各10g，益母草、怀牛膝、车前子（包煎）、茯苓各30g，炙甘草3g。3剂，每天1剂，水煎服。药后尿量增加，腹胀大减。随症加减治疗，同年8月复查肝功能正常，B超未发现腹水，病情基本稳定。[5]

7. 渗出性胸膜炎　属中医"悬饮"范畴。中医学认为，悬饮之为病，不外有内外二因。外因：寒邪袭肺，饮邪流胁，悬结不散，或寒湿浸渍，由表及里，困遏脾胃，水湿停聚。内因：脾胃受损，中州失运，湿聚成饮，或脾肾阳虚，水液失于输化，停而为饮。本病总因肺、脾、肾功能失调，三焦不利，气道闭塞，津液停于胸胁所致。宗氏认为脾虚水停，气机不利，瘀血阻络为其基本病机。拟"消水实脾饮"治疗，虚实兼顾，温中健脾，行气利水，活血通络，效果良好，症状消除快，胸水消除时间短，后遗症少。处方：茯苓15g，白术10g，大腹皮15g，厚朴10g，葶苈子20g，桑白皮20g，防己15g，冬瓜皮15g，泽兰30g，桃仁10g，木香6g，桂枝5g。加减：寒热往来者，加柴胡、黄芩；胸胁痛甚者，加瓜蒌、郁金、三七；胸水多者重用葶苈子、桑白皮，用量至30g；咳嗽甚者，加杏仁、桔梗、百部；肢冷便溏者，加干姜、肉桂；阴虚明显者，加沙参、麦冬、地骨皮；气虚者，加炙黄芪、党参。[6]

8.急性羊水过多 本病多属于中医学范畴的"子气""子肿""子满"范畴。其机制责之于脾肾阳虚。妊娠后阴血聚于下，有碍肾阳蒸化，不能化气行水，且肾为胃之关，肾阳不布，则关门不利，聚水而从其类，泛溢而为肿。葛氏应用实脾饮治疗急性羊水过多18例取得较好效果。18例中最多服药22剂，最少5剂，水肿腹胀明显减轻，临床症状消失，羊水过多进展停止，可摸到胎方位，胎心音清晰，无反复。产后随访婴儿发育良好。共治愈16例，无效2例（最后施行高位破膜引产）。[7]

9.溃疡性结肠炎 本病属中医"泄泻""下痢"范畴。病变主要发生于脾胃与大小肠，脾虚湿滞是发病的主要原因。病势日久，迁延难愈，湿多从寒化，故用实脾饮以健脾益气，温化运湿为法。患者，男，大便溏泻8月余，曾做结肠镜检查提示为溃疡性结肠炎。症见大便每日3~5次不等，不成形，多为稀水样，便时腹痛，大便时见白色黏冻样物，时伴有恶心、纳呆，腹部冷感明显，舌淡，苔白腻，脉沉细。中医诊断为泄泻（寒湿中阻），治以温阳健脾，燥湿止泻。方用实脾饮加减。每日1剂，水煎服。15剂后随访病告愈，未再复发。[8]

9.慢性肾小球肾炎 患者，女，47岁，因劳累复发慢性肾小球肾炎。症见全身浮肿，晨起颜面肿甚，下午下肢肿势加重，纳差，腹胀，伴乏力、头晕、畏寒肢冷、小便短少、大便溏，舌淡，苔白腻，脉沉弦。血压正常，尿蛋白（+++），颗粒管型1~2个，血清白蛋白21g/L，球蛋白27g/L，血胆固醇8.1mmol/L。中医诊断为水肿（脾虚湿盛型）。此例脾阳虚衰，温煦运化无力，水湿内停。治以温阳健脾，化湿利尿。方以实脾饮加减：党参、炒白术、茯苓各15g，黄芪、山药、益母草各30g，制附子（先煎）、干姜、草果仁各10g，厚朴、木香、木瓜、大腹皮、冬瓜皮、猪苓、车前子（包煎）各15g，泽泻、桂枝各10g。水煎服，每日1剂。上方服药15剂后，精神好转，尿量增多，水肿消退，纳食增加。后随症加减，调治3月余，诸症消失，随访2年未见复发。[8]

10.尿毒症 患者，14岁，学生。患者面浮身肿，尿不利已2年，加重2个月。

2年前因受寒感冒后开始面浮身肿，未系统治疗，后被诊断为慢性肾炎、肾功不全、尿毒症期。现症见患者精神萎靡不振，面色无华，口唇、眼睑结膜、指甲均苍白无血色，全身水肿，便溏，舌质淡胖，边齿痕，苔白而腻，脉弱。24小时尿量为600ml，便稀而次数多。方氏等认为该患者是素体脾胃虚寒，寒湿之邪乘脾虚而入，直接伤及肾；肾的水液代谢受阻碍，故水潴留于肌肤形成水肿；病日久湿浊血瘀交阻，成为湿毒。以实脾饮加味，温脾暖肾，祛湿化浊，活血化瘀。处方：黄芪、白术、草果、木香、当归、丹参、桂枝、枳壳、大腹皮、沉香、半枝莲、白茅根。1年后随访病未复发。[9]

11. 慢性心力衰竭 本病是临床常见的心血管综合征，属中医学"心悸""胸痹""喘证""水肿"范畴。刘氏采用实脾饮加减治疗慢性心力衰竭之心肾阳虚证37例，治以温阳通脉，行气利水。处方：炒白术15g，厚朴10g，白茯苓20g，干姜8g，附子6g，桂枝8g，红参10g，麦冬20g，五味子10g，木香8g，枳壳10g，白芍20g，猪苓15g，苏子8g，玉竹6g，甘草6g。加减：阳虚甚者加入鹿角霜15g，淫羊藿8g；水肿甚者加入车前子15g，大腹皮10g，桑白皮8g；脘腹胀闷者加入白扁豆15g，薏苡仁20g，炒谷芽15g。每日取上方1剂，加入生姜3片，大枣5个，浸泡后水煎，去渣取汁约300ml，分早晚2次服用，连续治疗4周。总有效率91.90%。[10]

12. 维生素B₁缺乏症 中医认为本病属"水肿"范畴。乳母营养缺乏，婴幼儿先天禀赋不足，致脾肾气虚。脾胃阳虚气弱，精微不运，出现下肢水肿，甚至心悸、气促。治宜温运脾阳，行气利水。陈氏应用实脾饮加减治疗维生素B_1缺乏症48例，处方：干姜2片，附子5g，草果仁5g，白术10g，茯苓10g，炙甘草5g，大腹皮10g，木瓜10g，木香5g，厚朴（后下）5g，党参10g，桂枝3g，生姜2片，大枣4枚。水煎服日1剂。加减：气短、体弱加黄芪10g，小便短少浮肿明显加泽泻10g。结果：显效38例，有效8例，无效2例，2例无效者后加用2周治疗而愈。[11]

参考文献

[1] 刘保国，孟凡青.实脾饮治疗老年人慢性腹泻临床观察 [J].邯郸医专学报，1997（2），171-172.

[2] 何冬梅.实脾饮加味治疗顽固性泄泻56例 [J].陕西中医，2009，30（10）：1333-1334.

[3] 刘明兰.实脾饮治疗抗生素相关性腹泻60例临床观察 [J].中国药学报，2009，37（5）：98-99.

[4] 叶峥嵘, 杨毅, 刘国强.运用实脾饮经验举隅 [J].山西中医, 2005, 21（1）: 11-12.

[5] 陈永祥.实脾饮新用 [J].新中医, 1999, 31（9）: 51.

[6] 宗武三.消水实脾饮治疗渗出性胸膜炎 [J].中医药研究, 1997（6）: 42-43.

[7] 葛玉莲, 黄鹏云.实脾饮治疗急性羊水过多18例 [J].四川中医, 1995（7）: 36.

[8] 王玉英.实脾饮临床运用体会 [J].中国中医药信息杂志, 2011, 18（6）: 83-84.

[9] 方香顺, 陈雪花等.实脾饮治愈"少阴人尿毒症"1例 [J].光明中医, 2010, 25（12）: 2335-2336.

[10] 刘立壮.实脾饮加减治疗慢性心力衰竭心肾阳虚证临床研究 [J].河南中医, 2015, 35（11）: 2624-2625.

[11] 陈令江, 吴学芳.实脾饮加减治疗维生素B1缺乏症48例 [J].吉林中医药, 2001（2）: 32.

第十三节　八正散

【组成及用法】车前子、瞿麦、萹蓄、滑石、栀子仁、炙甘草、木通、大黄各500g, 上为散, 每服6~10g, 以灯心草煎水送服。

【来源】《太平惠民和剂局方》: "八正散, 治大人、小儿心经邪热, 一切蕴毒, 咽干口燥, 大渴引饮, 心忡面热, 烦躁不宁, 目赤睛疼, 唇焦鼻衄, 口舌生疮, 咽喉肿痛。又治小便赤涩, 或癃闭不通, 及热淋、血淋, 并宜服之。"

【方解】本方为治疗热淋的常用方, 多治疗因湿热下注膀胱所致之病证。湿热下注蕴于膀胱, 水道不利, 故尿频尿急, 溺时涩痛, 淋沥不畅, 甚则癃闭不通; 湿热蕴蒸, 故尿色浑赤; 湿热郁遏, 气机不畅, 则少腹急满; 津液不布, 则口燥咽干。治宜清热利水通淋。方中以滑石、木通为君药, 滑石善能滑利窍道, 清热渗湿, 利水通淋,《药品化义》谓之"体滑主利窍, 味淡主渗热"; 木通上清心火, 下利湿热, 使湿热之邪从小便而去。萹蓄、瞿麦、车前子为臣, 三者均为清热利水通淋之常用品。佐以栀子仁清泻三焦, 通利水道, 以增强君、臣药清热利水通淋之功; 大黄荡涤邪热, 并能使湿热从大便而去。甘草调和诸药, 兼能清热、缓急止痛, 是为佐使之用。煎加灯心草以增利水通淋之力。

【适应证】湿热淋证。症见尿频尿急, 溺时涩痛, 淋沥不畅, 尿色浑赤, 甚则癃闭不通, 小腹急满, 口燥咽干, 舌苔黄腻, 脉滑数。

【方歌】　　　　八正木通与车前, 萹蓄大黄栀滑研。

　　　　　　　草梢瞿麦灯心草, 湿热诸淋宜服煎。

【临床应用】

1.淋证　急性膀胱炎在中医学中属"淋证"范畴。主要表现为小便短数, 滴沥刺痛，欲出未尽，小腹拘急，苔黄脉数等。病机为湿热蕴结下焦，膀胱气化失司。治以清热泻火，利水通淋，方用八正散。李氏用克拉霉素合八正散加减治疗急性膀胱炎，总有效率100%。处方：萹蓄10g，瞿麦10g，通草6g，车前子15g，大黄6g，栀子仁10g，滑石10g，灯心草10g，甘草梢10g。小腹坠胀明显者加芍药、乌药；肉眼可见血尿者加小蓟、白茅根；腹胀便秘者加枳实，重用大黄；小便混浊者加萆薢、石菖蒲，湿热伤阴者去大黄，加生地、知母。[1]

2.小儿尿频 主要有尿系感染和神经性尿频两种，以小便频急而数为特征。中医认为本病的发生与膀胱湿热关系密切，因小儿乳食不知自节，或喂养不当，过食肥甘生冷，乳食内积，积热蕴滞，湿热内生，下注膀胱，膀胱气化不利所致。治以清热消积，利湿通淋。郭氏用加减八正散治疗小儿尿频30例，总有效率93%。处方：白茅根、莪术、通草、萹蓄、瞿麦、滑石、车前子、栀子仁、黄柏、连翘、白花蛇舌草、甘草。若伴发热者加柴胡、石膏；伴恶心呕吐者加半夏、竹茹；伴咽喉肿痛者加蒲公英、板蓝根；伴腹痛者加延胡索、白芍。[2]

3.排卵期出血 姚氏用八正散加减治疗排卵期子宫出血32例，总有效率93%。处方：瞿麦、萹蓄各12g，车前子（包煎），栀子仁，木通，柴胡，当归，川牛膝各10g，女贞子12g，旱莲草15g，制大黄1.5g，炒荆芥穗6g，甘草3g。腹痛重加延胡索、川楝子各15g；腰痛加川断12g，杜仲15g；食少加陈皮12g，砂仁6g。水煎服，每日1剂，7天为一疗程。[3]

4.急性下尿路感染 尿路感染是最常见的泌尿系统疾病，属于中医学的"淋证"范畴，病机总属湿热内蕴，下注膀胱，治以利水通淋，清利湿热。张氏用八正散减木通，加通草、金银花、鱼腥草、丹参治疗湿热下注型急性下尿路感染30例。若患者合并尿路结石，加用金钱草、海金沙、鸡内金、琥珀粉、郁金；若大便秘结、腹胀者，可重用生大黄，并加用枳实、厚朴；若湿热伤阴者去大黄，加生地、知母；尿血者选加大蓟、小蓟、白茅根、旱莲草、琥珀粉、茜草根。温服，每日1剂。总有效率96%。[4]

5.输尿管结石 临床以腰腹部绞痛，尿中带血或尿中夹砂石，小便艰涩或尿流突然中断，少腹拘急等为特征，属于中医学的"石淋""血淋""腰痛"等范畴，病因病机主要为下焦湿热蕴结，治以清热利湿，通淋排石，软坚散结。沈氏等用八正散减栀子仁、甘草、大黄，加金钱草、鸡内金、怀牛膝、黄柏、白茅根、龙骨、牡蛎、石韦、续断治疗输尿管结石30例。血尿甚者加小蓟；气滞者加香附；大便秘者加大黄。每日1剂，分早中晚3次温服。结果30例全部治愈。[5]

6.慢性前列腺炎 以发病缓慢，反复发作，症状多样，缠绵难愈为特点。根据不同的临床表现，属中医学"淋浊""劳淋""白浊"等范畴。多为饮酒过度或喜食辛辣、手淫过频、房劳不节或性生活紊乱，致湿热下注，蕴结下焦而成。陈氏以八正散加蒲公英、败酱草治疗前列腺炎68例，腰酸乏力加续断、桑寄生、山药，血精、尿血加白茅根、琥珀、大小蓟，阳痿、早泄加肉桂、女贞子、旱莲草，尿后余沥或滴白、小便无力加桂枝，胃脘闷痛加海螵蛸。每日1剂，水煎分3次空腹服。疗效甚好。[6]

7.盆腔炎 是以女性下腹部坠胀、疼痛及腰骶部酸痛，并常在劳累、性交后及月经前后加剧为主要表现的疾病。属中医"带下病""癥瘕"等范畴，主要为情志内伤，肝脾疏泄失常，或外感热毒湿邪蕴结下焦，湿阻气机所致。治以清热解毒，除湿祛瘀。吴氏用八正散加味治疗盆腔炎45例，湿热蕴结型加蒲公英、黄柏，血瘀型加当归、香附、桃仁、红花，包块明显加橘核、三棱、莪术，寒凝型加桂枝。每日1剂，水煎，分3次温服，10天为1个疗程，治疗1~3个疗程。3个月后随访无复发。[7]

8.急性痛风性关节炎 发作期以局部关节红、肿、热、痛主，伴有口苦、小便黄、大便结或不爽，舌红，苔黄腻，脉弦数或滑数等临床表现。属中医"痹证"范畴。病因病机在于素体湿热偏盛，饮食不节，以致湿热内生。治以清热化湿，祛瘀通络止痛为主。黄氏用八正散减瞿麦、甘草，加金钱草、虎杖、白花蛇舌草、忍冬藤、土茯苓、蒲公英、山慈菇治疗急性痛风性关节炎30例，每日1剂，水煎，分2次服。疗程为10天。治疗期间均禁食动物内脏、海鲜等食物，禁烟、酒等刺激之物。总有效率90%。[8]

9.术后尿道激惹症 尿道激惹症是下肢骨科手术后常见并发症，主要表现为尿道疼痛不适，小便不畅，尿急等症状。属中医"淋病"范畴，病因病机为湿热蕴结下焦，膀胱气化不利。治以清热利湿，利尿通淋。关氏用八正散加灯心草治疗术后尿道激惹症53例，小便带血者，加小蓟、旱莲草、白茅根，小便无力者加黄芪、白术，情绪急躁易怒、夜寝欠佳者加柴胡、赤芍、郁金。每日1剂，水煎取汁，早晚分2次于饭后半小时温服。疗效显著。[9]

10.产后神经性尿潴留 多见于初产妇及滞产患者，尤其是阴道手术助产者。属中医"产后小便不通""产后癃闭"范畴。产后体质多虚、多瘀，而滞产者其局部表现多为实证、急证，以膀胱、尿道湿热为主要表现，故治宜清热利湿为主，辅以补虚扶正。侯氏用八正散治疗产后神经性尿潴留137例，湿热盛者加龙葵、藿香，肺热壅盛者加桑白皮、柴胡、黄芩、薄荷，气血不足者加黄芪、太子参、黄精，肾阳虚者加熟地黄、山茱萸、桂枝，阴虚者加生地黄、女贞子、旱莲草，会阴侧切、伤口疼痛者加金银花、蒲公英、红藤、败酱草，血瘀者加当归、赤芍、益母草。以上方药，水煎，每日1剂，分2次服用。总有效率98.5%。[10]

11. 原发性痛风性肾病 又称慢性尿酸性肾病，是由于体内嘌呤代谢紊乱、血尿酸升高、尿酸盐沉积于肾脏所引起的肾损害性疾病。中医学认为本病因食辛热肥甘之品或嗜酒太过，碍胃滞脾，使脾失健运，运化失司，聚湿生痰，蕴久化热，湿热下注，尿液受其煎熬，结为砂石所致。治以清利湿热，化湿祛瘀。李氏用八正散减木通，加石韦、金钱草、海金沙、鸡内金、薏苡仁、玉米须治疗原发性痛风性肾病30例，经水煎浓缩后真空包装，每袋200ml，每日2次，每次1袋口服，治疗12周。总有效率为83.33%。[11]

12. 淋病后遗症 中医认为，本病多因贪恋色情，相火妄动，复又饮酒，嗜食肥甘所致。湿热下注，熏蒸口窍，气血郁滞，精败肉腐，故生泌尿系、生殖系症状。湿热余毒滞留日久，损耗津液，肾气亏虚，出现后遗症。治以清热利湿，通利三焦。王氏用八正散加灯心草治疗淋病后遗症62例，舌红少苔者加知母、生地；窍内发痒或有蚁行感者加土茯苓、白花蛇舌草、白鲜皮；小便不畅者加重楼、王不留行；晨起尿道口有稀薄黏物者去大黄、栀子仁、滑石，加石菖蒲、茯苓、草薢；腰酸乏力、尿频者去大黄、栀子仁、滑石，加茯苓、益智仁、石菖蒲。总有效率93.55%。[12]

13. 尿道综合征 本病临床表现及体征因人而异，其主要有尿急、尿频、排尿困难等症状，但膀胱和尿道检查无明显器质性病变。本病相当于中医"劳淋""气淋"。多因肝郁气结或夹湿热，使气机阻滞，三焦气化不畅，水道通调受阻，湿热内蕴，下注膀胱，排泄失常所致。治以清热利湿，通利三焦。韩氏用八正散加黄芪治疗绝经后尿道综合征87例。八正散组方：车前子20g，瞿麦20g，萹蓄20g，滑石20g，栀子仁15g，甘草（炙）10g，木通5g，大黄5g。每日2剂，水煎服，每次150ml，日2次服用。15天为1个疗程。倦怠乏力，肾气不足者加黄芪50g。服药2~3个疗程后，小便频数、淋沥刺痒、小腹胀痛等症状明显改善。[13]

14. 月经不调 包括月经先期、月经后期、经期延长、月经过多、月经量少等。一般认为月经不调多因肝脾肾三脏和气血冲任功能失调所致，所以，治疗多从疏肝、健脾、补肾、调理气血冲任论治。李氏在临床诊治中，发现湿热内蕴胞宫、冲任二脉失调之月经不调亦很常见。湿热蕴结胞宫，胞脉阻滞，冲任不畅，则见月经后期、月经量少；湿热伤血动络，妄行经外，则见月经先期、经期延长、月经过多。李氏用具有清热除湿的八正散为基本方加减治疗，取得了较好的疗效。李氏指出，湿热内蕴胞宫之"月经不调"与"热淋"病名各异，但病机相同，体现了中医异病同治的思想。[14]

参考文献

［1］李伟，任可.中西医结合治疗急性膀胱炎33例［J］.现代中西医结合杂志，2006，15（21）：2928-2933.

［2］郭亦男，李源，张国峰，等.加减八正散治疗小儿尿频30例疗效观察［J］.长春中医药大学学报，2008，24（2）：218.

［3］姚玉荣，单珂.加味八正散治疗排卵期子宫出血32例［J］.上海中医药杂志，2002，47（4）：1718.

［4］张文青，左琪.加味八正散治疗湿热下注型急性下尿路感染的临床观察［J］.中国医药导报，2006，3（23）：142-143.

［5］沈星.八正散加味治疗输尿管结石30例［J］.云南中医中药杂志，2009，30（8）：30.

［6］陈玉聪，李云峰.八正散加减治疗前列腺炎68例［J］.福建中医药，2002，33（6）：9.

［7］吴修蓉.八正散加味治疗盆腔炎45例［J］.实用中医药杂志，2005，21（10）：604.

［8］黄建乐.八正散加减治疗急性痛风性关节炎30例［J］.湖南中医杂志，2005，21（2）：65-66.

［9］关文贤，刘红娟，邢林波.八正散治疗术后尿道激惹症53例报告［J］.中医正骨，1999，11（11）：43-44.

［10］侯进华.中医药治疗产后神经性尿潴留137例分析［J］.实用神经疾病杂志，2005，8（6）：84.

［11］李华伟，李巨其.八正散加减治疗原发性痛风性肾病30例临床观察［J］.国医论坛，2006，21（4）：31-32.

［12］王芳.八正散加减治疗淋病后遗症62例［J］.湖北中医杂志，1999，21（10）：472.

［13］韩鹏.八正散治疗绝经后尿道综合征87例［J］.中国中医药现代远程教育，2017，13（17）：65-66.

［14］李萍，张嘉丽，闵泽春.八正散在治疗月经不调中的运用［J］.中国中医药信息杂志，2008（S1）：66.

第十四节　菖蒲郁金汤

【组成】石菖蒲9g，炒栀子9g，鲜竹叶9g，丹皮9g，郁金6g，连翘6g，灯心草6g，木通4.5g，淡竹沥（冲）15g，玉枢丹（冲）1.5g。

【来源】《温病全书》："伏邪风温，辛凉发汗后，表邪虽解，暂时热退身凉，而胸腹之热不除，继则灼热自汗，烦躁不寐，神识时昏时清，夜多谵语，脉数舌绛，四肢厥而脉陷，症情较轻者。"

【方解】本方以石菖蒲、郁金、玉枢丹开窍辟秽；丹皮清血分之热，连翘、栀子、灯心草、竹叶清气分之热，同用有透营转气之功；木通泻火行水；竹沥清热化痰，以助石菖蒲郁金化痰开窍之力。

【适应证】热入气营证。症见发汗之后，胸腹之热不除，身体灼热汗出，烦躁不安，夜寐不宁，神志昏蒙，错语，四肢厥逆，舌红绛，脉细数。临床主要用于治疗急性一氧化碳中毒迟发脑病、失眠症、脑卒中后抑郁症等病。

【方歌】　　　　菖蒲郁金栀牡丹，竹沥木通玉枢丹。

　　　　　　　　竹叶连灯巧组合，清营开窍此方参。

【临床应用】

1.**嗜睡症**　患者，男，因间隔一旬，嗜睡一旬，不分昼夜反复发作5个月就诊。脑电图、脑血流图、脑CT检查均正常。其弟代述：患者入睡前感觉全身乏力，精神极度困倦，哈欠不已，继之进入睡眠阶段，其间不吃不喝，鼻有鼾声，心跳减慢，每分钟48次，大小便失禁，四肢厥冷，苏醒后感头昏重，反应迟钝，神疲，胸脘痞闷，纳差，大便正常，小便略黄，舌质红，苔黄厚而腻，脉濡数。脉症合参，辨为湿热酿痰，蒙蔽心包。病因病机分析：湿性黏滞，易阻气机，故患者睡前感乏力、胸脘痞闷；湿聚为痰，痰蒙清窍，则出现精神困倦、头昏重、反应迟钝；舌质红，苔黄厚而腻，脉濡数为湿热之脉象；心主神志，湿热酿痰，蒙蔽心包则出现心跳减慢、反应迟钝、神疲。治宜清热化湿，豁痰开窍。方用菖蒲郁金汤加减。5剂后，自述头不昏重，食欲好转，精神亦佳，10日已至，未有倦意，且如常人作息，苔薄腻微黄，脉濡数后以健脾化痰巩固疗效，随访1年未发。[1]

2.**黄疸**　患者，男性。症见乏力，恶心欲呕，纳谷不香，腹胀，右上腹痛，小便黄少，大便不畅，皮肤瘙痒，精神萎靡，巩膜、皮肤黄染明显加深，舌质紫暗，苔黄腻，脉弦滑。既往有病毒性肝炎。病因病机分析：患者有既往病毒性肝炎病史，肝克脾，则纳谷不香，乏力，恶心欲呕；脾胃为气血生化之源，肝脾胃虚弱则气血运行不畅，日久生湿，湿性阻滞气机，见腹胀，右上腹痛，大便不畅；久病入络，久病致瘀，痰瘀互结于皮肤则出现皮肤瘙痒。舌苔脉象亦为湿热毒盛，痰瘀阻络之象。治以清热解毒，利湿化痰，凉血止血。10剂后消化道症状大有改善，黄疸明显减退。又据患者病情调整方药，继服50剂后临床治愈，追访8个月未复发。[2]

3.**抑郁症**　患者，女，平时性格开朗，因夫妻感情不和，致使夜间不寐，随后心情时而烦躁不安，时而默默不语，曾有自杀倾向。曾去医院心理门诊治疗，未见明显好转。服多种西药镇静剂（药名、药量均不详）有一定疗效，但出现了剧烈的胃痛，饮食日见减少，身体逐渐消瘦，故求中医诊治。症见患者精神抑郁，表情苦闷，语无伦次，时而自语不休，口出大话，脉滑数，舌质红，苔黄腻。证属痰火扰心，神明不清。病因病机分析：因夫妻感情不和，导致情志不遂，时而烦躁，时而不语；气郁化火，炼液成痰，痰浊日久，化热化火，导致痰火上扰心神，则出现夜间不能寐，精神抑郁，语无伦次或自语不休。治以清热化痰，开窍宁神，调和肝胃。药用菖蒲郁金汤加减。水煎服。5剂后精神症状好转。30剂后全部精神症状消失，精神稳定，体重增加4kg，睡眠、饮食均正常，能胜任正常工作，随访半年未见复发。[3]

4.肺性脑病 患者，女，30年前因受寒致咳嗽，吐痰，气喘，迁延失治。尔后每至秋冬季节因受寒反复发作，10年来又出现胸闷，气短，甚则心悸，时有浮肿，病情进行性加重。3天前又因受寒感冒出现咳吐白黏痰，继之吐黄痰，胸闷，气喘，心悸，稍活动更甚。某医院给予对症治疗效果不明显。于次日凌晨7时许出现神识昏迷及上述症状加重，立即来院诊治。急诊按老慢支、肺气肿、肺心病伴心衰、肺性脑病，给予吸氧、雾化、抗感染消炎、强心苷、利尿、平喘、纠正电解质紊乱等处理后症状缓解，但仍神识不清，烦躁不安，谵语，答非所问，循衣摸床，咳喘，喉中痰鸣，呼吸困难，口唇发绀，双下肢浮肿，小便可，大便6日未行，舌质紫暗，苔黄厚腻上附黏痰，脉滑细数。西医根据病情变化酌情处理，中医辨证为喘逆，痰蒙清窍之神昏。病因病机分析：患者既往因受寒未及时治疗，导致疾病迁延难愈，每于秋冬季受寒诱发；寒邪直中伤脾，脾无力运行津液，导致脾生湿，聚湿成痰，痰蒙清窍，则出现神识不清，谵语，答非所问，喉中痰鸣等症；湿性趋下则双下肢浮肿。给予豁痰开窍醒神之剂，方用菖蒲郁金汤加味，水煎鼻饲导入。于次日凌晨解黏液稀垢便3次，神识转清，已不烦躁，能应答，咳嗽、吐痰、呼吸困难、口唇发绀亦好转，原方续服3剂，又数次稀便。神清语利，能自述病痛，能处理人际关系，原方去大黄续服5剂，神识不清症状基本消失，呼吸道症状明显缓解，2周后好转出院，随访半年无异常。[4]

5.脑血管性痴呆 患者，男，50岁，高血压7年，突发迷惑，右侧口舌歪斜，肢体瘫痪谵语，言语不利，急来院诊治，急诊以脑血栓对症治疗月余，颜面、肢体瘫痪有所恢复。唯高智能恢复较差。症见表情淡漠，呆傻愚笨，反应迟钝，寡言少语，语无伦次，重复，理解力、判断力、定向力（人物、时间、地点）、记忆力、计算力均差，口角流涎，右侧面舌瘫，右侧肢体瘫痪，上肢肌力0级，下肢0级，舌质暗有瘀斑，苔白稍厚腻，有口臭，脉象弦滑。此为一派痰湿痹阻，痰浊蒙蔽清窍之象。脾主肌肉四肢，通过脾气的升清和散精，将其运化的水谷精微输送至人体四肢以维持四肢的活动能力。痰湿痹阻面部则出现口角流涎、面舌瘫，痹阻肢体则肢体瘫痪。投以豁痰化浊，开窍醒脑之法，方用菖蒲郁金汤加减，日1

剂，水煎2次分服，1周后神识渐清，精神亦好转，高智能功能逐渐恢复，原方加减用药月余，能应答，有条理回答问题，理解力、判断力、记忆力、定向力及计算力均有明显好转，肢体功能亦好转，嘱加强智能、言语、肢体功能锻炼，好转出院。[4]

6.散发性脑炎　患者，男，48岁，10天前因深夜小便，不慎跌倒，出现神志恍惚，语言謇涩。西医诊断为散发性脑炎。予西药治疗7天仍无好转，故改用中药治疗。患者表情淡漠，反应迟钝，静而少言，答非所问，失眠多梦，随意大小便，左半身汗出，舌质红，苔黄垢而腻，脉濡数。辨证系痰热上蒙，清窍失灵。治宜清热涤痰，开窍醒神。处方用菖蒲郁金汤加减。药进3剂，患者舌体灵活，语言流畅，记忆恢复，左半身汗止，饮食略增，睡眠亦佳，二便自理，大便溏，舌质淡，苔薄微腻，脉弦缓。此患者系因脾虚失运，水谷精微未能散至全身，运行津液功能失调，导致水分积聚，聚湿成痰，上蒙清窍。上方加减后又进2剂，诸症获愈。随访至今，安然无恙。[1]

7.小儿多发性抽动症　又称抽动-秽语综合征，是以缓慢性、波动性、多发性运动肌的快速抽搐，且伴有语言障碍以及不自主发声为主要特征的精神行为性疾病。中医古代文献中虽无本病的明确记载，但其临床症状在一些文献中有相似描述，故临床上多把本病归属于中医学"肝风证""慢惊""瘛疭"等范畴，历代医家多从"诸风掉眩，皆属于肝"及"怪病皆因痰作祟"方面进行论治，取得了一定疗效。史正刚教授认为本病初期以实证为多见，病位多在心、肝，痰、火、风为主要的病理因素，基本病机为痰火引动肝风，上扰心神。因此，基本治则为清热化痰，平肝息风，止痉安神。史正刚教授等人应用菖蒲郁金汤加减治疗小儿多发性抽动症60例，效果满意。[5]

8.急性脑炎　患者，男，11岁，12天前腹部出现红色皮疹、水疱，继而全身出疹，无发热恶寒、头痛呕吐等，服感冒清等药后症状好转，皮疹逐渐消退结痂。几天后，午睡后出现发热、头痛、呕吐，体温38~39℃，下午8时突然神志不清，牙关紧闭，双目凝视，四肢抽搐，急送当地医院住院治疗，诊断为病毒性脑炎，对症治疗无好转而寻求中医治疗。症见患儿昏睡，烦躁不安，双眼向右侧凝视，不能言语，低热，发作性抽搐，纳眠差，二便调，舌红，吐弄舌，苔黄腻，脉濡数。西医诊断：水痘；带状疱疹病毒性脑炎；继发性癫痫。中医诊断：暑湿，辨证为湿热酿痰，蒙蔽心包。病因病机分析：患儿脏腑娇嫩，脾胃等功能尚未发育完全，加之感染病邪，疾病迅速传变，蒙蔽心包，出现昏睡，烦躁不安；脾主肌肉四肢，脾胃受邪则肢体出现抽搐。治以清热化湿，豁痰辟秽，开窍醒神。方用菖蒲郁金汤加减。3剂，每天1剂，水煎服。药后患儿好转，数剂后患者病愈出院。[6]

9.额颞叶痴呆 本病是以中老年人缓慢出现人格改变、言语障碍以及行为异常为主的一组痴呆综合征，神经影像学显示为额颞叶萎缩。目前发病机制不甚明确，治疗上存在一定的误区，西药的治疗效果不佳。患者，老年女性，言语表达功能和肢体僵硬程度随时间愈发严重，二便失禁，舌质淡白，舌体较为肥大，苔白腻，脉沉细。既往有肺炎病史。头颅核磁共振检查大脑皮质普遍萎缩，以双侧额叶及颞叶萎缩明显。患者为老年女性，其脏腑功能衰退，脾胃吸收及运化功能下降，水谷精微不能顺利运行至周身，津液不能正常代谢，日久生痰，蒙蔽心神则出现言语表达能力下降；脾主肌肉四肢，脾胃功能下降则肌肉、肢体等活动能力降低；病久及肾，则出现二便失禁。辨证为脾虚湿盛。吴氏等采用菖蒲郁金汤加减，治以健脾利湿，益气生精，1年后家属反映患者能和家属较为清楚地表达自己的意思，生活质量有明显提高。[7]

参考文献

[1] 龙亚林.菖蒲郁金汤加减治愈疑难病2则 [J].实用中医内科杂志，1991，5（4）：12.

[2] 赵育才.菖蒲郁金汤治疗高黄疸证 [J].四川中医，1987（9）：30-31.

[3] 王淑萍.陈福忠菖蒲郁金汤治疗抑郁症 [J].方药应用中国民间疗法，2012，20（10）：45.

[4] 傅林安，傅涛，魏海婷.菖蒲郁金汤新用 [J].中医药学刊，2006，24（1）：164.

[5] 李玉霞，史正刚，赵彬元.菖蒲郁金汤加减治疗小儿多发性抽动症60例临床观察 [J].中医儿科杂志，2015，11（3）：27-30.

[6] 张敏，吴宣富，张现伟.菖蒲郁金汤加减治疗急性期病毒性脑炎验案2则 [J].新中医，2008，40（10）：113-114.

[7] 吴天晨，梁艳.菖蒲郁金汤治疗额颞叶痴呆3例 [J].中医药导报，2015，21（3）：99-100.

第十五节　平胃散

【组成及用法】 苍术（去黑皮，捣为粗末，炒黄色）120g，厚朴（去粗皮，涂生姜汁，炙令香熟）90g，陈皮（洗令净，焙干）60g，炙甘草30g，上为细末，每服4~6g，加生姜2片，大枣2枚，煎水同服。

【来源】 《简要济众方》

【方解】 本方为治疗湿滞脾胃的基础方。方中以苍术为君药，辛温燥湿，入中焦可健运脾气，使湿去、脾健、邪化。厚朴苦温，除湿而散满为臣药，且长于行气化湿。与苍术相伍，行气以除湿，燥湿以运脾，使滞气得行，湿浊得去。陈皮为佐，理气和胃，燥湿醒脾，以助苍术、厚朴之力。使以甘草，调和诸药，且能益气健脾和中。煎加姜、枣，以生姜温散水湿且能和胃降逆，大枣补脾益气为用，姜、枣相合能调和脾胃。

【适应证】湿滞脾胃证。症见脘腹胀满，不思饮食，口淡无味，恶心呕吐，嗳气吞酸，肢体沉重，怠惰嗜卧，常多自利，舌苔白腻而厚，脉缓。

【方歌】
　　　　平胃散内君苍术，厚朴陈草姜枣煮。

　　　　燥湿运脾又和胃，湿滞脾胃胀满除。

【临床应用】

1.**眩晕** 眩为视物色黑，眼目昏花，晕为头旋，视物旋转，因临床上头晕眼花同时出现，故合称为眩晕。眩晕发作时常伴有耳鸣，恶心呕吐，冷汗，舌质淡，苔白腻，脉细弦滑。证系脾失健运，痰湿中阻。清阳不升，则头窍失养，出现头重如蒙、耳鸣；浊阴不降则水谷精微不能被正常吸收和排泄，出现倦怠嗜卧、纳呆、恶心呕吐等，发为眩晕。治宜燥湿祛痰，健脾和胃，陈洪绪老中医运用平胃散加减治疗眩晕疗效确切。[1]

2.**便秘** 本病多由饮食失节，如好饮酒浆或过食生冷所致。脾胃两伤，湿从内生，困遏气机，清阳不升，浊阴不降，从而大肠传导变化功能失司。常伴有头昏头痛，脘腹胀闷不适，嗳气，食欲不振，睡眠不安，舌苔厚腻，脉沉细等症状，并因大便干燥，排便时努挣太甚导致肛门裂伤。陈绪洪老中医采用平胃散加槟榔、枳壳、桔梗、杏仁、杭芍药、炒鸡内金以燥湿健脾，理气和胃，疗效显著。[1]

3.**带下** 妇女常见病证。多由脾虚失运，水反为湿，湿浊流注下焦，带脉失约而成。症见带下色淡白，量多而清稀，淋漓不断伴小腹坠胀，腰酸，肢重，乏力，舌质淡，苔白腻，脉细弱。陈绪洪老中医采用平胃散加乌贼骨、荆芥穗、白芷、焦白术、半夏、猪苓、防风，以健脾燥湿，治疗本病疗效显著。[1]

4.**黄疸** 主要是因湿邪为患所致。湿为阴邪，困于脾则水湿不运，阻于胃则通降失常。中焦为升降之枢纽，气机失常则升降阻滞，气化不利，湿邪不得发泄，郁而生热，脾胃湿热，又熏蒸肝胆，肝失疏泄，胆失通利，则胆液外溢发为黄疸。陈洪绪老中医采用平胃散加麻黄、杏仁、茵陈、栀子、连翘、蒲公英，以燥湿运脾，清热利湿，治疗黄疸疗效显著。[1]

5.**胃脘痛** 白氏应用平胃散治疗胃脘痛。患者，女，主诉反复胃脘隐痛不适，胀满半年。现病史：患者近半年来因生气后出现胃脘隐痛不适，胀满嗳气，进食后加重，伴恶心、纳差、神疲乏力，嗜睡，右胁肋处隐隐作痛，口苦，大便时结时溏。舌淡红，苔白腻而厚，脉缓。胃镜显示为慢性浅表性胃炎。彩超及实验室检查均正常。证属肝郁气滞，湿滞脾胃。病因病机分析：患者既往情志不畅，肝气郁滞，肝失疏泄，横逆犯脾，脾失健运，气血津液运行失常，壅滞不通，故而出现胃脘隐痛，胁肋处隐痛，口苦，胀满嗳气；湿滞脾胃则出现恶心，纳差，神疲乏力；上扰清窍则出现嗜睡；浊阴不降则出现大便时结时溏。方以加味平胃散治疗，取得满意效果。[2]

6. 心因性阳痿 李氏用平胃散加味治疗心因性阳痿取得显著疗效。患者，中年男性，结婚已10年，素来性欲淡漠，阳痿早泄，经诸多药物治疗均无效，夫妻不睦，已准备离婚，幸友人劝阻而到我科试诊。症见精神不振，面色黧黑，头身困重，多眠健忘，纳呆乏力，腰酸膝软，舌质淡，边尖有齿痕，舌苔白腻，脉沉细。诊断：心因性阳痿。病因病机分析：患者平素脾胃虚弱，湿邪困脾导致脾胃运化失常，上扰清窍，日久伤及肾脏，故出现上述临床表现。治以醒脾燥湿，固肾壮阳。投平胃散加味，并对夫妻二人进行宣教，连服21剂之后，疾病治愈，追访5年未见复发。[3]

7. 餐后心绞痛 心绞痛是指急性暂时性心肌缺氧引起的综合征，属中医"胸痹""心痛"范畴。中医认为，饮食不节，易助湿生痰，阻塞血脉，不通则痛，致胸痹心痛。孙氏用平胃散加味治疗餐后心绞痛120例，患者均常规口服肠溶阿司匹林75mg每日1次，硝酸异山梨酯片10mg每日3次，心绞痛发作时立即舌下含服硝酸甘油，并积极纠正冠心病易患因素，如高血压、高脂血症，糖尿病患者应控制血糖，调整生活方式，嘱患者勿饱餐及餐后劳作，同时配合平胃散加味治疗，以行气导滞，消食和中，益气活血，使气行畅通，积滞得下，气行血行，心痛得治。处方：苍术6g，黄芪15g，厚朴10g，枳实6g，陈皮6g，砂仁6g，郁金10g，丹参20g，焦三仙各15g，炙甘草6g，水煎2次，煎取约300ml，分3次在每餐前30分钟服用，每日1剂，治疗15天后统计疗效。结果：显效81例，改善33例，无效6例，总有效率95%。[4]

8. 咳嗽 湿热蕴于脾胃，酿生痰热，其上犯于肺，导致肺失肃降，气逆而作咳。久咳不愈的原因，一是病后不能戒酒节食，二是脾胃湿热未除。潘氏以平胃散加减治疗湿热咳嗽48例，处方：苍术、葛花各20g，厚朴15g，陈皮6g，甘草5g，黄连10g。痰黄者加黄芩15g，鱼腥草30g；夜咳者加白前15g；咽痒者加僵蚕、防风各10g；口苦者加鸡骨草20g，竹茹15g；尿黄者加茵陈20g。每天1剂，水煎服，早、晚饭后分服。4天为1个疗程。经3个疗程治疗，治愈（咳嗽、咯痰症状消失）42例，好转（咳嗽、咯痰症状减轻）6例，总有效率100%。[5]

9. 急性胃炎 是临床上常见的腹部炎症疾病。临床主要表现为突发性上腹痛、恶心、腹胀等，严重的可能还会发生黑便以及呕血等临床症状。传统中医将急性胃病归属于"胃脘痛""湿阻""呕吐"等范畴，主要病因为饮食不节，兼感风寒，以及劳倦内伤。饮食内伤脾胃，脾失运化，加之寒湿内侵，阳气受损，脾阳不振，运化无权，致湿气积累。李氏采用平胃散治疗急性胃炎患者40例，治以芳香化湿，行气止痛，健脾和胃。处方：苍术15g，甘草9g，厚朴、陈皮各12g。外感寒邪者加藿香、防风各12g，桂枝12g；胃痛、胃胀者加枳壳、白芍各12g，延胡索、大腹皮各15g；寒湿偏重者加白豆蔻、佩兰各12g，砂仁9g；湿热者加黄连6g，黄芩、白花蛇舌草各12g；纳呆、厌食加鸡内金、山楂和谷芽12g。每天水煎1剂，分2次早晚服用。结果：痊愈28例，有效8例，无效4例，总有效率90%。[6]

10.妇科腹腔镜术后恶心呕吐 本病证一直是困扰临床医师的问题，其影响因素较复杂。李氏通过对妇科腹腔镜术后出现的恶心呕吐、腹胀、舌苔厚腻等症状进行辨证施治后认为，由于妇科腹腔镜手术、麻醉及术后使用抗生素等，使脾胃功能失调，升降失常，湿浊中阻，腑气郁滞，加之术伤血络，气滞络阻，出现呕吐、腹部痞胀、腑气不通等一系列腑实证候。李氏治疗本病40例，以平胃散加减治疗，取得很好的疗效。[7]

11.慢性非特异性溃疡性结肠炎 属于中医"休息痢"范畴。该病病程长，易反复发作，肝郁乘脾为发病之本，湿热阻滞为发病之标，血瘀是其局部的病理变化。肝郁气滞，横逆犯脾，脾虚失运，谷反为滞，水反为湿，壅滞肠道，化生湿热，致肠道传化失司，脂膜血络受伤，故腹痛、腹泻诸症丛生。张氏用四逆平胃散加减治疗结肠炎139例。药用柴胡、枳壳、芍药、苍术、厚朴、木香、白术、黄连、三七、三颗针、生大黄、甘草。湿热内蕴加蒲公英、白头翁；饮食积滞加鸡内金、槟榔、莱菔子；脾肾阳虚去黄连、三颗针，加黄芪、补骨脂、巴戟天、怀山药。上药水煎两次，取汁300ml，分2次口服，日1剂。结果：治愈89例，显效33例，好转13例，无效4例，总有效率97%。[8]

12.慢性肾功能不全氮质血症 常最早以厌食、呕恶、腹泻等为临床表现。该病涉及肺肝肾三脏，在长时间水湿停留的的基础上，因气机紊乱，升降失常，清浊相混，最终出现虚实夹杂的复杂病理情况。而脾失健运，湿浊中阻则为该病理过程中的一个关键环节。健脾燥湿芳香化浊是临床上治疗本病的重要方法之一。田氏等用平胃散加味治疗慢性肾功能不全氮质血症病例66例，基本方药由苍术、厚朴、陈皮、甘草四药组成。水肿加猪苓、泽泻、茯苓；脘腹胀满加大腹皮、广木香、草果仁、草豆蔻；恶心加藿香、砂仁。结果：完全缓解54例，好转11例，疗效显著。[9]

13.脂溢性皮炎 一般分为干性与湿性两种，湿性型多由脾胃运化失常、湿热蕴阻肌肤而成。郭氏等采用平胃散加减治疗本证型脂溢性皮炎45例。处方：生山楂30g，槐米30g，神曲30g，厚朴15g，陈皮15g，苍术6g，甘草6g。阴虚火旺者加女贞、旱莲草，气虚者加南沙参、生白术、茯苓，湿盛者加侧柏叶、地肤子。每日1剂，水煎3次，取汁约500ml，分3次服，1周为1个疗程。治疗期间禁肥甘食物及烟酒和海产品，嘱多食水果蔬菜。5~7天洗浴1次，沐浴用品宜温和无刺激，水温宜37℃以下。4周的治疗后，治愈29例，好转14例，无效2例，以上患者均无不良反应，总有效率为95.6%。[10]

14.慢性非萎缩性胃炎　指胃黏膜慢性炎症性病变，主要有腹胀、反酸等消化系统的相关症状。中医学认为，本病是由患者长期饮食不节，导致脾胃运化功能减弱，津液代谢障碍，湿从内生，阻碍气机而出现的一种病证。杨氏等以平胃散加减治疗慢性非萎缩性胃炎38例，以燥湿运脾，行气和胃。处方：苍术35g，厚朴15g，陈皮10g，甘草6g。湿邪较重者，给予佩兰10g，茯苓20g加减治疗；便秘严重者加瓜蒌20g，桃仁10g，炒槟榔20g；积食较重者，加鸡内金60g；腹中有寒邪且大便稀者，加干姜20g；热邪较重反酸者，宜予黄芩15g；兼气滞者，加枳壳20g，香橼10g。每天1剂，早晚口服，疗程为4周，治疗期间停服其他对胃肠道有作用的药物，且嘱患者注重养生，饮食节制，忌食过于寒凉的食物，宜清淡饮食，适量饮食。临床疗效总有效率为97.4%，胃镜检查总有效率为94.7%。[11]

15.特发性胃轻瘫综合征　指无明确的代谢性疾病、结缔组织疾病及其他疾病史的胃轻瘫，以早饱、餐后饱胀、反复呃逆、恶心、发作性干呕或呕吐为主要表现，伴有胃排空延缓、胃窦动力降低和胃电活动异常等，多发于年轻女性。本病属中医学"痞满""呕吐"范畴，其形成多与精神抑郁、焦虑有密切关系。情绪波动致肝气不舒，横逆犯脾，或饮食不慎，损伤脾胃，致脾胃运化失司，形成湿浊，痰食停滞中焦，气机受阻，出现上腹胀满，嗳气厌食等症。雷氏用平胃散加减治疗肝脾不和及中焦湿阻型特发性胃轻瘫综合征48例，处方：枳实15g，竹茹15g，苍术15g，厚朴30，陈皮15g，姜半夏15g，木香15g，香附15g，砂仁15g，生麦芽30g，每日1剂，水煎取汁500ml，早晚分服。总有效率89.6%，疗效满意。[12]

16.脂肪肝　中医称本病为"肝癖"或"肝痞"。本病多因素体痰湿内盛，嗜食肥甘，或肝炎后期调养不当，肝失疏泄，脾失运化所致。肝脾不健，营气不化，酿成湿浊，湿浊凝聚则形成痰，痰湿瘀阻于肝则肝体肿胀，进而气血瘀滞，瘀痰互结。贾氏采用平胃散加减治疗脂肪肝36例，治以健脾燥湿，化瘀降脂。处方：苍白术各15g，厚朴10g，莱菔子15g，陈皮10g，丹参15g，泽泻30g，生黄芪15g，生蒲黄15g，山楂30g。肝区痛加枳实、郁金、延胡索，恶心呕吐加竹茹、生姜，肝阴虚加女贞子、山茱萸，每日1剂，60天为1个疗程。结果：治愈7例，好转25例，未愈4例，总有效率88.9%。[13]

17.扁平疣 本病俗称"扁瘊"，好发于颜面、手背、前臂、肩胛等处，多见于青年男女，尤以青春期后少女为多。症见初如米粒至绿豆大小不一、扁平隆起、颜色浅褐的丘疹，数目很多，或零星分散，或簇聚成群如串珠，互相融合，或与寻常疣并发，大都骤然发生。一般无自觉症状，或有微痒。可愈，亦可复发，但大多缠绵反复，难以治愈。中医认为，湿邪为阴邪，特性就是缠绵迁延，当外感或脾虚失于运化，内生湿邪，留于肌肤，与风相搏，则生疣体，故本病皮疹多与肤色相近或呈褐色。湿邪郁久化热，则有时皮疹会发红，瘙痒。张氏认为本病应从湿论治，其采用平胃散加减以燥湿健脾，祛风解毒，治疗面部扁平疣23例。处方：陈皮10g，苍术12g，白术12g，厚朴9g，甘草5g，薏苡仁30g，马齿苋10g。如果皮疹红、痒则加败酱草15g。每日1剂，水煎2次，分2次服，5剂为1个疗程。总有效率95.65%。[14]

18.特发性震颤 这是一种罕见病。表现为头面部、舌头或肢体节律性不自主运动或震颤。该病病因不明，治疗比较困难。韩氏考虑本病乃劳思伤脾，运化失司，饮邪内生，脾虚动风，风行饮动所致。故从脾虚入手，用平胃散加减治疗，使脾健、湿除、饮化、风定，头肢震颤可减。处方：苍术50g，陈皮、厚朴各15g，钩藤、天麻各10g，甘草6g。水煎服，每天1剂，30天为1个疗程，连服3个疗程。失眠多梦者加合欢皮30g，琥珀末（冲服）6g；烦躁易怒者加栀子、淡豆豉各10g；体虚气弱者加太子参、生黄芪各30g。治疗11例，显效3例，有效5例，无效3例。[15]

参考文献

[1] 和丽京.陈洪绪运用平胃散的经验[J].辽宁中医学院学报，2006（1）：60-61.

[2] 白玉仙.加味平胃散治疗胃脘痛200例疗效观察[J].内蒙古中医药，2010，29（2）：3.

[3] 李同华，张明沛.平胃散加味治疗阳痿56例观察[J].实用中医内科杂志，1994，8（1）：32-33.

[4] 孙玉娟.平胃散加味治疗餐后心绞痛120例疗效分析[J].现代中西医结合杂志，2004，13（21）：2834

[5] 潘慧人.平胃散治疗湿热咳嗽48例[J].新中医，2003，35（5）：33.

[6] 李现雷.平胃散加减治疗急性胃炎临床研究[J].河南中医，2017，37（5）：905-906.

[7] 李卫红.加味平胃散防治妇科腹腔镜术后恶心呕吐40例[J].陕西中医，2006，27（10）：1190-1191.

[8] 张晓江，张本灏，谭金云.四逆平胃散加减治疗结肠炎139例临床观察[J].湖南中医杂志，1999，15（6）：13-14.

［9］田一飞，杨友文，彭艳华.平胃散加味治疗慢性肾功能不全氮质血症66例临床观察［J］.黑龙江中医药，2001（5）：21.

［10］郭静，王娟，向国栓.浅谈楂曲平胃散治疗脂溢性皮炎的临证经验［J］.辽宁中医杂志，2012，39（9）：1714-1716.

［11］马玉宝.平胃散加减治疗慢性非萎缩性胃炎临床研究［J］.亚太传统医药，2016，12（20）：116-118.

［12］雷其山.平胃散加减治疗特发性胃轻瘫综合征48例［J］.中国医药指南，2013，11（33）：481-482.

［13］贾建华.平胃散加减治疗脂肪肝36例［J］.浙江中西医结合杂志，2000，10（3）：55.

［14］张雪.平胃散加味治疗面部扁平疣23例临床观察［J］.医学理论与实践，2008，21（8）：937-938.

［15］韩冠先.平胃散为主治疗特发性震颤11例［J］.新中医，2001，33（12）：55-56.

第十六节　升阳除湿汤

【组成及用法】苍术20g，柴胡、羌活、防风、升麻、神曲、泽泻、猪苓各10g，炙甘草、陈皮、益智仁、半夏、麦芽各6g。上每作一服，水二盏煎至一盏去渣，空心服之。

【来源】《兰室秘藏》。

【方解】李东垣认为苍术"别有雄壮上行之气，能除湿下安太阴，使邪气不传入脾。"为湿邪困脾之要药；陈皮、半夏行气化湿，猪苓、泽泻淡渗利湿，利小便以渗湿；羌活、防风祛风胜湿，风药性温味辛，其气升浮，具有升发清阳，舒展经络之特性，即"风能散湿"；升麻、柴胡助清阳上行，味苦性平，味之薄者，阳中之阳，引脾胃中清气行阳道及诸经，神曲、麦芽导滞和中，益智仁温中止泻，甘草调和诸药。诸药和用，共奏健脾升阳，除湿止泻之功。

【适应证】脾胃虚弱证。症见不思饮食，肠鸣腹痛，泄泻无度，小便黄，四肢困弱者。

【方歌】　　　　　升阳除湿用防风，苍柴羌麻陈猪苓。

　　　　　　　　　神曲麦夏益甘草，湿邪困脾此方宗。

【临床应用】

1.慢性腹泻　古人云：泄泻之本无不由乎脾胃，无湿不成泻。临床上分为慢性腹泻和急性腹泻。对于慢性腹泻而言，脾虚是根本，湿邪既是导致脾虚的原因之一，也是脾虚的结果。而脾气不升、中气下陷是慢性腹泻的关键，脾主升清，若脾气不升，则清浊不分，合污而下，发为腹泻。李氏等在升阳除湿方的基础上以茯苓替猪苓，去泽泻，加黄芪、山药加强健脾升提之力，治疗慢性腹泻176例，总有效率94.7%，临床疗效显著。[1]

2.便溏 脾虚湿困型便溏多因脾失健运，气机运行不畅，水液代谢障碍，清阳不升，浊阴不降所致。刘氏治以升阳除湿为法，方用羌活、独活、升麻、柴胡、甘草各6g，泽泻、猪苓、木瓜、防风、大枣各10g，苍术20g，黄芪30g，山楂15g，生姜3片。治疗有4年便溏病史的患者，效果显著，服药后肠鸣大减，大便成形，精神清爽，食欲大增，随访半年，未见复发。[2]

3.痛经 湿滞血凝型痛经多因中焦脾湿，湿浊下流，阻滞胞脉，经血不畅所致，常表现为经前、经期小腹胀痛，经量中等，色暗，质黏腻，有小血块，素体丰腴，平日带下较多，肢体重着，倦怠多睡，常觉口腻，纳食不香，大便时溏，舌红苔白腻，脉濡滑。张氏以升阳除湿汤为基础方加减，方用苍术、谷芽、麦芽、神曲、益母草各15g，柴胡、防风、羌活各9g，升麻7g，泽泻、陈皮、半夏、炒白芥子、五灵脂各12g治疗3个周期，痛经即愈。[3]

4.小儿久泻 多因小儿消化功能障碍，脾胃升降失常所致。症见排便次数增多，解水样便或解黄色清稀便，日数次，病久不愈。李氏将升阳除湿汤临证加减运用治疗小儿久泻28例，痊愈26例，占92.9%，病史最短者7天，最长者2个月，用药最短者6天，最长者21天。[4]

5.带下病 证属脾虚湿阻型带下病多因脾虚不运，水湿不化，湿困脾阳，湿热下注所致。症见白带多、疲乏肢倦、头重、嗜睡、眠差梦多、口淡无味、腰部酸软、舌淡胖、边有齿痕、苔白微黄、脉濡缓。汪氏用升阳除湿汤加味治疗该病2周，带下明显减少，诸症得以消除。[5]

6.不孕症 因脾胃虚弱，中阳失运，水谷不化而为湿为痰，痰湿下注胞络，阻滞经脉，导致冲任失和之不孕症。多表现为经量偏少，每于经前小腹胀痛，腰腹坠胀，白带持续较多，舌淡胖，苔白厚腻，脉沉濡。张氏用升阳除湿汤化裁，方用苍术、神曲、谷芽、麦芽、党参、当归各15g，柴胡、制天南星各9g，升麻、防风各7g，半夏、陈皮、枳实、炒白芥子、醋制香附各12g，炙甘草6g。2天1剂，自每月经净后7天起连服10剂。服药到第5个月，经停受孕，足月分娩1子。[3]

7.恶露不绝 因产后饮食油腻肥甘，致湿浊中阻，中阳不展，湿浊下注，扰及血室，血不归经，恶血排出不畅者，张氏以升阳除湿法化裁治之，药用苍术、焦三仙、半夏曲各15g，陈皮、厚朴、藿香各12g，柴胡9g，升麻、羌活各6g，防风5g，益母草18g，黄芪24g。连服2剂，恶露即止，胸脘宽畅如初。[3]

8.直肠癌切除术后综合征 章氏运用升阳除湿汤加减治疗直肠癌切除术后，

以便频、便急、大便失禁，面色萎黄或苍白，疲乏，懒言，畏寒肢冷，纳差，腹胀，时时隐痛，大便稀溏，甚则滑脱不禁为主要临床表现的脾虚湿重型术后综合征，效果显著，治疗1个月，症状明显好转。[6]

9.肠炎 湿困脾阳型肠炎多因脾虚不运，清阳不升，水湿失运所致，汪氏用升阳除湿汤加减治疗8天后，大便已基本成形，疗效显著。[5]

10.前列腺炎 证属湿注下焦型前列腺炎多为脾运化失职所致，湿困脾阳，清阳不升，气陷不举，湿浊下趋，窍隧不畅而小便不利。渗出前阴则阴囊潮湿。汪氏用升阳除湿汤加味治疗4天，小便次数减少，阴囊潮湿消除。后用升阳除湿汤合萆薢分清饮加味治疗，获满意疗效。[5]

11.崩漏 脾虚湿滞、冲任不固型崩漏多因过度劳累导致。气血耗伤，脾失健运，水湿内停阻滞气机，再加饮食不节，脾胃受损，从而脾不统血，发为崩漏。王氏应用升阳除湿汤治疗105例崩漏，痊愈94例，好转8例，无效3例，痊愈率89.52%，总有效率97.14%，效果显著。[7]

参考文献

[1]李志彬，张雯.升阳除湿汤加减治疗慢性腹泻76例[J].江苏中医，2000，21（10）：21.

[2]刘鹏.升阳除湿汤治便溏[J].四川中医，1994（3）：33.

[3]张德仁.升阳除湿汤妇科临床运用举隅[J].四川中医，1988（5）：45.

[4]李若萍.升阳除湿汤治疗小儿久泻28例[J].光明中医，2007，22（9）：75.

[5]汪世强.升阳除湿汤临床运用经验[J].山西中医，2012，28（7）：4-5.

[6]章慧.升阳除湿汤加减对直肠癌前切除术后综合征的影响[J].湖南中医药大学学报，2011，31（3）：62-65.

[7]王曦彤.升阳除湿汤治疗崩漏105例临床观察[J].临床医药实践杂志，2007，16（9）：917.

第十七节　己椒苈黄丸

【组成】 防己、椒目、葶苈子（炒）、大黄各3g。

【来源】《金匮要略》："腹满，口舌干燥，此肠间有水气，己椒苈黄丸主之。"

【方解】 本方治疗以水饮内停，郁而化热，积聚肠间为主要病机的病证。水走肠间，一则阻滞气机，使腑气不通；二则使水不化津，津不上传；三则病及肺，使肺不能通调水道，不能输送水液到膀胱，故患者腹满便秘。本方中防己、椒目、葶苈子均可以利水。其中防己长于清湿热，椒目消除腹中水气，葶苈子能降泻肺气，消除痰水，另外大黄能泻热通便。

【适应证】肠间饮聚成实，病邪滞于中，腹满口燥，二便不利。

【方歌】 　　　　己椒苈黄配成丸，攻逐水饮效力专。

　　　　　　　　肠间水气腹胀满，二便通调法堪言。

【临床应用】

1.**慢性泄泻** 脾胃受外湿或饮食所伤，从而湿邪入里，停滞不去，脾为湿困，气化阻遏，清浊不分，发为本病，治疗当以运脾化湿为主。临床多以日行3次以上的黏液样或稀沫样大便、脐周不适、阵发性腹痛、肠鸣频发且沥沥有声等为主要临床症状。段氏运用己椒苈黄丸加减治疗痰湿内阻型慢性泄泻38例，收效满意。处方：防己10g，椒目6g，葶苈子10g，炒大黄6g，茯苓10g，厚朴6g。日1剂，水煎早晚温服。兼肝郁者加柴胡、香附；兼肾阳虚者加补骨脂、五味子；兼脾虚者加党参、白术。结果：痊愈26例，有效8例，总有效率89.5%。[1-2]

2.**慢性心力衰竭** 本病属于中医"喘证""心悸""水肿""肺胀""痰饮"的范畴，多因心气、心阳亏虚，血脉瘀滞，水饮内停，发为本病。许氏应用己椒苈黄丸治疗慢性心力衰竭热瘀水结证效果显著。患者，女，78岁，因喘憋，大汗出，夜间不能平卧，口干口苦，咳嗽痰黏稠，喉中痰鸣，腹胀等症状就诊，确诊为慢性心力衰竭，中医诊断为热瘀水结型喘证。治疗用己椒苈黄丸加减：汉防己15g，川椒目9g，葶苈子30g，大黄12g，黄芩12g，鱼腥草30g，茯苓30g，白术15g，桑白皮30g，车前子30g，泽泻15g，白花蛇舌草30g，半边莲15g。7剂后喘憋减轻，偶有咳嗽，小便量少，大便干，继服7剂，患者静息状态下无明显喘憋，偶有气短、乏力，唇甲发绀，双下肢水肿明显消退。[3]

3.**肺癌伴胸腔积液** 本病属于中医"悬饮""支饮"范畴。多因肺、脾、肾功能失调所致。肺宣发肃降功能失调，脾运化水湿功能下降，肾不能调节水液代谢则水湿内停，阻滞气机发为本病。治疗以攻逐水饮为主，兼顾肺、脾、肾三脏。任氏用该方辅助治疗110例肺癌伴胸腔积液患者，在相同西医临床治疗的基础上，加用己椒苈黄丸加减治疗可明显改善患者临床症状，提高胸腔积液治疗效果，提高患者生存质量。[4]

4.**胃癌腹水** 本病属中医学"鼓胀"范畴，多因脾胃功能长期受损，脾胃虚弱，无力吸收水谷精微，运化功能下降，水饮内停所致。杨氏在对23例胃癌腹水患者的临床观察中发现，在常规西医治疗的基础上配合中药己椒苈黄丸合五苓散汤剂口服，能明显改善患者腹水量，延长患者生存期，提高生活质量。[6]

参考文献

[1] 宋娜, 禄保平. 毛德西教授治疗慢性泄泻经验 [J]. 中医研究, 2019, 32 (5): 42-44.

[2] 段峻英. 己椒苈黄丸加味治疗慢性泄泻38例 [J]. 河北中医, 2000, 22 (8): 609.

[3] 许艳伶, 张斐, 杜武勋. 己椒苈黄丸在慢性心力衰竭热瘀水结证中的应用 [J]. 河北中医, 2012, 34 (11): 1650-1651.

[4] 张蕾, 任中海, 薛永飞, 等. 己椒苈黄丸辅助治疗肺癌伴胸腔积液的临床分析 [J]. 中国实验方剂学杂志, 2016, 22 (3): 174-178.

[5] 杨志新. 己椒苈黄丸合五苓散治疗胃癌腹水23例临床观察 [J]. 新中医, 2012, 44 (4): 79-81.

第十八节　独活寄生汤

【组成】独活9g, 桑寄生6g, 杜仲6g, 牛膝6g, 细辛6g, 秦艽6g, 茯苓6g, 肉桂心6g, 防风6g, 川芎6g, 人参6g, 甘草6g, 当归6g, 芍药6g, 干地黄6g。

【来源】《备急千金要方》:"治腰背痛, 独活寄生汤。夫腰背痛者, 皆犹肾气虚弱, 卧冷湿地当风所得也, 不时速治, 喜流入脚膝, 为偏枯冷痹缓弱疼重, 或腰痛挛, 脚重痹, 宜急服此方。"

【方解】本方为治疗久痹而肝肾两虚, 气血不足之常用方。风寒湿邪客于肢体关节, 气血运行不畅, 故见腰膝疼痛, 久则肢节屈伸不利, 或麻木不仁。方中重用独活为君, 辛苦微温, 善治伏风, 除久痹, 且性善下行, 以祛下焦与筋骨间的风寒湿邪。臣以细辛、防风、秦艽、肉桂心, 细辛入少阴肾经, 长于搜剔阴经之风寒湿邪, 又除经络之湿; 秦艽祛风湿, 舒筋络而利关节; 肉桂心温经散寒, 通利血脉; 防风祛一身之风而胜湿, 君臣相伍, 共祛风寒湿邪。本证因痹证日久而见肝肾两虚, 气血不足, 遂佐入桑寄生、杜仲、牛膝以补益肝肾而强壮筋骨, 且桑寄生兼可祛风湿, 牛膝尚能活血以通利肢节筋脉; 当归、川芎、地黄、白芍养血和血, 人参、茯苓、甘草健脾益气, 以上诸药合用, 具有补肝肾、益气血之功, 且白芍与甘草相合, 尚能柔肝缓急, 以助舒筋。又当归、川芎、牛膝、桂心活血, 寓"治风先治血, 血行风自灭"之意。甘草调和诸药, 兼使药之用。

【适应证】痹证日久, 肝肾两虚, 气血不足证。症见腰膝疼痛、痿软, 肢节屈伸不利或麻木不仁, 畏寒喜温, 心悸气短, 舌淡苔白, 脉细弱。

【方歌】　　　　　独活寄生艽防辛, 芎归地芍桂苓均。

　　　　　　　　　杜仲牛膝人参草, 冷风顽痹屈能伸。

【临床应用】

1.痹病 风寒湿邪侵入关节筋骨，致寒凝气滞，气血运行不畅，发为风寒湿型痹证。临床多表现为关节疼痛，酸楚，麻木，重着，屈伸不利，甚或关节肿大变形。刘氏收治此证患者50例，以独活寄生汤加减治疗，方用独活9g，桑寄生、杜仲、牛膝、细辛、秦艽、茯苓、肉桂心、防风、川芎、人参、甘草、当归、芍药、干地黄各6g，治疗1周~3个月，临床症状基本缓解者30例，明显减轻者12例。[1]

2.腰椎间盘突出症 该病多因长期久坐，或肾气亏虚，风寒湿邪侵袭人体所致。气血运行不畅，经脉痹阻，不通则痛。李氏研究表明，服用独活寄生汤加味配合腰椎牵引、推拿治疗风寒湿痹型腰椎间盘突出症70例1个月，总有效率97.1%。[2]

3.坐骨神经痛 本病多因风寒湿邪客于"外分肉之间"所致，其痛"随脉以上，随脉以下，不能左右"。王氏采用独活寄生汤加味，方用独活12g，桑寄生20g，杜仲12g，川牛膝12g，秦艽15g，细辛6g，茯苓15g，桂心3g，防风12g，川芎10g，红参15g，当归12g，干地黄20g，白芍12g，乌梢蛇20g，制川乌10g，地龙20g，透骨草15g，路路通15g，红花8g，络石藤15g，甘草6g，同时配合针灸治疗坐骨神经痛30例，治愈16例，好转10例，有效率86.67%。[3]

4.腰椎椎管狭窄症 本病属中医学腰腿痛范畴，多因肾气不足，肾虚不固，风寒湿邪侵袭而致，治宜补肝肾，益气血，祛风湿，止痹痛。高氏采用独活寄生汤治疗退行性腰椎椎管狭窄症45例，处方：独活15g，桑寄生10g，杜仲15g，牛膝15g，细辛3g，秦艽10g，茯苓15g，肉桂10g，防风15g，川芎15g，甘草10g，当归15g，白芍药10g，熟地黄10g，党参10g，治疗3周，治愈10例，好转32例，未愈3例，总有效率93.33%。[4]

5.膝骨关节炎 本病多因肝肾亏虚，加之外感风寒湿邪侵袭人体关节，气血运行受阻，聚湿成痰，痰蕴久致瘀所致。张氏治疗52例膝关节骨性关节炎的临床疗效观察发现，治疗2个月后，单独采用独活寄生汤治疗寒湿痹阻型组总有效率明显高于单独口服布洛芬缓释胶囊组，且具有统计学差异。[5]

6.类风湿关节炎 本病多因风寒湿邪侵及人体，流注于关节肌肉所致，表现为关节疼痛、肿胀，晚期关节强直、畸形和功能障碍，致残率较高。吴氏等治疗类风湿关节炎70例时观察到，应用雷公藤多苷片加独活寄生汤组在总有效率、晨僵时间、关节疼痛、压痛、肿胀和活动障碍指数方面明显优于单独应用雷公藤多苷片组，具有统计学差异。[6]

参考文献

［1］刘芳.独活寄生汤加减治疗风寒湿型痹病50例临床疗效观察［J］.中国社区医师，2017，33（6）：60-62.

［2］李永青，刘艳丽.独活寄生汤加减结合骶管阻滞、手法理筋及练功活动治疗腰椎间盘突出症70例［J］.河南中医，2013，33（9）：1519-1520.

［3］王立成.中医治疗坐骨神经痛30例临床观察［J］.检验医学与临床，2009，6（20）：1742-1743.

［4］高春梅.独活寄生汤治疗退行性腰椎管狭窄症45例［J］.河北中医，2009，31（7）：1018.

［5］张欣欣.独活寄生汤治疗52例膝关节骨性关节炎的临床疗效［J］.中医临床研究，2012，4（9）：65-66.

［6］吴利群，蔡辉，于德勇，等.独活寄生汤加减治疗类风湿性关节炎的有效性探讨［J］.辽宁中医杂志，2010，37（10）：1873.

第十九节　五皮饮

【组成】陈皮9g，茯苓皮24g，生姜皮6g，桑白皮9g，大腹皮9g。

【来源】本方早见于《中藏经》，名五皮散。《中藏经》卷六曰："大凡男子、妇人脾胃停滞，头面四肢悉肿，心腹胀满，上气促急，胸膈烦闷，痰涎上壅，饮食不下，行步气奔，状如水病，先服此药能疏理脾气，消退虚肿，切不可乱服泻水等药，以致脾元虚损所患愈甚，此药平良无毒，多服不妨。"《中藏经》记载之五皮散即《三因极一病证方论》记载的五皮饮。《三因极一病证方论》卷十四："五皮饮治皮水，四肢头面悉肿，按之没指，不恶风，其腹如故，不喘不渴，脉亦浮。"

【方解】皮水乃由脾虚湿盛，水溢肌肤所致。湿邪最易阻碍气机，故本证除一身悉肿外，还有心腹胀满，甚则气逆喘急的表现。治宜利水消肿，理气健脾。方中以茯苓皮为君，取其甘淡渗利，行水消肿法。臣以大腹皮下气行水，消胀除满；陈皮理气和胃，醒脾化湿。佐以桑白皮肃降肺气，以通调水道而利水消肿；生姜皮和脾降肺，行水消肿而除胀满。五药相合，共奏利水消肿，理气健脾之效。五药皆用其皮，则善行皮间之水气，故专治皮水。

【适应证】水肿。症见胸腹胀满，小便不利等。以急性肾炎水肿、妊娠水肿、经期水肿以及腹水等较为多见。

【方歌】　　　　　五皮饮用五般皮，陈茯姜桑大腹奇。

或用五加易桑白，脾虚腹胀此方司。

【临床应用】

1.妊娠水肿　本病中医称为"子肿"，多因全身气化功能障碍，水液代谢失调所致。霍氏应用五皮饮加减治疗妊娠水肿60例，方用生姜皮、桑白皮、大腹皮、茯苓皮、炒白术、苏梗、木瓜各10g，陈皮、桂枝各9g。随症加减，治愈42例，好转15例，总有效率95%。[1]

2.特发性水肿　本病多因脾、肺、肾气化功能失调，使体内水液潴留，泛滥肌肤而致。李氏运用五皮饮加减治疗本病26例，方用桑白皮、陈皮、生姜皮、大腹皮、茯苓皮各15g，随症加减，治愈22例，好转3例，总有效率96%。[2]

3.慢性心源性水肿　李氏在常规西医治疗的基础上加用五皮饮治疗慢性心源性水肿28例，方用生姜皮15g，桑白皮10g，陈皮15g，大腹皮15g，茯苓皮15g，茯苓30g，桂枝15g，白术15g，甘草10g，全蝎3g，蝼蛄15g，焦山楂30g，随症加减，治疗2周，显效12例，有效13例，总有效率89%，明显高于单纯西医治疗组，且具有统计学差异。[3]

4.肝硬化腹水　本病属于中医学"肝积""臌胀"范畴，多因肝病病程绵长，使气滞血瘀，肝络不畅，肝失疏泄，肝郁脾虚，脾失健运，水湿内生，聚于胸胁腹部所致。郭氏等在常规的西医对症治疗的基础上加用防己黄芪汤合五皮饮加味治疗50例，方用黄芪60g，党参15g，茯苓皮10g，白术15g，桑白皮10g，鳖甲10g，防己15g，大腹皮10g，泽兰10g，陈皮10g，甘草10g，治疗后有效率达92%，明显高于单纯西医治疗组，且具有统计学差异。[4]

5.关节镜术后肿胀　本病多因术后脾虚湿盛，气滞水泛而致。水湿阻滞于软组织中，湿聚为痰，痰瘀互结，不通则痛。丁氏等在常规治疗基础上运用五皮饮加减治疗，方用茯苓皮10g，生姜皮10g，大腹皮10g，桑白皮10g，陈皮10g，川芎10g，丹参10g，当归10g，桃仁8g。在改善患者肢体肿胀方面明显优于西药治疗组，可明显减轻患者疼痛，提升治疗效果。[5]

6.荨麻疹　本病多因素日体虚，营卫失和，又多感风邪、风湿之邪郁于肌表；或因饮食不节，内蕴湿热，又复感风邪、风湿之邪聚于皮毛、肌肤之间所致。李氏观察56例荨麻疹患者，随机分成两组，对照组采用常规药物治疗，如抗组胺类药物、糖皮质激素、免疫抑制剂治疗，治疗组采用五皮饮加减治疗，药物成分有地骨皮、陈皮、丹皮、桑白皮、茯苓皮，剂量在10~15g，随症加减。治疗组治疗后优良率为96%明显高于对照组79%，具有统计学差异，追访1个月复发率14%，明显优于常规药物治疗组。[6]

参考文献

[1] 霍彬，田宝玉.五皮饮加减治疗妊娠水肿60例疗效观察［J］.新疆中医药，2006，24（2）：14.

[2] 李宏.五皮饮加减治疗特发性水肿［J］.中国卫生产业，2012，9（27）：170.

[3] 李红宇.加味五皮饮治疗慢性心衰所致水肿的临床观察［J］.光明中医，2016，31（2）：229-230.

[4] 郭黎娜，王云海.防己黄芪汤合五皮饮加减治疗肝硬化腹水的疗效观察［J］.中国医药指南，2019，17（2）：156.

[5] 丁楠，杨凤云，何静敏，等.加味五皮饮治疗膝骨性关节炎关节镜术后肿胀的疗效观察［J］.江西中医药，2018，49（2）：48-49.

[6] 李静.用五皮饮加减治疗荨麻疹的临床分析［J］.医学食疗与健康，2020，18（23）：24-25.

第二十节　苓桂术甘汤

【组成】茯苓12g，桂枝（去皮）9g，白术6g，炙甘草6g。

【来源】《伤寒论》："伤寒，若吐若下后，心下逆满，气上冲胸，起则头弦，脉沉紧，发汗则动经，身为振振摇者，苓桂术甘汤主之。"

【方解】具有温阳化饮，健脾利湿之功效。本方重用甘淡之茯苓为君，健脾利水，渗湿化饮，既能消除已聚之痰饮，又善平饮邪之上逆。桂枝为臣，功能温阳化气，平冲降逆。苓、桂相合为温阳化气，利水平冲之常用组合。白术为佐，功能健脾燥湿，苓、术相须，为健脾祛湿的常用组合，在此体现了治生痰之源以治本之意；桂、术同用，也是温阳健脾的常用组合。炙甘草用于本方，其意有三：一可合桂枝辛甘化阳，以襄助温补中阳之力；二可合白术益气健脾，崇土以利制水；三可调和诸药，功兼佐使之用。四药合用，温阳健脾以助化饮，淡渗利湿以平冲逆。全方温而不燥，利而不峻，标本兼顾，配伍严谨，为治疗痰饮病之和剂。

【适应证】中阳不足之痰饮。症见胸胁支满，目眩心悸，短气而咳，舌苔白滑，脉弦滑或沉紧。临床上常用于治疗慢性胃肠炎、慢性支气管炎、耳源性眩晕证等。

【方歌】　　　　苓桂术甘痰饮尝，温药和之代表方。
　　　　　　　　胸胁支满目眩悸，温中健脾是良方。

【临床应用】

1.心悸、眩晕　脾主运化，若脾阳不足未能化气行津，则水湿内停，聚而成饮，犯于胸胁，导致胸胁满闷不适、心悸、短气；犯于头面，见头晕、目眩。何氏认为凡是符合此方证动则心悸、头晕者，重用茯苓，须大于30g，病情复杂时合用他方均可应手则效。[1]

2.水肿　患者，女，46岁，因劳累后双下肢水肿半年，气短乏力，自述服用益气养阴、生津利水类方药60~70剂，效果不佳。王氏认为患者口渴、皮肤干燥、气短乏力，颇似气阴两虚水停之征，但患者素体阳虚，气化功能不利亦可水饮内停，遂运用苓桂术甘汤合肾气丸温阳利水，服用7剂后，患者口渴、水肿、精神好转，自觉全身气力较前好转。再进7剂后患者口渴、水肿缓解，气力正常，精神可，继续服用此方7剂巩固疗效，随访3年，未见双下肢水肿等症。[2]

3.咳嗽　患者，女，60岁，因术后感染出现咳嗽、胸闷等症状。症见咳白色黏痰，痰多，咽喉不利，胸前区憋闷，头晕，颜面、眼睑浮肿，神疲乏力，大便不畅，舌红，苔白滑，脉弦细。冯氏认为患者术后体虚，感受外寒，外寒引动内饮，故咳嗽、咳痰、痰多；颜面水肿，动则喘促，为肺、脾、肾之阳不化气证；脾失健运，肺失通调，阳虚不能化水，水湿内停，致痰饮丛生。运用苓桂术甘汤加味治疗7剂后，咳嗽、咳痰等诸症减轻，随症加减治疗3个月，半年后随访，病已愈如常人。[3]

4.口咸　患者，女，47岁，走路久后吐咸痰，色白而质稀，背中寒，晨起眼睛发黏且眼眵较多，舌质暗淡，边有齿痕，苔薄腻，脉沉滑。栗氏认为该患者之口咸与水饮停聚、脾运化水湿功能减退有关，以苓桂术甘汤加减治疗7日后口咸缓解，眼睛症状好转，在原方基础上加大温化水饮之力，治疗14日，患者口咸明显缓解，继服14剂巩固疗效。[4]

5.干咳　患者，女，4岁，干咳迁延不愈近3个月，吐少许白色泡沫样痰涎，咳痰不爽。晨起鼻塞流涕，面色白，无华，动则汗出，舌质淡白，水滑苔，脉沉缓。抗生素及清热化痰类中药连续使用已有2个月之久。杜氏认为该患儿为阳虚饮停，饮逆上泛之证，运用苓桂术甘汤加减治疗，处方：茯苓10g，桂枝5g，炒白术10g，炙甘草6g，防风6g，生黄芪12g，陈皮6g，清半夏10g，白前10g，黄芩6g，桔梗15g，川贝母6g，紫菀10g，蜜百部10g，治疗7日后，干咳已止，痰松动易咳出，咳嗽次数、频率大减。前方减桂枝为3g，加太子参10g，白芥子6g，莱菔子10g，继服7剂而愈。[5]

6.多涎症　本病多因脾阳虚不能运化水湿所致。多余的水湿上泛致涎液增多，又气虚无力固摄津液致口涎外溢。李氏运用苓桂术甘汤加味治疗，处方：茯苓15g，桂枝10g，炒白术20g，党参15g，陈皮10g，升麻5g，甘草10g。治疗该证5日，复诊时口涎明显减少，无外溢，饮食可，仍有便溏。原方加山药10g，续服

5剂，药后痊愈，随访1年未复发。[6]

7.闭经　该病多因脾肾阳虚，运化失司，津液代谢障碍，水湿内停，湿聚为痰，痰湿内聚，胞脉受阻所致。患者，女，25岁，头晕目眩，短气心悸已半年，闭经3个月。陈氏运用苓桂术甘汤加减治疗，方用茯苓15g，桂枝10g，白术10g，半夏10g，生姜10g，甘草3g。服5剂后，头晕目眩、短气、心悸减轻。原方加量：茯苓30g，桂枝15g，白术20g，甘草3g，半夏10g，生姜10g，4剂后，头晕目眩、短气心悸、背部寒冷均已消失。上方加附片（先煎）30g，续服5剂月经来潮。[7]

8.耳鸣　本病多因脾肾阳虚，运化无权，水饮上逆，闭塞清窍所致。郭氏等运用用苓桂术甘汤加味治疗耳鸣患者2例，方用茯苓20g，桂枝15g，白术15g，半夏9g，甘草9g，效果显著。[8]

9.低氧性肺动脉高压　本病属于中医"喘证""肺胀"等范畴，临床多属阳虚水泛证，杨氏等运用苓桂术甘汤治疗低氧性肺动脉高压的临床疗效观察显示：该方可以改善患者低氧状态，缓解患者肺动脉高压状况。但需要注意的是，苓桂术甘汤中的甘草具有抑制皮质醇转化的作用，故该方不可长期应用于高血压患者的临床治疗当中，或者应在长期使用该方治疗中酌情去除甘草。[9-10]

10.梅尼埃病　本病属于中医学"眩晕"的范畴，李氏认为苓桂术甘汤证符合梅尼埃病的临床表现。苓桂术甘汤健脾利湿，与梅尼埃病之病理基础相合，运用苓桂术甘汤化裁治疗痰湿内阻，兼有肝经郁热型梅尼埃病患者疗效显著。方用茯苓30g，桂枝12g，苍白术各10g，炙甘草6g，柴胡12g，白蒺藜10g，钩藤（后下）10g，陈皮10g，姜半夏10g，川牛膝10g，怀山药12g，代赭石（先煎）20g，生苡仁30g，生姜10g。[11]

11.神经衰弱　本病属于中医"郁证"，王氏研究认为，神经衰弱多数因思虑伤脾引起，但对于久病者，以脾虚湿盛者较为多见，故治疗应温阳健脾利水。治疗神经衰弱122例疗效观察显示，苓桂术甘汤在有效率、改善神经衰弱症状群方面和中医证候积分方面明显优于使用中成药枣仁安神液的对照组，临床疗效确切。[12]

12.胃下垂　患者，女，38岁，素体虚弱，小产2次，中重度胃下垂病史，现症见面色苍白，体单形瘦，大便溏薄，日行1~2次，肢冷背寒，舌淡，苔薄白而水滑，脉沉细无力。单氏运用苓桂术甘汤加味：茯苓20g，炒白术15g，桂枝10g，甘草6g，葛根15g，炙升麻10g，炒枳壳20g，陈皮6g，党参10g。治疗1周，诸症减轻，后随症加减调理半年。[13]

13.急性胃炎　患者，男，30岁，饮酒后出现胃部不适，症见胃脘胀满疼痛，呕恶清涎少许，形寒怯冷，神情疲惫，口淡乏味，舌苔白滑腻，质淡胖，脉细濡。

病机为贪杯饮冷，酒湿夹寒，滞塞中阳，胃失通降。王氏运用苓桂术甘汤化裁：茯苓10g，苍术10g，白术10g，桂枝10g，制半夏10g，陈皮10g，生姜10g，甘草3g。治疗3日，呕痛止。[14]

14.银屑病 蒲氏认为该病由脾失健运，津液运行障碍，水饮停于中焦，困阻气机所致。肺主皮毛，无津以布，肌肤失于濡养，则见皮肤干燥脱屑；燥盛则生风，风邪窜皮中则肌肤瘙痒，风燥相搏于肌肤则生为银屑病。临床中用苓桂术甘汤治疗银屑病（寻常型）10例，痊愈8例，显效1例，取得较好疗效。[15]

15.慢性阻塞性肺气肿 呼氏认为本病由于脾失健运，水湿内停，酿湿生痰，上涌于肺而发。临床运用苓桂术甘汤加减以健脾利湿，温化痰饮，降气平喘。方用茯苓12g，桂枝9g，白术10g，炙甘草5g，苏子10g，干姜10g。咯痰不爽者加白芥子，痰有味者加鱼腥草，咳剧者加百部，乏力者加党参，治疗该病111例，显效52例，好转45例，无效14例，总有效率87.39%。服药时间最短为2周，最长3个月。[16]

参考文献

[1] 高雅，吴海芳，何庆勇.何庆勇运用苓桂术甘汤的经验 [J].世界中西医结合杂志，2017，12（7）：915-917+932.

[2] 王翰宇，胡广兵，肖祥池，等.苓桂术甘汤医案2则 [J].新中医，2017，49（9）：165-166.

[3] 王佳佳，冯建春.冯建春应用苓桂术甘汤的临证经验 [J].继续医学教育，2015，10（29）：166-168.

[4] 高颖.栗锦迁教授临床经验撷拾——临证妙用苓桂术甘汤 [J].天津中医药，2015，32（11）：645-647.

[5] 薛筠，杜文娟.杜文娟主任温法三方治疗小儿咳喘的经验 [J].天津中医药，2015，32（10）：581-584.

[6] 李欣玉.苓桂术甘汤治疗成人多涎症 [J].河南中医，2014，34（4）：596.

[7] 陈仁旭.苓桂术甘汤治痰饮闭经 [J].四川中医，1986（3）：47.

[8] 郭桂荣，吕爱兰.苓桂术甘汤加味治疗耳鸣2例 [J].山西中医，1995（1）：46.

[9] 杨丽丽，张正义，姜华，等.苓桂术甘汤治疗低氧性肺动脉高压的临床疗效研究 [J].中国全科医学，2016，19（28）：3495-3499.

[10] 张永生，吴平生，刘伊丽.甘草与血压升高 [J].医学综述，2001，7（2）：128.

[11] 刘璇，李浩.李浩教授治疗梅尼埃病验案1则 [J].中医药导报，2015，21（24）：86-87.

［12］王书浩，曾强.苓桂术甘汤治疗神经衰弱疗效观察［J］.广州医药，2013，44（5）：49-51.

［13］时乐.单兆伟运用苓桂术甘汤治疗胃下垂例［J］.中国民间疗法，2017，25（1）：10.

［14］王明礼.苓桂术甘汤加减治疗急性腹痛举隅［J］.中西医结合实用临床急救，1996，3（9）：41.

［15］蒲德甫.以苓桂术甘汤探治银屑病［J］.四川中医，1990（12）：47.

［16］呼秀珍，潘莹.苓桂术甘汤治疗慢支阻塞性肺气肿111例［J］.陕西中医学院学报，2000（3）：23.

第二十一节　真武汤

【组成】茯苓9g，芍药9g，生姜9g，白术6g，炮附子9g。

【来源】《伤寒论》曰："太阳病发汗，汗出不解，其人仍发热，心下悸，头眩，身瞤动，振振欲擗地者，真武汤主之。"

【方解】具有温阳利水之功效。本方所治病证乃脾肾阳气亏虚，水气泛滥所致。方中附子温肾壮阳，以化气利水，兼暖脾土，以温运水湿，为君药。脾主制水，以白术健脾燥湿，使水有所制；茯苓淡渗利湿，使水湿从小便而去，并助白术健脾，共为臣药。水溢肌肤，故佐以生姜温散，既助附子温阳散寒，又合茯苓、白术宣散水湿；佐以芍药，一者利小便以行水，二者柔肝缓急以止腹痛，三者敛阴舒筋以治筋肉瞤动，四者防止温燥药物伤耗阴津，以利久服缓治。诸药配伍，以奏温阳利水之效。

【适应证】阳虚水泛证。症见畏寒肢厥，小便不利，心下悸动不宁，头目眩晕，身体筋肉瞤动，站立不稳，四肢沉重疼痛，浮肿，腰以下为甚，或腹痛、泄泻，或咳喘呕逆，舌质淡胖，边有齿痕，舌苔白滑，脉沉细。

【方歌】　　　　真武汤壮肾中阳，茯苓术芍附生姜。

　　　　　　　　少阴腹痛有水气，悸眩瞤惕保安康。

【临床应用】

1.水肿　本病多因脾虚，运化水湿功能失调所致，肾调节水液代谢作用降低，水湿内停，阻滞气机，不通则痛，流注于肌肉关节发为水肿。张氏等运用真武汤加减温阳利水治疗水肿，方用熟附子6g，白芍6g，半夏6g，陈皮6g，茯苓9g，白术9g，当归9g，获得明显疗效。[1]

2.风湿性心脏病　患者，女，68岁，风湿性心脏病20余年，因受凉出现胸闷，憋气，喘息不得卧，腹满，纳差，尿少，水肿，形寒怕冷，手足不温，舌质淡，苔白腻而润，脉沉细而弱。高氏等运用真武汤加减益气温阳，渗利水湿。处方：制附子12g，白术15g，黄芪30g，茯苓30g，党参20g，丹参20g，白芍药15g，泽泻15g，泽兰12g，川芎15g，干姜9g，三七粉（冲服）3g。胸闷、憋气明显缓解，尿量大增，腹胀缓解，水肿减轻，纳食可。[2]

3. 慢性肾小球肾炎　本病多因脾肾阳虚，水湿内停，阻滞气机，聚湿为痰，日久致瘀，痰瘀互结所致。周氏运用真武汤加减治疗脾肾阳虚型慢性肾小球肾炎41例，疗程为6个月，完全缓解8例，基本缓解12例，好转10例，总有效率73.17%。[3]

4. 慢性肾衰竭　本病多因脾肾阳虚，湿浊之邪壅滞三焦，津液代谢失调，气机阻滞，湿浊毒瘀互结所致。赵氏应用加味真武汤配合中药灌肠治疗慢性肾衰竭60例，显效31例，有效22例，总有效率88.33%。[4]

5. 肝硬化腹水　本病属于中医"鼓胀"范畴，肝病日久，横逆犯脾，则脾阳虚衰，不能携肝肾之阴气化，水气循环受阻；肝肾同源，损及肾阳，水液不化，故停聚而发病。薛氏运用真武汤加味以温阳利水。处方：黑附子（先煎）15g，茯苓20g，白芍15g，炒白术15g，生姜10g，车前子（包煎）20g，泽泻15g，临床疗效显著。[5]

6. 腰椎间盘突出症　刘氏认为本病根本病机在于脾肾阳虚，水湿内停，故而运用真武汤加减治疗病程3个月以上腰椎间盘突出症58例，治疗15天后治愈30例，好转22例，总有效率89.66%。[6]

7. 目疾　汝氏运用真武汤治疗脾肾阳虚、水湿内停型高血压性视网膜病变、糖尿病视网膜病变和飞蚊症，治疗5~10天，均获良效。[7]

8. 带下病　本病多因脾阳不足，运化失职，水湿内停所致。湿邪下注而伤及任带，任脉失调，带脉失约从而发病。毕氏运用真武汤治疗带下病118例，方用附子（先煎）15g，白术30g，白芍50g，茯苓50g，生姜（切片）50g，痊愈90例，好转18例，总有效率91.53%。[8]

参考文献

[1] 张艳，张英，樊小农.水肿病治验1则[J].山西中医，2015，31（1）：27.

[2] 高珊，徐彩凤.张润民主任应用经方临证体会[J].河北中医，2016，38（9）：1289-1291.

[3] 周自祥.真武汤加味治疗脾肾阳虚型慢性肾小球肾炎41例[J].广西中医学院学报，2006，9（3）：35-36.

[4] 赵玉娟.加味真武汤合中药灌肠治疗脾肾阳虚型慢性肾功能衰竭60例[J].中国中医

药科技，2007，14（4）：297.

［5］赵鹏忠，薛敬东.薛敬东主任医师应用真武汤临床经验举隅［J］.世界最新医学信息文摘，2016，16（65）：397+301.

［6］刘益兵，张勤安，王晓云，等.真武汤加减治疗腰椎间盘突出症体会［J］.光明中医，2014，29（12）：2564-2565.

［7］汝亚琴.真武汤眼科治验举隅［J］.中西医结合学报，2005，3（1）：61-62.

［8］毕明义.真武汤治疗带下病118例［J］.山东中医杂志，1994，13（10）：448.

第二十二节　茯苓皮汤

【组成】茯苓皮15g，生苡仁15g，猪苓9g，大腹皮9g，白通草9g，淡竹叶6g。

【来源】《温病条辨》："吸受秽湿，三焦分布，热蒸头胀，身痛呕逆，小便不通，神识昏迷，舌白，渴不多饮……继用淡渗分消浊湿，茯苓皮汤。"

【方解】猪苓、薏苡仁、通草、淡竹叶皆为淡渗利湿之品，茯苓皮则微兼泻热，大腹皮理气化湿。综之本方效用，务使在里之湿邪由小便而去。

【适应证】湿温证。症见热蒸头胀，身痛呕逆，小便不通，神识昏迷，舌白，渴不多饮者。

【方歌】　　　　茯苓皮汤用猪苓，薏米竹叶腹皮通。

　　　　　　　　分消走泻利三焦，六味合力淡渗功。

【临床应用】

1.皮肤瘙痒症　患者，男，53岁，近3年来头部及全身皮肤经常奇痒难忍，西医诊断为脂溢性皮炎，时有小水疱，搔破后有液体渗出，二便调，舌苔薄腻，质淡红，脉濡。本病因素体脾虚，湿浊内生，阻滞气机，使气血津液运行失常，肌肤气血不和，从而发病。沈氏自拟姜黄茯苓皮汤祛风胜湿，凉血止痒。方用片姜黄20g，茯苓皮20g，苦参15g，生山楂18g，人中黄12g，苍术12g，白鲜皮10g，土茯苓20g，乌梢蛇12g，栀子10g，紫草30g，滑石（包煎）20g，服药6天后，瘙痒大减，液体渗出物减少，小水疱消失。继服18天，半年后随访未曾再发。[1]

2.解脲支原体感染　本病属于中医带下病范围，由脾气之虚、肝气之郁、湿气之侵和热气之逼导致。刘氏运用加味茯苓皮联合加替沙星胶囊治疗解脲支原体感染患者40例，处方：党参15g，柴胡12g，白术10g，白芍15g，香附15g，女贞子15g，薄荷10g，墨旱莲15g，苦参12g，当归15g，黄柏12g，红花15g，茵陈15g，随症加减，服药6周后，患者解脲支原体DNA转阴率和总有效率高于单纯使用加替沙星胶囊患者，疗效确切。[2-3]

3.尿路感染 本病属于中医学"热淋"的范畴,多因湿热内结膀胱所致。吴氏运用加味茯苓皮汤治疗30例,方用茯苓皮15g,生苡仁15g,猪苓9g,大腹皮9g,白通草9g,淡竹叶6g,白术15g,益智仁6g。结果显示对尿频、尿急、尿痛的改善作用和治疗有效率明显高于使用三金片治疗组,疗效确切。[4]

参考文献

[1]沈超.姜黄茯苓皮汤治疗皮肤瘙痒症[J].四川中医,1985(11):48.

[2]陈海妙,叶明,张鸿,等.慢性盆腔炎患者支原体、衣原体感染状况分析[J].中国微生态学杂志,2014,26(11):1335-1337.

[3]刘英莲,周夏芝,岳雯,等.加替沙星胶囊联合加味茯苓皮汤加减方对解脲类支原体感染的研究[J].中华医院感染学杂志,2018,28(3):336-339.

[4]吴蝉丰.加味茯苓皮汤治疗湿热下注型尿路感染疗效观察[D].广州:广州中医药大学,2011.

第二十三节 宣清导浊汤

【组成】猪苓15g,茯苓15g,寒水石18g,蚕沙12g,皂角刺(去皮)9g。

【来源】《温病条辨》:"湿温久羁,三焦弥漫,神昏窍阻,少腹硬满,大便不下,宜宣清导浊汤主之。"

【方解】具有宣泄湿浊,通利二便之效。本方中,寒水石色白性寒,具有宣湿清热的功效,为本方的君药。猪苓苦泻淡渗,使三焦之气能升能降;茯苓甘少淡多,淡渗利湿,通调水道,使湿从小便而去,二药共为本方的臣药。蚕沙化浊清气,使湿浊得化,清气自升;皂角刺辛咸性燥,能退暑燥湿,辛通上下关窍,使大便得通,为本方佐药。五药合用,既化无形之气,又逐有形之湿。湿浊去,二便通,症状得以恢复。

【适应证】湿温久羁,三焦弥漫。症见神志轻度昏迷,少腹硬满,大便不通,小便赤少,舌苔浊腻,脉象实者。

【方歌】　　　　宣清导浊猪茯苓,寒石蚕沙皂角共。

　　　　　　　　湿邪弥漫阻三焦,宣畅气机便秘通。

【临床应用】

1.水肿 本病因湿浊浸渍下焦,气机受阻,水液代谢失调所致。李氏运用宣清导浊汤加减宣化湿浊,方用蚕沙15g,茯苓20g,皂角刺15g,寒水石30g,猪苓15g,泽兰12g,莲叶10g,治疗面部、下肢水肿的肾炎患者1个月,疗效显著。[1]

2.鼓胀 患儿，男，12岁。自诉暴食后出现腹部胀满，坚硬压痛，二便不畅，舌质淡红，舌苔白滑且腻，两尺脉沉弦而滑。因肠道气滞湿阻，湿浊久郁下焦，气机受阻，清阳不升，浊阴不降，下行传导失职所致。李氏运用宣清导浊方加减升清降浊，方用皂荚子10g，寒水石30g，茯苓20g，猪苓15g，蚕沙12g，薏苡仁20g，萆薢10g，治疗6天，诸症悉除。[1]

3.湿温发热 患者，男，淋雨感湿后出现发热，最高38.2℃，微恶寒，口涎胶黏，不欲食，面色萎黄，大便不畅，舌质淡红，苔白腻，脉弦滑。口服银翘散、藿朴夏苓汤未见效。本病因外感风寒湿邪，加之素体脾虚，又服用苦寒之品，进一步损伤阳气，发为湿热。李氏运用宣清导浊方清热化湿，方用蚕沙12g，泽兰12g，茯苓20g，猪苓15g，皂角刺10g，佩兰10g，青蒿12g，薏苡仁（炒）30g，寒水石30g，2剂后热退、二便通调。去泽兰，继服2剂，诸症消失。[1]

4.慢性肾衰竭 患者，男，65岁，慢性肾衰竭3年，就诊前1周发热，恶心呕吐，体温最高至39.2℃，双下肢浮肿，恶心呕吐，头晕，大便干结，舌质偏红，苔黄腻，脉弦滑。李氏等认为本病证因湿浊内聚，壅塞三焦，二窍闭阻，浊阴上逆所致，宜运用宣清导浊方通腑泻浊，清利活血，降逆止呕。方用蚕沙（包煎）15g，猪苓15g，茯苓20g，泽兰15g，泽泻15g，苍术15g，白术15g，紫苏叶12g，紫苏梗12g，黄连10g，姜半夏15g，土茯苓30g，六月雪30g，王不留行15g，皂角刺6g，滑石（包煎）12g，川牛膝15g，冬葵子15g，车前草20g，1周后呕吐止，食纳增，半月后水肿消退，病情好转。[2]

5.湿阻便秘 本病多因湿邪壅盛，脾胃大肠气机升降阻滞所致，重在宣泻湿浊，调畅气机，通利大便。叶氏运用宣清导浊方和排气汤加减祛湿通滞，方用寒水石10g，蚕沙10g，猪苓10g，茯苓10g，猪牙皂10g，枳壳10g，桔梗10g，槟榔10g，厚朴12g，木香10g，秦皮10g，白术10g，疗效显著。[3]

参考文献

［1］李鳌才.宣清导浊汤临证验案举隅［J］.山西中医，1999，15（1）：47.

［2］李一北，刘利华.宣清导浊汤在慢性肾衰竭中的运用［J］.山东中医药大学学报，2015，39（5）：411-412.

［3］马燕.叶腾辉治疗湿阻便秘经验［J］.四川中医，2013，31（12）：14-15.

第二十四节　甘露消毒丹

【组成】滑石15g，黄芩10g，茵陈11g，石菖蒲6g，川贝母、木通各5g，藿香、连翘、白豆蔻、薄荷、射干各4g。

【来源】《医效秘传》:"时毒疫气……邪从口鼻皮毛而入,病从湿化者,发热目黄,胸满,丹疹,泄泻,其舌或淡白,或舌心干焦,湿邪犹在气分者,用甘露消毒丹治之。"

【方解】具有利湿化浊,清热解毒之功效。方中重用滑石、茵陈、黄芩,其中滑石利水渗湿,清热解暑,两擅其功;茵陈善清利湿热而退黄;黄芩清热燥湿,泻火解毒。三药相合,正合湿热并重之病机,共为君药。湿热留滞,易阻气机,故臣以石菖蒲、藿香、白豆蔻行气化湿,悦脾和中,令气畅湿行;木通清热利湿通淋,导湿热从小便而去,以益其清热利湿之力。热毒上攻,颐肿咽痛,故佐以连翘、射干、贝母、薄荷,合以清热解毒,散结消肿而利咽止痛。纵观全方,利湿清热,两相兼顾,且以芳香药行气悦脾,寓气行则湿化之义;又佐以解毒利咽药,令湿热疫毒俱去,诸症自除。

【适应证】湿温时疫,邪在气分,湿热并重证。症见发热倦怠,胸闷腹胀,肢酸咽痛,身目发黄,颐肿口渴,小便短赤,泄泻淋浊,舌苔白或厚腻或干黄,脉濡数或滑数。

【方歌】　　　　甘露消毒蔻藿香,茵陈滑石木通菖。

　　　　　　　　芩翘贝母射干薄,湿温时疫是主方。

【临床应用】

1.**小儿感冒**　患儿,男,5岁,就诊前5天因感寒发热,口服阿莫西林热渐褪,现低热2天,咽痛,偶咳,脘腹不适,口气重,大便偏稀味臭,小便短黄,舌红,苔黄腻。本证因饮食积滞,脾失运化,复感风寒湿邪,湿热交争所致,陶氏等运用甘露消毒方加减清热利湿,方用白豆蔻5g,藿香5g,茵陈5g,厚朴5g,通草5g,石菖蒲5g,射干5g,浙贝母5g,连翘5g,黄芩5g,薄荷3g,佩兰5g,滑石10g,神曲5g,麦芽10g,3剂后热退咳减,去佩兰继服3剂,诸症消。[1]

2.**湿热咳嗽**　周氏认为甘露消毒丹治疗的湿热咳嗽主要特点为久咳,且晚间较重,常因气候变化及劳累加重,咳痰量少,色白或色黄或黄白相间,质黏,不易咳出,伴有胸闷气短,咽喉不利,口黏口苦,口渴不欲饮或喜热饮,腹胀,食欲减退,大便稀溏或黏滞不爽或便秘,小便黄赤。[2]

3.**长期不明原因发热**　患儿,女,13岁,间断发热半年余,体温37.5~38.1℃,下午3~5时发热,自觉面部烘热,头晕,肢体困重乏力,纳食欠佳,口中黏腻,大便黏,小便稍黄,舌质红,苔黄腻,脉滑数。闫永彬教授认为本病为湿温病,因湿热蕴于中焦脾胃所致,可运用甘露消毒丹加减以清热利湿。方用滑石、黄芩、藿香、连翘、焦三仙各10g,茵陈15g,石菖蒲、通草、白豆蔻、薄荷、射干各

6g，川贝母1g，生石膏30g，治疗2周后体温37.5℃左右，面部烘热感、神疲乏力等症状大减，舌质红，苔黄稍腻，去豆蔻、石膏，加知母、玄参，继服7剂，诸症皆消。[3]

4.小儿疱疹性疾病 谢氏认为小儿疱疹性疾病多因脾失健运，湿浊内生所致，因小儿为纯阳之体，又加之感受时邪疫毒加重湿邪，易湿郁化热，故生此病。临床运用甘露消毒丹加减以清热、祛湿、解毒，治疗疱疹性咽峡炎、水痘效果显著。[4]

5.咽喉炎 本病为湿热郁阻三焦，上壅结于咽喉所致。患者，女，45岁，语声不出，咽肿，咽痛，口苦口黏，偶有胸闷，腹胀，纳差，小便黄，大便不爽，舌质红，苔黄腻，脉濡数。西医诊断为咽喉炎，肖氏等运用甘露消毒丹加减以清利湿热，宣畅三焦，方用白豆蔻15g，藿香10g，茵陈10g，滑石10g，木通8g，石菖蒲10g，黄芩10g，连翘10g，川贝母12g，射干10g，薄荷10g，木蝴蝶6g，炙甘草6g，治疗7天诸症好转，上方加厚朴10g，继服7天诸症皆愈。[5]

6.复发性口腔溃疡 本病属中医学的"口疮""口糜""口疡"范畴，牛阳教授认为本病多由饮食、情志、劳倦、久病不愈等因素伤及脾胃，使脾胃运化功能障碍，三焦气化失司，水湿停聚，郁而化热，湿热之邪阻滞脾胃，循经上犯于口所致。临床运用甘露消毒丹加减利湿化浊，清热解毒，宣畅气机。方用黄芩15g，连翘12g，浙贝母15g，藿香10g，白豆蔻12g，石菖蒲15g，茵陈15g，木通10g，滑石（包煎）20g，车前子15g，射干10g，生苡仁30g，炒白术15g，生甘草10g，治疗3周痊愈，随访半年未复发。[6]

7.高血压病前期 曾氏等在运用甘露消毒丹治疗湿热型高血压病前期40例的临床观察中发现，甘露消毒丹治疗组有效率远高于生活方式改良对照组，能够有效降低患者血压、甘油三酯、总胆固醇、高密度脂蛋白和尿酸水平，改善代谢紊乱，尤其是在降低收缩压与总胆固醇方面，疗效优于单纯生活方式改良治疗，能够延缓或者阻止病情进展为高血压病。[7]

8.急性黄疸型肝炎 本病属于中医学"黄疸""胁痛""癥积"范畴，多因脾虚肝郁，气机阻滞，水液代谢失调，湿热熏蒸而发。陈氏在西医常规治疗基础上联合甘露消毒丹加减治疗44例本病患者，方用滑石15g，黄芩10g，茵陈15g，石菖蒲10g，川贝母10g，木通5g，藿香10g，连翘10g，白豆蔻5g，薄荷5g，射干5g。热重于湿者，加栀子10g，蒲公英10g；湿重于热者，加车前子10g，茯苓10g，薏苡仁15g，治疗4周后，甘露消毒丹加减治疗急性黄疸型肝炎临床总有效率、疗效指标改善明显高于单纯西医常规治疗组。[8]

9.结节性红斑 本病多因外感风邪，内生痰湿、热毒、血瘀而致，好发于四肢，以四肢红色疼痛性炎性结节表现为主。牛阳教授运用甘露消毒丹加减以清热化湿，活血通脉。方用滑石（先煎）30g，茵陈15g，黄芩10g，浙贝母15g，连翘12g，白豆蔻15g，杏仁10g，薏苡仁30g，陈皮10g，厚朴12g，清半夏10g，淡竹叶10g，通草10g，土茯苓20g，茯苓20g，生地黄20g，炒丹皮15g，生山楂12g，生甘草10g。治疗3周，痊愈，随访3个月无复发。[9]

10. 小儿重症支原体肺炎 李新民教授认为本病主要病机为肺气郁闭，湿热并重，治疗核心在湿而不在热，湿去热自孤。临床运用甘露消毒丹加减辅助治疗本病20例观察发现，联合甘露消毒丹治疗后可明显减轻肺炎病情，缩短病程，提高疾病痊愈率，减少合并用药率；可缩短患儿的完全退热时间，增加72小时内体温降至38.5℃以下人数；可改善呼吸道症状及全身感染中毒表现，明显降低血清反应蛋白水平。[10]

11. 急乳蛾 本病多以发热，咽喉红肿疼痛，甚则表面有黄白色脓样分泌物为特征。多因患者素有湿热温毒郁结，又嗜食厚腻、辛辣肥甘，复感时令风热邪毒所致。刘氏运用甘露消毒饮加减以清热解毒，化浊利湿治疗本病45例，方用射干12g，黄芩12g，连翘15g，浙贝母15g，马勃5g，板蓝根15g，滑石（包煎）30g，茵陈10g，薄荷（后下）10g，藿香10g。外感风热明显者加金银花20g，柴胡10g；高热烦渴者加生石膏（先煎）30g，芦根15g；大便秘结者加生大黄（后下）6g。治疗7天，治愈32例，好转10例，总有效率93.3%。[11]

12. 小儿冒暑 本病是指感受暑热之邪，传入胃肠，致肺失宣降、脾失升清、胃失降浊的一种疾病，表现为咳嗽、呕吐、腹泻并见，为暑病轻证。王氏运用加味甘露消毒丹清热解毒，利湿化浊。药物组成为滑石、茵陈、黄芩、石菖蒲、通草、浙贝母、射干、连翘、薄荷、豆蔻、广藿香、佩兰、薏苡仁、山黄连、麸炒苍术、甘草，治疗4天热退偶咳，去连翘、薄荷、射干、广藿香，加陈皮、姜竹茹、姜半夏治疗5天痊愈。[12]

13. 顽固瘙痒 患者，男，65岁，皮肤瘙痒3年。近期察觉瘙痒时伴有咳嗽，咳嗽之后瘙痒减轻，抓挠后破损处有渗液，色黄而质黏，舌淡，苔薄白，脉沉滑。吴氏认为抓挠则渗液，说明瘙痒之因非虚、非风，而为湿。湿邪留于体内，循经熏蒸，蕴郁肌肤，营卫不和，而致皮肤瘙痒。运用甘露消毒丹加减以清热化湿解毒。方用草豆蔻10g，藿香10g，茵陈30g，滑石20g，川木通10g，石菖蒲15g，黄芩15g，连翘20g，射干10g，浙贝母15g，杏仁10g，地肤子20g，白鲜皮20g。治疗1周瘙痒明显减轻，去木通、滑石，加荆芥15g，蝉蜕6g，继服1周，患者诉瘙痒移至四肢末端，但抓挠仍有渗液，去石菖蒲，加茯苓30g，薏苡仁30g，再服14剂。瘙痒痊愈而再访未犯。[13]

14. 腹泻 患儿，女，5岁，发热伴恶心、腹泻，体温38.5℃，肢酸倦怠，胸闷腹胀，口渴，咽红肿痛，小便短赤，舌红，苔黄厚腻，脉滑数。姜氏认为本病因湿热交蒸，酝酿成毒，湿热留恋气分，弥漫三焦所致。予甘露消毒丹加减利湿化浊，清热解毒。方用薄荷（后下）5g，淡豆豉10g，射干10g，藿香10g，炒枳壳10g，桔梗10g，黄芩10g，连翘10g，大贝母10g，厚朴9g，白豆蔻6g，茵陈12g，滑石粉（包煎）10g，炒苡仁10g，芦根10g。服药2日后，患儿热退，便调，病情痊愈。[14]

15.痞满 湿热蕴结中焦，纳运失常，而致纳呆呕恶；湿郁化热，阻滞气机，致大便溏而不爽；湿邪困脾，而致身重倦怠，口黏少饮。谭氏运用甘露消毒丹加减以清热除湿、行气除满，治疗湿热蕴脾型痞满30例，治疗总有效率93.3%。[15]

16.梅核气 患者，女，50岁，自感咽部堵塞3月余，服用半夏厚朴汤无效，伴胸部堵闷不舒、心烦，且每于午后加重，呃逆不泛酸，口干不欲饮，便溏，舌质红，苔薄黄腻，脉弦滑。本病证属湿热，因素体虚弱或饮食不节使湿浊内生，气机郁闭于咽喉而致。贺氏等运用甘露消毒丹加减以清湿热、解热毒、利咽喉、调气机。方用茵陈10g，藿香10g，滑石15g，石菖蒲9g，连翘9g，川贝母9g，射干9g，薄荷3g，桔梗6g，枇杷叶9g，旋覆花（包煎）6g，杏仁10g，服用4剂后自觉咽喉部偶有发堵感，余症俱除。上方去石菖蒲、连翘、贝母，加沉香2g，枳实6g，苏梗10g，继服3剂而愈。[16]

参考文献

[1] 陶洪，舒兰.甘露消毒丹治疗儿科疾病运用举隅［J］.湖南中医药大学学报，2017，37（10）：1103-1105.

[2] 周宸羽，张立山.甘露消毒丹治疗61例咳嗽患者证候特点分析［J］.北京中医药，2017，36（9）：830-833.

[3] 安兰花，李欣欣.闫永彬教授用甘露消毒丹治疗不明原因发热经验［J］.中国中西医结合儿科学，2017，9（4）：356-358.

[4] 饶慧，何星星，谢静.谢静副教授从湿热论治小儿疱疹性疾病经验［J］.中医儿科杂志，2018，14（2）：23-25.

[5] 肖凯，刘杰文，陈宝国.从湿热郁阻论治金实不鸣［J］.江西中医药，2018，49（2）：15-16.

[6] 李文珊，牛阳.牛阳教授运用甘露消毒丹加减治疗复发性口腔溃疡2例［J］.中国老年学杂志，2016，36（6）：1487-1488.

[7] 曾娟，唐欣宁，齐密霞.甘露消毒丹治疗湿热型高血压病前期40例临床观察［J］.湖南中医杂志，2017，33（11）：1-4.

[8] 陈岩岩，王瑾.甘露消毒丹加减治疗急性黄疸型肝炎44例观察［J］.世界最新医学信

息文摘, 2017, 17 (19): 137.

[9] 叶梦怡, 牛阳. 牛阳教授运用甘露消毒丹治疗结节性红斑经验 [J]. 现代中医药, 2016, 36 (4): 8-9.

[10] 杜洪喆, 李新民, 晋黎, 等. 甘露消毒丹辅助治疗小儿重症支原体肺炎 (湿热证) 临床研究 [J]. 天津中医药, 2015, 32 (8): 477-480.

[11] 刘学俊, 万国强. 甘露消毒饮加减治疗急性扁桃体炎45例 [J]. 光明中医, 2014, 29 (6): 1226-1227.

[12] 宿春竹, 田春馨, 景伟超, 等. 加味甘露消毒丹治疗小儿冒暑验案 [J]. 中医药临床杂志, 2016, 28 (8): 1165-1166.

[13] 吴贤顺. 吴深涛治愈疑难杂症2则 [J]. 江苏中医药, 2011, 43 (3): 58-59.

[14] 姜磊. 李新民治疗小儿腹泻验案3则 [J]. 江苏中医药, 2009, 41 (4): 48.

[15] 谭启荣. 甘露消毒丹治疗湿热蕴脾型痞满疗效观察 [J]. 湖北中医学院学报, 2007, 9 (4): 52-53.

[16] 贺清, 王红艳. 甘露消毒丹治疗梅核气 [J]. 云南中医学院学报, 1996, 19 (2): 30.

第二十五节　白虎加苍术汤

【组成】知母18g, 甘草6g, 石膏3g, 苍术9g, 粳米9g。

【来源】《类证活人书》:"白虎加苍术汤治湿温多汗。知母六两, 炙甘草二两, 石膏一斤, 苍术三两, 粳米三两, 上锉如麻豆大, 每服抄五钱匕, 水一盏半, 煎八分, 去渣, 取六分清汁, 温服。"

【方解】本方具有清热祛湿之功效。石膏配苍术为君, 知母为臣, 甘草、粳米为佐。知母, 气味苦寒, 入足阳明。甘草, 气味甘平, 入足太阴。石膏, 气味辛寒, 入手太阴、足阳明。苍术, 气味苦辛温, 入足太阴。粳米, 气味甘平, 入手、足太阴。此治暑湿相搏而为湿温病者, 以苦寒、辛寒之药清其暑, 以辛温雄烈之药燥其湿, 以甘平之药缓其中, 则贼邪却, 正自安矣。石膏、知母、甘草、粳米, 白虎汤也, 可解温热; 加苍术者, 取其辛燥能治湿之效也。方中甘草佐苍术, 知母佐石膏, 刚柔并济, 用以燥湿清热, 且不伤脏腑之正气。仲景云"湿邪以寒战而须知母佐石膏", 本方刚柔相配, 且不伤脏腑之正气, 可谓详审精密矣, 虽与白虎汤相似, 但其义各有微妙。

【适应证】临床常用于治疗风湿热、夏季热等。治身热胸痞, 多汗, 舌红苔白腻者, 或两胫逆冷, 胸腹满, 多汗, 头目痛, 苦妄言, 其脉濡弱、阴小而急者或伤寒发汗不解, 脉浮者, 或憎寒壮热, 口渴, 一身尽痛, 脉沉细者, 或壮热口渴, 自汗身重, 胸痞, 脉洪大而长者, 或疹毒烦热渴泻者。

【方歌】　白虎石膏知甘粳，气分热盛此方清。

　　　　　亦有加入苍术者，清热祛湿须分清。

【临床应用】

1.乙型脑炎　本病多因暑邪夹湿留于气分所致，常表现为发热、头痛、呕吐、胸闷、烦躁、昏迷等症。袁氏运用白虎加苍术汤加减以清暑燥湿，方用石膏30g、知母、苍术、粳米各6g，甘草2~5g，胸闷呕吐甚者加藿香、佩兰、豆蔻；惊厥者加钩藤、全蝎；痰多者加石菖蒲；昏迷者配合紫雪丹或安宫牛黄丸；并发呼吸衰竭者合四逆加人参汤，配合西医镇静、降颅内压、抗感染等措施。治疗乙型脑炎患儿64例，临床治愈58例，好转5例，总有效率98%。[1]

2.急性痛风性关节炎　胡氏认为痛风主要病机为风寒湿邪客于阴分，阻遏气机，气滞血瘀，郁而发热。急性期为郁热之证，风湿热胶结，治以清热利湿，祛风通络为主。临床运用白虎加苍术汤加减治疗急性痛风性关节炎64例，方用石膏（先煎）40g，知母10g，苍术15g，生甘草10g，羌活10g，独活10g，鸭跖草40g，赤芍15g，防己10g，西河柳20g，牛膝20g，随症加减，配合四黄散外敷，总有效率75%。[2]

参考文献

［1］袁明华.白虎加苍术汤治疗乙型脑炎64例［J］.湖南中医杂志，1993，9（3）：23.

［2］胡建岳，章明.白虎加苍术汤加减合用四黄散外敷治疗急性期痛风性关节炎64例［J］.浙江中医学院学报，2000，24（3）：30.

第二十六节　五叶芦根汤

【组成】藿香叶6g，薄荷叶1.8g，鲜荷叶3g，冬瓜仁15g，佩兰叶4.5g，枇杷叶15g，芦根（取尖）30g。

【来源】《温热经纬》引《薛生白湿热病篇》："湿热证，数日后，脘中微闷，知饥不食，湿邪蒙绕三焦，宜藿香叶，薄荷叶，鲜荷叶，枇杷叶，佩兰叶，芦尖，冬瓜仁等味。"

【方解】薄荷叶、鲜荷叶、枇杷叶，气味清芬，轻宣肺气，辛凉涤暑，治上焦如羽，非轻不举也；藿香叶、佩兰叶，气味芳烈，取其宣化湿浊，通畅气机；冬瓜仁、芦根二味，皆甘淡之品，叶天士所谓"渗湿于热下"也。夏月炎暑熏蒸，头脑昏重，胸痞纳少，小溲黄赤者，恰是对症，勿以药味清淡而忽之也。

【适应证】临床常用于治疗小儿厌食、夏季热等。症见湿热俱轻，身热自汗，胸脘微闷，知饥不食，口腻微渴，渴不喜饮，便溏，舌苔黄白相兼、薄而黏腻，脉右滞，左微数。

【方歌】　　　　　五叶芦根叶藿香，薄荷佩荷枇杷尝。

　　　　　　　　　　一味冬瓜清湿热，温病后期此方良。

【临床应用】

1.耳鸣　患者，女，28岁，产后发热，热退后遗留耳鸣，西医诊断为神经性耳聋（轻度），头涨昏蒙，耳鸣时作，伴闭塞感，舌苔薄黄、多津，脉濡。本病证属湿热上蒙，耳窍失灵。刘氏运用五叶芦根汤加减以轻宣湿热，加石菖蒲、郁金行郁开窍，服用6剂痊愈。[1]

2.热淋　患者，女，25岁。自诉尿频，尿急，尿痛，头昏蒙而闷热，胃脘痞满不适，时有恶心干呕，食而无味，口渴不多饮，苔薄白兼黄，舌面多液，脉濡细。本病属湿热蕴结膀胱之热淋，刘氏运用五叶芦根汤加减清热利湿，原方加车前草、滑石、甘草，服用8剂后诸症消失，继服3剂巩固疗效，次年随访未复发。[1]

3.小儿厌食症　本病中医学属于"纳呆"范畴，多因长期偏食甜腻、瓜果、肥甘等使积滞不化，内生湿热，扰乱脾胃纳化之机所致。周氏运用五叶芦根汤清热利湿，宣畅气机，醒脾悦胃。方用佩兰叶6g，藿香叶6g，薄荷叶3g，鲜荷叶10g，枇杷叶（去毛）3片，芦根6g，冬瓜仁6g。服4剂后食欲好转，继服8剂，胃纳复常，精神爽朗，诸症悉除，未见复发。[2]

参考文献

［1］刘庆田.薛氏五叶芦根汤临床运用体会［J］.广西中医报，1994，2（1）：17.

［2］周端求.五叶芦根汤为主治疗小儿厌食症103例［J］.中国农村医学，1989（6）：35-36.

第二十七节　李氏清暑益气汤

【组成】黄芪15g，苍术、白术各15g，升麻10g，人参（去芦）、泽泻、神曲、陈皮各5g，麦冬、当归、炙甘草各3g，青皮3g，黄柏3g，葛根3g，五味子3g。

【来源】《脾胃论》。

【方解】具有清暑益气，除湿健脾之功。本方以补中益气汤去柴胡易葛根，合生脉散，两补气阴；复用二妙散加泽泻、青皮、神曲治其湿热，堪称药证相符，无懈可击。方中人参、黄芪益气固表，苍术、白术健脾燥湿，黄柏、麦冬、五味子泻火生津，陈皮、青皮、泽泻理气渗湿，当归养血和阴，升麻、葛根解肌升清，甘草和中。

【适应证】虚人感暑之气，症见四肢困倦，精神短少，懒于动作，胸满气促，身热而烦，大便溏而频，小便黄而少，不思饮食，自汗，体重，舌淡，齿痕，苔腻口黏，脉虚大或洪缓。

【方歌】　　　　　清暑益气参草芪，当归麦味青陈皮。

　　　　　　　　　曲柏葛根苍白术，升麻泽泻随之用。

【临床应用】

1.发热　患者，女，19岁，就诊前已发热2月余，抗感染治疗无效，现发热无恶寒，午后热甚，伴面色萎黄，神疲乏力，纳差，脘腹胀满，大便时溏，口干，口苦，口黏。薛氏认为本病因脾虚健运失职，津液不运而生湿，久郁化热所致，给予清暑益气汤加减以益气健脾，祛湿清热。方用生黄芪20g，党参20g，当归10g，炒白术10g，炙甘草6g，苍术10g，升麻10g，葛根10g，泽泻20g，神曲10g，麦冬10g，五味子10g，青皮10g，陈皮10g，黄柏10g。服3剂后发热渐退，再服4剂后体温恢复正常，未再复发。[1]

2.暑湿感冒　本病主要病机为正气不足，暑湿交结。常病程缠绵，不易速愈，主要表现为畏冷身热，头重身困，气短心烦，欲沉睡而眠不安，不思饮食，汗出而热不退，汗出后复畏冷，咳痰黏白，舌苔腻黄滑相兼，脉虚濡稍数等。齐氏使用清暑益气汤加减清暑益气，健脾除湿。原方加羌活、藿香、砂仁、白茅根，服3剂病状消失大半，继服3剂后痊愈。[2]

3.便秘　患者，女，44岁，便秘1年，5~7日1行，先硬后溏，排出不爽，时有眩晕，疲乏汗出，胃脘痞闷，带下黄白有异味，舌尖红，苔薄白，脉濡缓。房氏认为本病因气血亏虚，湿热壅结，脾胃升降失司所致，运用清暑益气汤加减治疗，方用黄芪30g，党参10g，当归10g，甘草10g，青皮10g，陈皮10g，苍术10g，白术10g，升麻10g，葛根15g，泽泻15g，黄柏10g，麦冬10g，五味子10g，神曲10g。服6剂，大便日1行，脘腹得舒，带下减少。停药数日，大便又2~3日1行，前方人参易党参，续服6剂。大便正常，后每隔3天服1剂，连服1个月以巩固疗效。[3]

4.眩晕　患者，女，35岁，平素体弱，稍劳累则头晕不已，天旋地转，恶心，呕吐，脘痞，纳呆，汗出，口干，大便溏而不爽，舌淡红，苔白腻，脉濡缓。房氏认为本病因气血虚亏，脾为湿困，湿热壅遏所致，运用清暑益气汤加减治疗，方用黄芪30g，党参15g，当归10g，炙甘草6g，青皮10g，陈皮10g，苍术10g，白术10g，泽泻10g，黄柏10g，升麻10g，葛根15g，麦冬10g，五味子10g，神曲10g。服3剂，眩晕止，纳食增，大便畅，但仍疲乏无力，动辄汗出。原方党参易人参，续服3剂而愈。[3]

5. 小儿厌食症 患儿，男，6岁，纳差1个月，不思饮食，四肢困倦，小便赤涩，舌红，苔白，脉濡。钱氏认为患儿感受暑湿之邪，耗气伤津，暑湿困脾，影响脾胃运化功能，导致纳而不运，食而不化，日久致湿浊或湿热内蕴，阻滞中焦，升降失调，健运失常而发生本病。运用清暑益气汤加减治疗。方用黄芪、太子参、炒麦芽、炒谷芽、大枣各10g，苍术、升麻、炙甘草、鸡内金、泽泻各3g，炒神曲、白术、当归、麦冬、陈皮、黄柏、葛根各6g。服用3剂，患儿纳渐增，继服7剂患儿饮食恢复正常，精神佳。[4]

6. 小儿腹泻 患儿，女，7岁，饮食不节后腹泻，每日4~6次，大便黄而稀，黏滞不爽，伴阵发性腹部隐痛，纳差，舌红，苔淡黄腻，脉濡。钱氏认为本病因暑湿困脾，脾胃运化失职，胃不能腐熟水谷，脾不能运化升清，水反为湿，谷反为滞，清浊不分，合污下降而致。运用清暑益气汤加减治疗，方用黄芪、太子参、白术、炒米仁、炒谷芽、炒麦芽各10g，苍术、升麻、泽泻、炒神曲、黄柏、葛根各6g，炙甘草、砂仁、五味子、延胡索各3g。服用4剂，患儿泻止。[4]

7. 小儿盗汗 患儿，男，5岁，肺炎病愈后出现夜间汗出，乏力，口渴，纳差，尿赤少，舌红，苔白腻，脉虚。钱氏认为本病因患儿肺脾气虚，脾虚湿困，肺气不固，又外感暑湿，使湿郁化热，内热外虚而发。运用清暑益气汤加减治疗，方用黄芪20g，升麻、泽泻、炙甘草、陈皮、五味子、黄柏、葛根各3g，太子参12g，白术、麻黄根、黑豆衣各6g，麦冬、鲜石斛、浮小麦、炒谷芽、炒麦芽各10g，生龙骨、生牡蛎各15g。服用3剂，症状好转，续服5日剂症状消失，后未再反复。[4]

8. 心衰 患者，男，73岁，反复胸闷心慌20余年，乏力，活动后气喘，头昏，心烦，喉中痰滞感，口苦口黏，夜寐不安，纳差，大便偏软，小便次数多，舌体稍胖，舌白腻，舌下静脉粗，脉濡缓。伍炳彩教授认为本证因心脾气虚，水湿内停所致，运用清暑益气汤加减治疗，方用黄芪15g，当归6g，苍术6g，白术6g，葛根5g，泽泻10g，神曲10g，麦冬6g，五味子6g，青皮5g，陈皮10g，黄柏（盐）6g，生姜1片，大枣2个，甘草6g，丹参15g，炒枳壳6g，桔梗5g，法半夏10g，茯苓10g。5剂。另生晒参100g，蛤蚧2只，共研粉，吞服，每日3g。后随症加减，治疗半月，诸症好转。[5]

9.三叉神经痛 患者，男，49岁，左侧上下牙根、面颊、太阳穴部阵发性剧烈疼痛，并见心烦不安，口干口渴，纳呆食减，舌苔薄白，脉虚大而弦。朱氏认为本病因气阴两虚，湿热阻滞，清阳失升，浊阴失降而发，可运用清暑益气汤加减治疗。方用人参10g，甘草6g，黄芪15g，当归6g，麦冬10g，五味子10g，青皮10g，陈皮10g，神曲10g，黄柏10g，葛根15g，苍术15g，白术10g，升麻10g，泽泻10g。服药3剂，疼痛大减，继服20剂，疼痛全失。[6]

10.尿道综合征 患者，女，58岁，尿失禁难以控制，活动、咳嗽、天气变凉时尤为明显，无尿痛尿急，易疲倦、急躁，口干，口苦，不喜饮，大便软，解不尽感，每日1~3次，寐欠佳，多梦。伍氏认为本病因脾失健运，气虚下陷而致，可运用清暑益气汤加减以化脾湿，益气固脱，方用黄芪10g，党参10g，白术10g，甘草6g，神曲10g，升麻6g，当归6g，陈皮10g，青皮6g，苍术6g，黄柏5g，葛根6g，麦冬6g，五味子6g，泽泻6g，桑螵蛸8g，益智仁6g。服药10剂，症状减轻，随症加减治疗2月，诸症消失。[7]

11.梅雨时节癌病并发症 患者，男，77岁，胃癌术后3年，每遇梅雨季节出现低钾血症，血钾维持在3.0mmol/L，面色萎黄，肌肉日削，精神疲惫，不能转侧，动则眩晕，纳呆，口唇红，边有脱皮，入夜多汗，汗出口干而少饮，便溏，小便少而色黄，舌红，边有齿痕，苔薄白，脉细弦而数。吴氏认为本病证属暑湿交困脾胃，气阴已衰，亟须恢复其生化之权。运用清暑益气汤益气健脾，适当予以补液治疗。方用党参25g，生黄芪25g，炒苍术25g，葛根15g，茯苓15g，青陈皮各15g，神曲12g，泽泻9g，升麻12g，麦冬18g，五味子10g，黄柏9g。服用2剂，纳增，汗止，口不干，二便调，继服6剂后复查血钾至3.50mmol/L。连续服用1个月，血钾恢复正常。[8]

12.慢性非特异性结肠炎 林氏认为本病的主要病机为脾虚湿热，升降失常。运用清暑益气汤加减治疗本病12例，方用黄芪、党参各15g，白术、苍术、当归、黄柏、泽泻各8g，青皮、陈皮、升麻各5g，葛根24g，神曲、甘草各6g，麦冬10g，五味子3g，随症加减，治愈2例，显效6例，有效3例，总有效率为92%。[9]

13.慢性疲劳综合征 本病多由素体虚弱、饮食失调、劳累过度，使脾胃内伤，湿滞不运所致。脾为气血生化之源，主肌肉四肢，若脾气虚弱，中气不足，则不能荣养四肢百脉，致脏腑经络功能失常，出现慢性疲劳综合征症状群。李氏运用清暑益气汤加减治疗本病32例，方用黄芪30g，潞党参30g，苍术10g，升麻10g，白术15g，泽泻15g，当归15g，麦冬15g，神曲10g，陈皮10g，青皮10g，黄柏15g，葛根15g，五味子10g，炙甘草6g，生姜6g，大枣6g。随症加减，总有效率达80%以上。[10]

参考文献

［1］赵英杰，薛汉荣.薛汉荣教授运用李氏清暑益气汤治疗气虚夹湿发热探讨［J］.中医药通报，2014，13（3）：17-18.

［2］齐群长.清暑益气汤治暑湿感冒体会［J］.国医论坛，2007，22（4）：18-19.

［3］房昌.清暑益气汤临床应用举隅［J］.实用中医药杂志，2012，28（2）：144.

［4］钱雄.清暑益气汤加减儿科运用举例［J］.浙江中医杂志，2011，46（9）：680.

［5］范燕，杨启泽，邓琼，等.伍炳彩运用李氏清暑益气汤治疗心衰验案1则［J］.江西中医药，2017，48（1）：19-20.

［6］张厂，张立军，张平姣.朱进忠应用东垣清暑益气汤经验管窥［J］.中医文献杂志，2010，28（1）：34-35.

［7］杨思霞，陈宝国.伍炳彩运用东垣清暑益气汤经验［J］.江西中医药，2014，45（12）：19-21.

［8］吴人杰，杨上望.清暑益气汤治疗梅雨季节癌病并发症的临床体会［J］.中医临床研究，2013，5（12）：77-78.

［9］林应华，黄宝英.清暑益气汤治疗慢性非特异性结肠炎［J］.四川中医，1991（5）：31

［10］李云委.东垣清暑益气汤加减治疗慢性疲劳综合征的体会［J］.云南中医中药杂志，1997，18（6）：4-6.

第二十八节　三石汤

【组成】滑石9g，石膏15g，寒水石9g，杏仁9g，竹茹6g，通草6g，金银花9g，金汁（冲）1酒杯。

【来源】《温病条辨》："暑湿蔓延三焦，舌滑微黄，邪在气分者，三石汤主之。"

【方解】具有清热利湿，宣通三焦之功。君药滑石在方中起利尿通淋，清热解暑作用，将三焦热毒从人体尿液中排出。臣药石膏、寒水石、金银花，石膏解肌清热，除烦止渴，将三焦热从皮肤排出；寒水石能清热降火，利窍，消肿；金银花能清热解毒，可以疏解上焦实热和体表之热。佐药杏仁、竹茹，杏仁清除肺、胃炎症并泻降肺气；竹茹清热化痰，除烦止呕帮助杏仁引热下行，热毒从尿液排出。使药通草能通上达下，宣行气血，上能清心降火，通全身经络，帮助方中诸药直达上、中、下三焦，导热下行使热毒随尿液排出。

【适应证】暑湿弥漫三焦，邪在气分证。症见身热汗出，面赤耳聋，胸脘痞闷，下利稀水，小便短赤，咳痰带血，不甚渴饮，舌质红，苔黄滑，脉滑数。

【方歌】　　　　　三石寒水滑膏石，银花杏仁配金汁。

更有竹茹加通草，三焦湿热此方施。

【临床应用】

1.**小儿遗尿**　患儿，男，7岁，睡中遗溺，不易唤醒，每夜1次，尿色黄，孙氏认为本证为湿热下注膀胱，膀胱失约所致，运用三石汤加减治疗。方用石膏30g，滑石30g，寒水石30g，通草6g，麻黄12g，桔梗10g，韭子15g，白芍20g，桂枝6g，石菖蒲12g。服用7剂，遗溺次数减少，后随症加减继服7剂，偶有遗溺，继服5剂巩固。[1]

2.**痛风**　患者，男，28岁，右足第一跖趾关节肿痛，身热汗出，最高39℃，面红口渴，不欲近衣，胸闷脘痞，小便短赤，大便稀溏味大，舌红，苔厚腻，脉滑数。尿酸600μmol/L，西医诊断痛风急性发作。朴氏认为本病因湿热蕴结，热斥三焦所致，运用三石汤以清热利湿，畅通三焦。方用生石膏30g，滑石30g，寒水石20g，土茯苓30g，萆薢30g，红藤20g，黄连5g，通草10g，知母15g，服用7剂后体温正常，关节疼痛缓解，停药并嘱控制饮食，适度锻炼。[2]

3.**湿温**　患者，女，27岁，发热少汗，汗出热不退，体温38.5~39.5℃，午后热重，头痛耳鸣，渴不欲饮，腹胀胸闷，纳呆便软，尿黄短少，面红唇干，神疲少语，肤干灼热，舌红润，苔厚黄，脉滑数。苏氏认为本证属湿温（气分湿热型），自拟加味三石汤以清热解毒，淡渗利湿。方用黄芪、板蓝根、连翘各25g，生石膏、金银花各20g，寒水石、滑石、杏仁各12g，竹茹、通草、丝瓜络各7g组成。服用3剂热退身凉，诸症缓解，继服2剂，诸症悉除。[3]

4.**手足口病**　本病属于中医"瘟疫"范畴，多由外感时邪疫毒，与肺、心、脾经内蕴之湿热（毒）相搏，"随其虚处而所著"，郁结肌表所致。陈氏运用三石汤治疗普通型手足口病患者30例，方用石膏15g，寒水石10g，滑石10g，杏仁6g，金银花10g，竹茹10g，通草12g，随症加减，治疗3天后有效率为91.4%。[4]

5.**耳聋**　患者，男，31岁，腹部疼痛（以脐周为主），高热（体温39.2℃），面红而垢，心烦胸闷，耳鸣耳聋，口干但不欲多饮，咳嗽痰黄，大便稀烂，黄褐色，每日2~3次，小便黄少，舌红，苔黄腻，脉滑数。史氏认为证属热重于湿，湿势弥漫三焦之湿温，可运用三石汤加减清利三焦湿热。方用滑石30g，生石膏（先煎）30g，寒水石15g，北杏仁12g，竹茹15g，金银花12g，通草10g，黄芩12g，大腹皮12g，枳实10g，木香（后下）10g，车前草20g。随症加减，前后服药12剂，诸恙悉除。[5]

6.小儿过敏性紫癜　本病多为湿热内积三焦所致，加之小儿稚阳之体，更易聚邪化热。余氏运用三石汤加味本病30例，方用石膏30g，寒水石30g，滑石30g，通草10g，藿香20g，随症加减，治疗6周，痊愈17例，好转7例，有效3例，总有效率90%。[6]

参考文献

［1］孙香娟，张玲，佘姝娅.常克主任中医师运用三石汤经验评析［J］.中医药学刊，2004，22（10）：1792.

［2］朴勇洙，韩隆胤，任晓杰.三石汤加减治疗痛风急性发作验案［J］.中医药信息，2017，34（4）：78-79.

［3］苏继焕.自拟加味三石汤治疗湿温［J］.广西中医药，1990，13（6）：21.

［4］陈宽厚，何爱萍.用三石汤治疗30例普通型手足口病患者的疗效观察［J］.求医问药，2013，11（6）：176-177.

［5］史志云.温病耳聋治验3则［J］.河南中医，2000，20（2）：64.

［6］佘姝娅，常克.三石汤加味治疗小儿过敏性紫癜皮肤型30例［J］.辽宁中医杂志，2004，31（9）：766.

第二十九节　枳实导滞丸

【组成】大黄30g，枳实15g，神曲15g，白术9g，茯苓9g，黄芩9g，黄连9g，泽泻6g。

【来源】《内外伤辨惑论》："治伤湿热之物，不得施化而作痞满，闷乱不安。"

【方解】具有消食导滞，清热祛湿之功。本方治疗因积滞内停，气机壅塞，生湿蕴热，湿热食滞互结于肠胃所致之疾病。方中重用大黄为君药，攻积泻热。枳实为臣，行气消积，君臣相伍，下积热而除胀满，又解气滞之腹满痞痛。黄连、黄芩清热燥湿，厚肠止痢；茯苓、泽泻，利水渗湿，且能止泻；白术健脾燥湿，协茯苓、泽泻以祛湿，并防大黄、枳实攻积伤正，及黄芩、黄连苦寒败胃；神曲消食健脾，使食滞消而脾胃和，共为佐药。诸药相伍，使积滞去，湿热清，气机畅，则腹痛泻痢者得之可止，便秘气壅者得之可通。

【适应证】湿热食积证。症见脘腹胀痛，下痢泄泻，或大便秘结，小便短赤，舌苔黄腻，脉沉滑有力。

【方歌】　　　　　枳实导滞重大黄，芩连曲术与茯苓。

泽泻蒸饼糊丸服，湿热积滞此方寻。

【临床应用】

1.慢性便秘 本病多为湿热内阻，气机不利，脾失健运所致。周氏等运用枳实导滞丸治疗慢性便秘31例，治疗5天，显效25例，有效3例，有效率90%，明显优于果导片治疗组。[1]

2.小儿积滞 本病多因喂养不当、饥饱不调、饮食偏嗜、过食肥甘生冷，日久脾胃升降失调所致。李氏应用保和散兑服升降散及枳实导滞丸加减治疗小儿积滞比例，一般轻症用保和散兑服升降散治疗，病程较长、症状较重者采用汤剂治疗，以枳实导滞丸加减，结果患儿均在4~8日内治愈。随访1年，除5例有病情反复，其余均食欲改善，精神较佳，大小便正常。[2]

3.寻常型痤疮 本病多因中焦运化失调，湿热内积，熏蒸于颜面、胸背而致。苗氏运用枳实导滞丸化裁治疗本病，方用生大黄4g，枳实6g，茯苓9g，黄芩6g，黄连6g，生白术4g，生山楂15g，连翘9g，防风6g，赤芍9g，川芎9g，随症加减，治疗40余例，总有效率95%。[3]

4.肛周顽固性瘙痒 患者，男，44岁，面色晦滞，精神不安，肛周瘙痒难忍，夜不能寐，肛周皮肤增厚、潮湿，严重时烦躁，腹胀，畏寒，口疮频生，大便每日2~3次，黏滞不爽，舌绛，苔根部厚，脉沉而濡数。花氏等认为证属湿热停积肠道，久而伤及脾阳营阴所致者，可用枳实导滞丸加减以祛湿清热导滞。方用枳实、大黄（后下）各10g，黄芩、黄连各8g，干姜5g，泽泻、云苓各6g，厚朴、焦白术、苦参各9g，土茯苓20g。连服3剂后瘙痒明显减轻，加减进退60余剂，诸症渐愈。[4]

5.儿童轮状病毒性肠炎 本病多因感受外邪，内伤食滞或饮食不洁，邪气食滞于中，脾失运化，清气不升，湿浊内阻所致。刘氏运用枳实导滞丸加减治疗儿童轮状病毒性肠炎80例，方用枳实、黄连、苏梗各6g，生大黄、山楂、神曲各3g，黄芩、川木通各9g，茯苓、泽泻、炒白术各15g，车前草30g。随症加减，治疗3天后，总有效率95%，治愈时间均值为1.91±0.52天。[5]

6.腹部术后胃肠功能紊乱 本病主要为术后气滞血瘀，痹阻为痛，加之术后情志不遂，气机逆乱，脏腑功能失调，湿浊内生所致。张氏等运用枳实导滞丸加减治疗本病32例，方用大黄、黄连、泽泻各6g，枳实、黄芩、柴胡各10g，延胡索、神曲、茯苓、白术各10~15g，随症加减，连服3天后，总有效率为100%。[6]

7.水痘 本病多因脾胃素弱，脾失健运，积滞生湿，湿邪内留，湿从热化，又复感时行邪毒，邪侵肺脾，发于肌肤而致。许氏等运用枳实导滞丸加减治疗水痘126例，方用黄芩、茯苓、泽泻各6g，黄连、神曲、白术各5g，大黄、枳实各

3g。随症加减，其中显效89例，有效37例，总有效率100%。[7]

8.慢性溃疡性结肠炎 多由暑湿之邪侵袭肠胃，或饮食失节，恣食生冷损伤脾胃，或嗜酒肥甘，素有湿热，使正虚邪恋，病情缠绵，经久不愈，发为本病。薛氏运用枳实导滞丸加减治疗本病52例，方用枳实、苍术、茯苓各15g，黄连、泽泻、木香各12g，桔梗20g，炙没药5g，焦三仙各10g。随症加减，治愈20例，有效27例，总有效率为90.4%。[8]

参考文献

［1］周建扬，钟一堂.枳实导滞丸治疗慢性便秘临床观察［J］.浙江中医学院学报，1996，20（2）：28.

［2］李文建.中医治疗小儿积滞88例［J］.四川中医，2003，21（7）：138–139.

［3］苗建英.枳实导滞汤化裁治疗寻常性痤疮［J］.中医药研究，2001，17（1）：32.

［4］花亚历，刘爱萍.枳实导滞丸治验2则［J］.山西中医，2004（S1）：62–63.

［5］刘宇.枳实导滞丸加减治疗儿童轮状病毒性肠炎80例观察［J］.四川中医，2004，22（10）：74–75.

［6］张石头.枳实导滞汤加减治疗腹部术后胃肠功能紊乱32例［J］.中国民族医药杂志，2005：138.

［7］许林英，严仲才.枳实导滞汤加减治疗水痘126例［J］.陕西中医，2006，27（4）：436–437.

［8］薛东领.枳实导滞汤治疗慢性溃疡性结肠炎52例［J］.山西中医，2009，25（4）：15.

第三十节　葛根芩连汤

【组成】葛根15g，炙甘草6g，黄芩9g，黄连9g。

【来源】《伤寒论》："太阳病，桂枝证，医反下之，利遂不止。脉促者，表未解也。喘而汗出者，葛根芩连汤主之。"

【方解】本方具有解表清里之功，治疗因伤寒表证未解，邪陷阳明所致之病证。此时表证未解，里热已炽，治宜外解肌表之邪，内清肠胃之热。方中重用葛根为君，甘辛而凉，入脾胃经，既能解表退热，又能升发脾胃清阳之气而治下利。以苦寒之黄连、黄芩为臣，清热燥湿，厚肠止利。甘草甘缓和中，调和诸药，为本方佐使。四药合用，外疏内清，表里同治，使表解里和，热利自愈。原方先煮葛根，后纳诸药，可使"解肌之力优而清中之气锐"（《伤寒来苏集》）。本方功能解表清里，然从药物配伍作用来看，显然以清里热为主，故本方对热泻、热痢不论有无表证，皆可用之。

【适应证】协热利。症见身热下利，胸脘烦热，口干作渴，喘而汗出，舌红苔黄，脉数或促。

【方歌】　　　　　葛根芩连甘草伍，用时先将葛根煮。

内清肠胃外解表，协热下利喘汗除。

【临床应用】

1.**腹泻**　李氏使用葛根芩连汤加减治疗脾胃虚弱，湿热内蕴型肠癌术后腹泻，收获较好疗效。患者，男，58岁，结肠腺癌术后，症见水泻便每日30~40次，腹痛，便随尿出，里急后重，口干苦，口臭，汗出，神疲乏力，少气懒言，体重从65kg下降至46kg，纳少，眠差，舌暗红，苔黄腻，脉细数。方用葛根芩连汤加减以益气健脾和胃，清热利湿止泻。处方：葛根40g，炒黄芩40g，炒黄连40g，厚朴15g，炒枳实20g，香附15g，白芍20g，延胡索20g，白头翁30g，虎杖15g，炙瓜蒌皮10g，半枝莲10g，红藤20g，鸡内金15g，木香10g，甘草5g。每日1剂，水煎服，6剂。后皆随症加减，八诊后大便每日2~3次，病情好转，体重增加至63kg，舌暗红，苔薄黄，脉细。续服10剂以善其后。

秋季腹泻是小儿常见病，起病急、进展快，虽然为自限性疾病，但不及时治疗可继发严重并发症，严重影响患儿的生长和发育，是造成小儿生长发育障碍的主要原因之一。汤氏运用中西医结合治疗湿热内蕴型小儿秋季腹泻47例，均给予补液、退热、纠正水电解质紊乱、抗病毒等综合治疗，并用葛根芩连汤加减方，以清热利湿止泻。处方：葛根6g，黄芩5g，黄连2g，甘草5g。发热者加金银花、连翘，食欲不振者加神曲、山楂、麦芽，口干者加沙参、麦冬，咳嗽者加枇杷叶，脘腹满闷者加薏苡仁、泽泻。日1剂，水煎适量，分2次口服，连服10日。结果：退热时间、止泻时间及住院时间均缩短，治愈30例，好转15例，无效2例，总有效率95.7%。[1-4]

2.**胃肠型感冒**　李某，女，11岁。2012年7月22日初诊。因冒雨受寒后恶心呕吐3次，为胃内容物，伴发热，体温最高38.3℃，恶寒，鼻塞，流涕，尿黄短赤，脐周绞痛，下利不爽，大便日行3~4次，肛门灼热，舌红，苔黄腻，脉数等。发病为暑月，易受暑热之邪，正邪交争发热，湿热并走大肠，大肠失其之功而下利不爽。加之小儿脾常不足，湿热之邪易困脾土，脾失运化，胃气上逆，故恶心呕吐。依其脉症，辨此属湿热之相。方用葛根芩连汤加减以解表兼消食导滞。处方：葛根10g，黄芩10g，黄连5g，白芍10g，藿香10g，生姜6g，制半夏10g，甘草6g。3剂，水煎服，每日1剂，3剂后痊愈。[4]

3.**鼻窦炎（鼻渊）**　徐某，男，10岁。2012年8月10日初诊。鼻塞1年，平素夜间打呼噜，流浊涕，自觉鼻腔发热，偶伴头痛，烦躁易怒，偶喷嚏，纳可，大便黏腻不爽，1~2天1行，舌红，苔黄厚，脉滑数。西医诊断为鼻窦炎。中医诊断为鼻渊。任氏认为该患儿形体肥胖，嗜食肥甘，使湿热内生，循经上犯，结滞鼻窍，灼伤鼻窦肌膜，化腐为脓而发本病。证属湿热阻窍。治宜清热利湿，宣通鼻窍。处方：葛根15g，黄芩10g，黄连10g，鱼腥草10g，苍耳子6g，辛夷花6g，薄荷6g，白芷10g，路路通6g，鹅不食草6g，川芎10g，夏枯草10g，玄参10g，甘草6g。5剂，水煎服，每日1剂。二诊：诸症缓解，效不更方，再服7剂。煎服方法同前。三诊：患儿晨起偶喷嚏，少涕，纳可，便调，舌红，苔薄黄。原方调理至病愈。[4]

4.头痛 丁氏使用葛根芩连汤加减治疗湿热头痛。该病多病程长，发展缓慢，反复发作，临床表现为头痛头重，昏沉不爽，颈项拘急，记忆力减退，体胖，脘痞，腹胀，身重，呕吐，恶心，纳呆，还可以有口干口苦，大便不爽，溏垢挂盆，舌质红，苔黄腻，脉滑数或濡数等症。方用葛根芩连汤加减以清热利湿、调气通络利窍。处方：葛根30g，黄芩20g，黄连5g，炙甘草5g。湿热并重选加土茯苓30~90g，白鲜皮15g，苦参9g；湿重于热加佩兰12g，防风9g，猪苓15g，茯苓15~30g；热重于湿加连翘30g，滑石20g，栀子9g；湿热夹郁加郁金15g，川贝母9g，香附15g；湿热夹痰加半夏9g，牛蒡子15g，瓜蒌15~30g；湿热夹瘀加丹参15g，川芎12g，僵蚕15g；湿热伤阴加石斛15g，天花粉15g，生地黄15g。水煎服，效果良好。[5]

5.溃疡性结肠炎 是一种与自身免疫有关，原因不明的发生于直肠、结肠黏膜和黏膜下层的慢性非特异性炎症性疾病。本病属中医学"休息痢""久痢""肠澼"等范畴，多因外感时邪、饮食不节（洁）、情志失调等导致。湿热蕴积大肠，壅阻气机，伤及肠络脂膜，血败肉腐，混杂而下。症见腹泻、腹痛和黏液脓血便。治疗当以清热祛湿，升阳止泻。徐氏运用葛根芩连汤加味配合中药保留灌肠治疗溃疡性结肠炎患者31例。处方：葛根20g，黄芩15g，黄连15g，甘草10g，木香10g，槟榔15g，白术10g。每日1剂，水煎至300ml，分早晚2次口服。每晚睡前用中药保留灌肠治疗，处方：黄柏、白头翁、苦参各15g，败酱草20g，煎水100ml，38℃保留灌肠。连续治疗30天。结果：临床缓解18例，有效12例，无效1例，疗效较好，且无明显不良反应。[6]

6.急性肠炎 夏季人体毛孔较疏松，易导致湿热之邪入侵，同时，夏日人们贪凉喜冷，易导致脾胃受损，脾失运化，食滞、湿热两者互结，发为本病。李氏采用葛根芩连汤治疗急性肠炎68例。处方：葛根15g，黄连5g，黄芩5g，木香5g，扁豆衣8g，金银花8g，马齿苋8g，荷叶10g，茯苓12g，法半夏9g，竹茹9g。根据患者病情可酌情加减用药剂量。使用300ml清水煎药，每日2次服用，3天为1个疗程。结果：总有效率为91.18%。[7]

7.急性放射性直肠炎 放疗射线在放射性肠炎的急性期属外邪、热邪，加之中医认为肿瘤病灶为气滞、血瘀、湿热所致，故而可知内外邪作用于肠道，造成了该病。临床上腹泻多泻下急迫，粪色黄褐秽臭，肛门灼热，发热，神疲乏力，食欲不振，恶心呕吐，嗳气泛酸，舌红，苔黄腻，脉濡数等，属中医的肠道湿热证型。王氏等应用葛根芩连汤治疗肠道湿热型急性放射性直肠炎15例，处方：葛根9g，黄芩6g，黄连6g，甘草3g，水煎服日1剂，14日为1个疗程。治疗后大便性状及常规检查正常，且观察其全身症状较前均有一定程度好转，完全缓解率达66.67%，总有效率86.67%。[8]

8.急性胃肠炎 本病多是由于进食含细菌、病毒及毒素的食物，或由于饮食不当，如进食大量刺激性不易消化食物，引起肠道菌群失调，有害菌大量繁殖导致。其常见病原微生物为轮状病毒及大肠埃希菌。轻者表现为腹泻，恶心呕吐，胃痛，腹痛，重者腹泻可达十数次，并伴有发热，呕吐，里急后重，全身乏力等症，发病前多有明确的在外就餐、不洁饮食或受寒受凉史。赵氏多以葛根芩连汤加减为主联合西药治疗多属脾虚湿热证的急性胃肠炎，治以健脾祛湿理气。处方：葛根、黄芩、薏苡仁、炒麦芽、番石榴叶、扁豆各30g，黄连、木香（后下）、砂仁（后下）、陈皮、白术、炙甘草各10g，茯苓15g。方中葛根甘辛凉，入脾胃经，升清止泻；黄芩、黄连清热燥湿，厚肠止利，燥湿不伤阴；木香、砂仁、陈皮行气导滞，理气止痛，调气则后重自除；白术健脾燥湿；茯苓、薏苡仁、扁豆健脾利湿，利小便以实大便；炒麦芽消食护胃；番石榴叶涩肠止泻；炙甘草和中缓急止痛，调和诸药。效果显著。[9]

9.代谢综合征 人体的蛋白质、脂肪、碳水化合物等物质发生代谢紊乱，在临床上出现一系列症状。属中医学"消渴""眩晕""痰证"等范畴，发生机制多为先天禀赋不足，加之多食肥甘厚腻，导致中满内热，脏腑功能失调，脾失健运。脾不能为胃行其津液，则化为痰、湿、浊、郁热、瘀血等，其病位在中焦，治宜扶正祛邪，攻补兼施。杨氏等运用葛根芩连汤加味治疗代谢综合征30例，以补气活血，清热燥湿利水。方法：在尼群地平、酒石酸罗格列酮片等口服的基础上加服葛根芩连汤加味治疗。处方：葛根30g，黄芩15g，黄连9g，猪苓12g，水蛭6g，黄芪30g，甘草10g。每日1剂，水煎，早晚温服。1个月为1个疗程，连续治疗3个疗程。结果：显效9例，有效17例，无效4例，有效率86.67%。[10]

10.支气管炎（肺炎喘嗽） 葛某，男，6个月，症见患儿咳嗽4天，伴发热3天，最高体温38.3℃，咳嗽有痰，无呕吐，纳欠佳，大便不成形，日行5~6次。

查体：神清，精神好，咽充血，双肺呼吸音粗，偶闻痰鸣音，心音有力律齐，腹软不胀，未触及包块，舌红，苔黄腻，无明显脱水征。胸片示纹理增多。岳氏等予加味葛根芩连汤治疗，以解表透邪，清利湿热，表里同治。处方：柴胡10g，葛根10g，黄芩10g，黄连2g，甘草6g。1剂，水煎服。二诊。患儿药后热退，咳嗽减轻，但大便仍不成形，日行2~3次。予上方去柴胡加桔梗10g。1剂，水煎服。三诊。药后咳嗽减轻，偶咳，无发热，大便调。予前方2剂，水煎服，每2天1剂。[11]

11. 血管性痴呆　血管性痴呆是由于急性或者缺血性脑卒中引起的记忆和认知障碍。刘氏搜集阳明湿热瘀阻型血管性痴呆患者75例，服用加味葛根芩连汤，处方：黄连5g，人参、黄芩、红花各10g，茯苓20g，葛根25g，竹茹、丹参各15g，1日2次，200ml水煎煮服用。结果：有效33例，一般38例，无效4例，临床治疗有效率为94.67%。[12]

12. 甲亢性腹泻　本病多因情志不畅，木横乘土，脾胃受制，运化失常而成，或素体脾虚湿盛，运化不利，复因情志刺激、精神紧张，土虚木贼，肝脾失调所致。肠中之湿与郁火相搏，导致湿热互结，肠道传导失司而成泄泻。常表现为烦躁易怒，恶热汗多，口苦咽干，大便稀，次数多，泻下不爽。徐氏使用加味葛根芩连汤治疗甲亢性腹泻20例，服用加味葛根芩连汤，处方：葛根30g，黄芩10g，黄连10g，炙甘草10g，香附10g，党参10g，白术10g，茯苓15g，白扁豆10g，砂仁6g。若心烦，口苦，性情急躁易怒者加夏枯草10g，焦山栀10g；若腹痛腹胀明显加厚朴10g，延胡索10g；多食易饥者加知母10g；脾虚湿盛明显加山药20g，薏苡仁20g。上方水煎服，每日1剂，14天为1个疗程。服中药期间忌食海产品及辛辣食物法。结果：治愈7例，显效2例，有效9例，无效2例，总有效率90.00%。[13]

13. 急性菌痢　本病属于中医"痢疾"范畴，多辨证为表证未解，里热已盛之湿热痢。朱氏等使用复方葛根芩连汤治疗急性菌痢32例，以清热解毒，燥湿坚阴止痢。处方：葛根10g，黄芩10g，黄连6g，茯苓12g，泽泻15g，木香6g，马齿苋30g，金银花12g，甘草9g。加减：若热重者加寒水石10g，栀子10g；大便血多，属热重者加白头翁12g，秦皮9g；湿重者加车前子9g，厚朴15g；里急后重者加炒山楂15g，莱菔子10g。日1剂，水煎服连服5天。结果：治愈23例，好转6例，无效3例，总有效率90.63%。[14]

14. 肺源性心脏病（肺胀）　宋某，男，73岁，咳喘，气促，胸闷，喉中痰鸣，咳吐痰涎，量多，呈白色泡沫状。查体：体温38.5℃，脉搏130次/分，呼吸25次/分，神清，精神困倦，病重面容，面目浮肿，形体肥胖，端坐呼吸，张口抬肩，语声低微，鼻翼扇动，面青唇暗，颈静脉怒张，肝-颈静脉回流征阳性，桶状胸，双肺可闻及明显干湿性啰音，心界左扩，腹胀满，肝肋下2cm，剑突下3cm，质韧边钝。双下肢凹陷性水肿，舌质紫暗，舌体胖大边有斑痕，苔白微腻，脉弦兼促。血常规：白细胞计数2.3×10^9/L，中性粒细胞占比82%。X线胸片示：双肺纹理增多增粗，右下肺可见模糊片状阴影，右下肺动脉增宽，右心室肥大。西医诊断为慢性肺源性心脏病急性发作。徐氏将此证辨为痰热壅肺，兼水饮上泛，寒热错杂。运用葛根芩连汤加味拟清热化痰，兼散水饮。处方：葛根20g，黄芩15g，黄连20g，甘草12g，麻黄10g，射干10g，杏仁10g，法半夏10g，葶苈子10g，茯苓15g。服上药5剂，症状好转，肺部干湿性啰音明显吸收，心衰减轻，双下肢水肿亦见消退，舌质仍淡暗，苔白，脉来稍弦。继用葛根芩连汤加茯苓15g，车前子10g，桑白皮10g，葶苈子10g，桃仁10g，丹参10g，三七（吞服）3g。上方加减服用15剂，诸症消失，血常规化验正常，胸部X线片示胸部感染控制，心功能明显改善。随访半年病未复发，而且步履稳健，食宿均安，精神尚好。[15]

15.麻疹热利 多由外感麻毒时邪所致，是小儿常见的急性发疹性传染病，亦或偶见于成人。中医多根据不同临床表现进行辨证治疗。杨某，男，6岁，2003年3月28日就诊。1周前小儿发热，继则身上出现红色疹点，先见于耳后、颈、头面，渐渐遍及全身，疹点稍见隆起，状如麻粒，融合成片，未多注意，在当地卫生所治疗（具体用药不详），效不明显，今来就诊。症见患者面赤，周身出现赤色疹点，微痒，口干唇燥，大便泻下时肛门有灼热感，饮食欠佳，眠差，脘腹闷胀，精神烦躁，诊其脉数，查其苔白腐。乔氏认为本例乃邪热入里，内伤脾胃清阳，湿浊下利所致，遂予葛根芩连汤加莱菔子10g。服3剂。3天后复诊，患者药后，下利渐稀，麻疹外透有增无减，再予上方稍稍调理3剂而安。[16]

16.新生儿尿布疹 刘某，男，15天，1983年9月3日就诊，臀部溃疡并有渗出液已4~5天，大便日5~6次，色黄，经用茶油、消炎软膏、爽身粉无效。查体：臀部及外生殖器皮肤可见充血、溃疡，并有大量渗出液。唐氏将本例辨为湿热下注，给予葛根芩连汤加减：葛根5g，黄芩3g，黄连2g，大黄1g，甘草3g，云苓3g，连翘5g，每天1剂，煎水50ml，分4次服。2天后溃疡愈合，唯肛门周围有轻微充血，上方去大黄，再服4剂痊愈。[17]

17.脱肛 张某，男，5岁，1982年7月4日就诊。脱肛2年，以夏季为重，曾多处诊治无效。症见直肠脱出约2~3cm，色鲜红，周围有脓性黏液，有触痛，口渴，溺赤，脉数。尹氏认为本病乃湿热蕴结大肠，热重迫肛外出所致。使用葛根芩连汤加味治疗脱肛，清热解毒，燥湿升阳。处方：葛根、蒲公英、荷叶各6g，黄芩7g，黄连、甘草各5g。服3剂后诸症减轻，继服4剂而告痊愈。[18]

18.带下病 龙某，女，33岁。1884年5月9日就诊。带下色黄，有时赤白相兼，黏稠如脓，量多臭秽，阴部瘙痒，口干而渴，舌红，苔黄腻，脉数，溲赤，尹氏认为本病乃由脾失健运，带脉失束，湿停蕴久化热所致。采用葛根芩连汤加味，清热燥湿，健脾止带。处方：葛根、黄芩各1g，黄连7g，白头翁、黄柏、薏苡仁各9g，甘草6g。服3剂后，白带量减少，余症减轻，继服3剂而痊愈。[18]

19.小儿麻痹症 赵氏按清热透表，芳香逐秽，调肝息风，宣痹通络的原则，以葛根芩连汤加减治疗小儿麻痹症（急性脊髓灰质炎），据其中129例的统计，患肢呈深度完全麻痹、失去自主运动功能的重型患者52例，17例痊愈，35例好转；尚能自主活动但不能走路、不能站立的中型患者67例，痊愈33例，好转34例；能自主活动，能站立行走，但肢体软弱无力的轻型患者10例，全部治愈。一般中型及轻型病例，多在1个月左右痊愈，最快的1例仅1周即治愈。[19]

20.枕神经痛 丁氏使用葛根芩连汤加味治疗证属风热夹湿热阻滞太阳、少阳经脉的枕神经痛。主要表现为头痛不止，以左枕颈部疼痛为主，呈波动性痛，头皮触痛明显，伴头晕、睡眠减少，舌淡暗，苔黄腻厚，脉微浮弦。左枕神经出口处压痛明显，其余颅神经未见异常。给予葛根24g，黄芩9g，黄连6g，茵陈15g，当归12g，川芎9g，天麻15g，生薏仁30g，麻黄6g，炙甘草9g，蔓荆子18g，薄荷（后下）9g。4剂，水煎分2次温服。二诊头痛基本缓解，疼痛时间缩短，程度减轻，舌质淡红，苔薄微黄，脉弦细。上方去黄芩、黄连，加僵蚕12g，羌活6g，5剂，水煎服。上方尽剂而愈。[20]

21.前列腺炎 曹某，男，32岁，2000年5月6日就诊。既往前列腺炎史1年余，症见神疲乏力，腰膝酸软，小腹胀痛，性功能减退，多梦，易醒，口苦，舌红，苔黄略腻，脉滑。前列腺液镜检：白细胞（+），卵磷脂小体少量。西医诊断为前列腺炎，赵氏给予葛根芩连汤加减以清热利湿，处方：葛根15g，黄芩6g，黄连9g，黄柏15g，马齿苋30g，生龙骨30g，生牡蛎30g，肉桂3g，牛膝30g，王不留行30g，生甘草3g。水煎服，日1剂，连服6剂，症状好转，后随症加减10剂，诸症消失。[21]

参考文献

［1］李艺，郭利华，李斯文.李斯文运用葛根芩连汤治疗肠癌术后腹泻［J］.中国中医药信息杂志，2010，17（6）：85-86.

［2］赵巧红，贾琪.加味葛根芩连汤直肠滴注联合推拿手法治疗小儿秋季腹泻疗效观察［J］.中国初级卫生保健，2014，28（2）：113-115.

［3］汤菲菲.中西医结合治疗小儿秋季腹泻临床观察［J］.实用中医药杂志，2016，32（8）：782-783.

［4］孙继娜，任勤.任勤教授应用葛根芩连汤治疗儿科病证经验［J］.中国中医急症，

2013，22（11）：1905-1913.

［5］胡春雨，赵丽丽，杜世豪，等.丁元庆辨治湿热头痛经验［J］.中国中医基础医学杂志，2016，22（10）：1401-1402+1411.

［6］徐大志，张维.葛根芩连汤配合中药保留灌肠治疗溃疡性结肠炎31例临床观察［J］.中医药导报，2013，19（2）：57-58.

［7］李黎.葛根芩连汤治疗急性肠炎68例患者的临床疗效及安全性分析［J］.中国医学创新，2015，12（2）：99-101.

［8］王栾秋，程晓磊，李新，等.葛根芩连汤治疗肠道湿热型急性放射性直肠炎的临床研究［J］.辽宁中医杂志，2014，41（2）：267-268.

［9］吴建鹏，赵云燕.赵云燕治疗急性胃肠炎临证经验总结［J］.新中医，2016，48（9）：182-184.

［10］杨爱民，智冰清.葛根芩连汤加味治疗代谢综合征30例［J］.河南中医，2015，35（4）：689-690.

［11］岳云超，李新民.清热利湿法治疗儿科疾病验案举隅［J］.湖南中医杂志，2015，31（3）：112-113.

［12］刘志勇.加味葛根芩连汤治疗阳明湿热瘀阻型血管性痴呆临床疗效观察［J］.海峡药学，2015，27（6）：241-242.

［13］徐乃佳.加味葛根芩连汤治疗甲亢性腹泻的临床观察［J］.湖北中医杂志，2013，35（9）：43.

［14］朱薇，贾满仓.复方葛根芩连汤治疗急性菌痢32例临床观察［J］.河南中医，2006，26（3）：30-31.

［15］徐忠正.葛根芩连汤辨治肺原性心脏病［J］.中医杂志，2001，42（10）：636.

［16］乔艳贞，王富伟，李占伟.葛根芩连汤加味治疗麻疹热利69例［J］.河南中医，2004，24（5）：10.

［17］唐冬秀.葛根芩连汤治疗新生儿尿布疹［J］.湖北中医杂志，1985（4）：29.

［18］尹志华.葛根芩连汤治疗脱肛、带下［J］.四川中医，1987（12）：23-24.

［19］赵锡武.葛根芩连汤治愈小儿麻痹症［J］.中药通报，1958（11）：382.

［20］丁元庆.经方治疗枕神经痛验案［N］.中国中医药报，2007-02-14（6）.

［21］赵宗刚，王春，尚静.葛根芩连汤新用［J］.光明中医，2004，19（3）：40-41.

第三十一节　参苓白术散

【组成】莲子肉500g，薏苡仁500g，砂仁500g，桔梗500g，白扁豆750g，茯苓1000g，人参1000g，炙甘草1000g，白术1000g，山药1000g，上为细末，每服6g，枣汤调下。若水煎服，用量按原方比例酌减。

【来源】《太平惠民和剂局方》："或手足冷，吐泻，不可与小柴胡汤，只服参苓白术散、四君子汤之属。如调理通后，恐虚、老人须用平补药，可与嘉禾散、四君子汤、参苓白术散。"

【方解】本方具有益气健脾，渗湿止泻之功，治疗脾胃气虚，运化失司，湿浊内盛所致之病证。本方中配伍四君子汤益气健脾以补虚。山药甘平，健脾止泻；莲子肉甘平而涩，补脾厚肠，涩肠止泻。二药协助四君子汤以健脾益气，并有止泻之功。白扁豆甘平，健脾化湿；薏苡仁甘淡微寒，健脾渗湿。二药助白术、茯苓健脾祛湿以止泻。脾胃气虚，运化功能不及，而补气之品又易于碍胃，故配伍砂仁芳香醒脾，行气导滞，化湿和胃，寓行气于补气之中，使全方补而不滞。桔梗宣利肺气，通调水道，又载药上行，与诸补脾药合用，有"培土生金"之意。炙甘草、大枣补脾和中，调和诸药。诸药配伍，补中焦之虚损，助脾气之运化，渗停聚之湿浊，行气机之阻滞，恢复脾胃收纳与健运之功，则诸症自除。

【适应证】脾虚湿盛证。症见饮食不化，胸脘痞闷，肠鸣泄泻，四肢乏力，形体消瘦，面色萎黄，舌淡苔白腻，脉虚缓。现代常用于慢性胃肠炎、贫血、慢性支气管炎、慢性肾炎以及妇女带下病等属脾虚夹湿者。

【方歌】　　参苓白术扁豆陈，山药甘莲砂薏仁。
　　　　　　桔梗上浮兼保肺，枣汤调服益脾神。

【临床应用】

1.**泄泻**　泄泻的病理关键在于湿盛，因脾为土脏，职司运化，性喜燥恶湿，"湿气盛，五泄成"，故泄泻之本在脾，其标在肠。因此治当以健脾益气利湿为大法，配以疏散、消利等法获效。李氏应用参苓白术散加减治疗慢性腹泻38例。处方：党参、茯苓、白术、山药各12g，莲子肉、白扁豆、薏苡仁各10g，砂仁、桔梗各6g，甘草3g，大枣3枚，水煎早晚分服。胀痛加木香6g；晨泻加补骨脂10g；五味子6g，表热明显加金银花、连翘各10g；大便常规有红细胞加山药15g，葛根10g；有脓细胞加黄芩10g，白头翁10g。结果：总有效率为92%。张氏采用加味参苓白术散加味治疗久泻40例，处方：人参100g，白术1000g，茯苓1000g，甘草1000g，砂仁500g，陈皮500g，桔梗500g，白扁豆750g，山药1000g，莲子肉500g，薏苡仁500g，制附子200g，白芍500g，黄芪1000g，枳壳500g，诃子500g，共研细末过120目筛，分20g，1日3次，口服。2周为一疗程。总有效率95%。[1-2]

2.**慢性咳嗽**　咳嗽多与脾肺有关，因脾肺气虚，痰湿内困所致。慢性咳嗽属中医学"久咳""久嗽""顽固性咳嗽"范畴。治以健脾补肺，除湿化痰。赵氏应用参苓白术散加紫菀、浙贝治疗本病50例，兼肺气虚者加黄芪、防风，兼肝气不舒者加香橼、佛手,兼肾虚而喘者加五味子、淫羊藿。临床治愈30例,显效12例,有效6例,无效2例。治愈率60.0%,总有效率96.0%。[3]

3.老年性骨质疏松 本病是一种全身代谢性疾病,其常见的临床症状一般为骨疼痛、脊柱变形、四肢活动出现障碍。黄氏运用参苓白术散加减预防老年人骨质疏松症1例,临床效果良好。患者,马某,女,74岁,腰部疼痛,时轻时重,不敢活动,活动后疼痛加重,以卧床为主,伴腰膝酸软,夜间抽搐,全身乏力,形体消瘦,胸脘痞闷,纳差食少,眠差,大便溏泄,小便可,舌淡尖红,苔白腻,脉沉细弱,方用参苓白术散加减以健脾祛湿,补肾活血。处方:参须10g,炒白术20g,桔梗10g,莲子15g,山药15g,白扁豆12g,陈皮12g,茯苓15g,当归10g,川芎10g,赤芍12g,杜仲20g,续断10g,牛膝10g,甘草3g。6剂,每天1剂,水煎分2次服,每次100ml,药后诸症减轻。[4]

4.功能性消化不良 因脾虚运化失健,湿浊内生,气机阻滞,脾气不升,胃气不降而致。治疗应以健运脾胃,化湿行气除滞为主。王氏应用参苓白术散治疗本病80例,处方:党参、扁豆、山药、薏苡仁各15g,云苓、白术各20g,砂仁、柴胡、枳实各10g,莲子、桔梗各9g。日1剂,水煎服,分早晚2次服,2周后临床治愈23例,显效33例,有效16例,无效8例,总有效率为90.00%。徐氏等应用加味参苓白术散治疗本病160例,处方:黄芪30g,党参10g,茯苓15g,炒白术15g,桔梗10g,怀山药20g,炙甘草6g,白扁豆10g,莲子肉10g,砂仁(后下)5g,薏苡仁30g,山茱萸15g,陈皮15g,柴胡10g,枳壳6g。气滞血瘀者加延胡索、川芎、合欢皮,湿重者加厚朴、苍术,膈下有热者加黄芩、山栀,虚寒者加干姜。每日1剂,早晚分服。总有效率为92.3%。[5-6]

5.肝硬化性腹泻 长期肝病致脾胃虚弱,不能受纳腐熟水谷和运化精微,以致水反为湿,谷反成滞,湿滞内停,清浊不分,混杂而下遂成泄泻。赵氏等以37例患者为治疗组,在治疗原发病如保护肝细胞、促进肝细胞再生、利尿强心及预防感染等综合治疗基础上予中药参苓白术散煎服,随症加减,每日1剂,20天为1个疗程。1个疗程后临床治愈19例,有效15例,无效3例,总有效率91.9%。[7]

6.慢性结肠炎 临床上以腹泻、黏液脓血便、腹痛及里急后重等反复发作为主要特征,属中医"泄泻""痢疾"范畴。本病病位在脾胃,脾虚湿盛是导致本病发生的重要因素。脾虚失运,水谷不化精微,湿浊内生,混杂而下,发为本病。张氏治疗本病65例,以参苓白术散加减健脾除湿,理气行滞。处方:党参20g,焦白术20g,茯苓15g,莲子肉15g,薏苡仁20g,砂仁10g,桔梗10g,白扁豆15g,山药20g,白豆蔻10g,葛根15g,炒白芍15g,陈皮10g,木香10g,甘草10g。每日1剂，分2次服，每次100ml，连用8周。临床治愈40例，显效15例，好转6例，无效4例，总有效率为93.8%。[8]

7.溃疡性结肠炎 本病属于泄泻范畴，其致病原因关键在于脾胃功能障碍，脾虚不能运湿，湿自内生，则大便稀溏或泄泻；脾弱不能运化水谷精微，则消瘦乏力；胃弱不能纳食，则食少纳呆；胃气失降而上逆，则恶心呕吐；中焦气机不畅，则胸腹胀满。故当以益气健脾，兼行气化瘀、祛湿化浊。李氏等应用参苓白术散加减治疗本病63例，处方：莲子肉、薏苡仁、砂仁、桔梗各10g，白扁豆15g，茯苓、人参、白术、山药各20g，甘草6g。伴脾肾阳虚者加补骨脂、肉豆蔻各10g；肝脾不和者加炒柴胡、枳壳10g；久泻不止者加罂粟壳、赤石脂各10g；里急后重者，加槟榔、木香10g；腹痛甚者，加青皮10g，香附9g，腹胀甚者加厚朴10g，大腹皮6g；恶心欲呕者加竹茹10g，生姜6g；纳呆食少者加山楂10g，炒麦芽9g。连服6剂，为1个疗程，共2~3个疗程。结果：痊愈33例，好转24例，无效有6例，总有效率为90.5%。[9]

8.胃与十二指肠溃疡 属于中医学"胃脘痛""心下痛"等范畴，其病多与情志不畅、饮食失节、脾胃虚弱有关，因脾失运化，湿浊阻滞所致。临床辨证以脾虚夹湿型为主，治以益气健脾，渗湿和胃。谢氏应用参苓白术散加减治疗本病30例，处方：党参20g，云苓15g，白术15g，山药30g，白扁豆10g，薏苡仁15g，莲子肉10g，砂仁6g，桔梗6g，炙甘草9g。若脾胃虚寒型，加干姜6g，肉桂6g；肝胃不和型，加延胡索10g，川楝子9g，八月札15g；脾胃湿热型，加佩兰10g，荷叶10g，茵陈15g；若吐酸、嘈杂者，去白术，加海螵蛸20g。每日1剂，分早晚饭后1小时服下，2个月为1个疗程，结果：治愈24例，有效4例，无效2例，总有效率分别为93.3%。[10]

9.老年慢性支气管炎 是老年人的常见病、多发病，属中医学"咳嗽""痰饮""哮喘"等范畴。老年人脾胃虚弱，中气不足，运化失司，脾运无力，不能将水谷转化精微而反化为痰，痰随脾气上输至肺，当外邪犯肺，触动内蕴痰浊，而致咳、喘、痰诸症。同时因缺氧导致的胃肠道黏膜瘀血，以及使用抗生素、支气管解痉剂后出现的胃肠道不良反应，也易使湿痰留而不去，病程迁延难愈。董氏等采用参苓白术散加减治疗本病24例，健脾益气，和胃渗湿，化痰止咳，使清浊各行其道，脾胃得健，肺得谷气滋养，肺气得宣，痼疾趋愈。方法：患者在口服氨茶碱、溴己新片及常规西药抗炎对症治疗的基础上，加服参苓白术散加减。药用党参、白术、茯苓、山药、莲子肉、白扁豆、陈皮、法半夏、甘草、砂仁、薏苡仁、桔梗、莱菔子、大枣。每日1剂，水煎分2次服。10天为1个疗程，2个疗程结束后，停用西药，继用本方1个疗程，治疗期间忌生冷及烟酒辛辣。结果：

治愈17例，好转5例，无效2例，总有效率为91.67%。[11]

10. 慢性阻塞性肺病 呼吸肌疲劳在慢性阻塞性肺病患者中常见，肺脾气虚是慢性阻塞性肺病稳定期的主要证型。脾为生痰之源，肺为贮痰之器，脾为肺之母，子病及母，或母病及子，均可致脾不健运，脾虚湿困，痰源不竭，清者难升，浊者不降，留中滞膈，新老胶结，不易化除。故病虽在肺，单纯化痰祛痰，往往效微。席氏治疗本病78例，其中对照组38例给予支气管扩张剂、糖皮质激素、祛痰及吸氧等常规治疗。治疗组40例在对照组治疗基础上加用中医"补脾益肺（培土生金）法"治疗，给予参苓白术散加减方，处方：人参25g，莲子肉（去皮）12g，薏苡仁12g，砂仁12g，桔梗（炒令色深黄）12g，白扁豆（姜汁浸，去皮，微炒）18g，白茯苓25g，甘草（炒）25g，白术25g，山药25g。煎服，每日1剂，每日2次，共用3个月。结果：治疗组呼吸衰竭发生率明显低于对照组，呼吸困难的缓解率高于对照组，其他指标，如肺功能动脉血氧分压和二氧化碳分压都明显优于对照组。[12]

11. 中晚期强直性脊柱炎 本病因脾失健运，水湿内停，气血生化不足，终致筋骨经脉失于濡养而发。治以健脾益气，利水除湿。左氏等应用参苓白术散加减治疗本病52例，药用：党参15g，黄芪15g，白术15g，茯苓10g，山药10g，扁豆10g，陈皮10g，薏苡仁15g，砂仁6g，桔梗10g。随症加减，每剂150ml，每日2次分服。3个月为1个疗程，2个疗程后统计，结果：显效10例，好转39例，无效3例，总有效率为94.23%。[13]

12. 慢性肠炎 中医学认为慢性肠炎属"下痢""泄泻"的范围。多因饮食不节，起居不慎所致。脾胃受伤，运化失司，水反为湿，谷反为滞，日久化热，或寒热错杂，导致病情缠绵。甘氏等治疗本病38例，在口服地衣芽孢杆菌活菌胶囊基础上，加服我院自制参苓白术散加减合剂（人参、秦皮、黄连、茯苓、砂仁各10g，白术13g，薏苡仁、白扁豆各20g，车前子、甘草各6g，根据兼症加减，不超过两味），早中晚饭后半小时服用。奏益气健脾，清热祛湿之功，使脾胃调和，湿去热清，泻痢自止。疗程为1个月，治疗期间忌生冷辛辣油腻之品。结果：治愈4例，显效21例，有效11例，无效2例，总有效率为94.74%。[14]

13. 霉菌性肠炎 是由霉菌侵袭肠道黏膜引起的一种溃疡性伪膜性肠道炎症，长期使用抗生素和激素导致霉菌性肠炎具有明显的"脾虚"和"湿盛"病机特征。中医治以益气健脾，行气和胃，清热渗湿。张氏应用参苓白术散加减治疗本病，湿热盛加白头翁、黄连，气虚加黄芪，阳虚加附子，腹胀加枳壳、厚朴，久泻加诃子、罂粟壳，纳差加焦三仙、鸡内金。34例患者治愈18例，治愈率52.60%，显效9例，好转5例，无效2例，总有效率为94.1%。[15]

14.肠易激综合征　本病常有腹痛不适、腹胀、肠鸣、腹泻等症状，多由脾胃虚弱，运化无权，水谷不化，清浊不分，混杂而下所致。湿盛困脾致脾虚，脾虚不荣则痛。李氏等治疗40例腹泻型肠易激综合征，采用口服参苓白术散（党参10g，炒白术10g，茯苓10g，炙甘草3g，山药15g，炒扁豆15g，莲子肉10g，苡仁15g，砂仁5g，桔梗10g），颗粒剂型，温开水冲服，早晚2次分服，饭后半小时至1小时服用。疗程均为1个月。总有效率为87.5%，疗效显著。[16]

15.化疗放疗后白细胞减少症　癌症患者化疗及放疗后较多见白细胞减少症。由于化疗药物的毒副作用，患者常出现四肢乏力，形体虚羸，胸脘痞塞，饮食不化，或吐或泻，面色萎黄或苍白，舌体胖大，舌质淡，苔白腻，脉虚缓等脾胃气虚夹湿的证候。多属中医"虚劳"范畴。治疗上应以健脾益气，化湿和胃为主。屈氏应用参苓白术散加味治疗本病63例，予人参10g，炒白术12g，白扁豆10g，茯苓12g，甘草6g，山药12g，莲子肉12g，桔梗9g，薏苡仁10g，砂仁6g，陈皮12g。常规煎法取汁300ml，分2次早晚服用。恶心呕吐重者加半夏、竹茹等，化疗后口干、咽燥、干渴者加沙参、麦冬、白茅根、金银花等，食欲差者加炒麦芽、焦神曲、鸡内金等，腹寒腰膝酸软者加肉桂、桑寄生、枸杞子、菟丝子等。结果：显效40例，有效21例，无效2例，总有效率96.8%。[17]

16.肾病综合征　属于中医"水肿病"范畴。病机多为脾肾气虚，健运失司，固摄无权，精微下泻，血瘀水停。治以健脾渗湿，利水消肿。陈氏等采用参苓白术散加减（人参、茯苓、生白术、怀山药、白莲肉、芡实、紫苏叶、蝉蜕、丹参、陈皮、炙甘草）水煎，每日1剂，分2次口服。观察期间均停服泼尼松等糖皮质激素和抗凝、降脂西药。治疗2个月为1个疗程，观察1个疗程。完全缓解率和总有效率分别为15.6%、81.3%。与治疗前比较，治疗后的主要症状、体征均有明显改善（$P < 0.05$）。[18]

17.尿毒症合并营养不良　本病中医辨证大多数以肾、肝、脾虚为主，证属脾胃气虚兼痰湿。临床上以益气、健脾、养胃、渗湿、化痰、理气为主。余氏等治疗本病30例，在充分透析及食用优质高蛋白治疗基础上辨证给予参苓白术散治疗。处方：人参15g，白术15g，茯苓15g，莲子肉9g，薏苡仁9g，砂仁6g，桔梗6g，白扁豆12g，甘草9g，山药15g。组方严格按照原方炮制后研末，每次服6g，每天2次，用大枣汤调服。治疗60天后，患者营养指标，如血清前白蛋白、转铁蛋白等，较治疗前明显好转。[19]

18.脑血栓　本病病因复杂，脾肾亏虚，痰浊阻络可引发本病。脾主运化，输布水谷精微于五脏和经脉，若脾不散精，精微不布，津凝为浊；肾主津液，肾气不足，蒸腾无力，脾失温煦，运化无权，膏脂不化，浊凝成痰，痰浊闭阻脉络则发病。刘氏等应用参苓白术散加山楂、陈皮、泽泻、川芎、丹参、红花治疗本病35例，处方：党参15g，茯苓15g，桔梗6g，砂仁6g，薏苡仁10g，白术15g，炙甘草5g，白扁豆10g，山药10g，山楂15g，陈皮、泽泻各12g，川芎12g，丹参10g，红花10g。随症加减：头昏、面红、血压高者加天麻10g，夏枯草10g，石决明30g；语言不利有痰者加石菖蒲15g，郁金10g；血瘀之象甚者加水蛭6g，地龙6g，全蝎6g，没药8g；阴虚者加沙参10g，麦冬10g，玉竹10g；手足胀者加桂枝、川牛膝各10g；中脏腑阳闭证者加安宫牛黄丸；脱证者用参附汤、生脉汤等，每日1剂，水煎服，1个月为1个疗程。结果：有效率为97.0%。[20]

19.中心性浆液性脉络膜视网膜病变　中医学认为该病属于中医眼科"视惑""视瞻昏渺""视直为曲""视瞻有色"的范畴。脾虚失运，水湿内困，痰瘀阻滞皆为本病的主要发病机制。治以益气健脾，渗湿利水。潘氏等应用参苓白术散随症加减治疗本病34例43眼，处方：党参10g，茯苓15g，白术15g，山药15g，桔梗10g，白扁豆15g，薏苡仁20g，甘草6g，莲子肉10g，砂仁10g，白豆蔻10g。随症加减：渗出较多加田三七10g，视力恢复较慢加枸杞子10g。每日1剂，分别水煎2次，混合后分早晚2次服用10天为1个疗程。结果：治愈33眼，好转9眼，无效1眼，有效率为97.7%。[21]

20.慢性鼻窦炎　属于鼻窦黏膜病变，主要症状是鼻塞、涕多、嗅觉障碍、头痛，属中医"鼻渊"范畴。中医认为本病多因脾胃虚弱，抗邪乏力，运化水湿失职，湿邪困阻于鼻窦所致。在治疗原则上更注重于调理脏腑的虚损，以扶正祛邪为基本大法。朱氏应用参苓白术散随症加减，去薏苡仁、甘草，加黄芪、白芷、辛夷，湿热偏重者加黄芩，治疗本病112例，总有效率96.64%。樊氏等予参苓白术散加减治疗本病60例，涕多加乌梅、诃子、苍耳子，鼻塞较甚加辛夷、蝉蜕、苍耳子，喷嚏较多加僵蚕、蝉蜕、苍耳子，总有效率为93.3%。[22-23]

21.变应性鼻炎　临床以鼻塞、鼻痒、打喷嚏、流清鼻涕为主要症状，属中医"鼻鼽"的范畴。脾气虚弱，运化失常，水湿、津液集聚鼻窍，可发为鼻鼽。韦氏应用参苓白术散加减治疗本病50例，处方：党参、茯苓、怀山药、薏苡仁、白扁豆各12g，莲子肉、荆芥、蝉蜕、炙甘草、防风、白术、桔梗各10g，黄芪20g，细辛3g。每日1剂，水煎分早晚2次服。清鼻涕量较多者加益智仁12g，乌药、乌梅各10g；畏寒、肢冷者加熟附子15g。10天为1个疗程，连服1~3个疗程。结果：显效40例，有效6例，无效4例，总有效率为92.0%。[24]

22.小儿慢性迁延型菌痢　是一种小儿常见的肠道传染病，由痢疾杆菌所致。中医认为小儿脾胃虚弱，多种原因均可致脾胃运化功能失调。因水谷不化，清浊不分，治疗不当，可转为迁延性腹泻。苏氏应用参苓白术散加减，偏肾阳虚者去薏苡仁加补骨脂，以益智仁易砂仁，脾阳虚甚者加附子、干姜，腹痛较甚者加白芍，湿热症状较重者加黄连，治疗25例，总有效率为96.0%。[25]

23.婴儿慢性腹泻 多为脾虚湿盛所致。脾胃虚弱，纳运乏力，湿滞中焦，水谷不化，清浊不分，故见本病。治宜补益脾胃，兼以渗湿止泻。陈氏治疗婴儿慢性腹泻112例，采用参苓白术散加石榴皮、车前子、陈皮。每日1剂，5天为1个疗程。总有效率为96.4%。张氏等治疗本病患儿60例。根据生化与血气检查结果，确定每日的补液量、种类、速度、纠正电解质紊乱及脱水状态，同时加强饮食管理。在此基础上，使用参苓白术散加减治疗，对便次较多（日达7次以上）者加用赤石脂、乌梅，食饮不振加木香、鸡内金、焦三仙，脱肛加升麻、柴胡。治疗总有效率为100.0%。李氏采用参苓白术散加陈皮、大枣治疗小儿病毒性肠炎导致的腹泻62例。湿重呕吐、苔黄厚腻者，去大枣，加法半夏、藿香、佩兰芳香化湿；腹泻次数多可加五味子、诃子、赤石脂收敛止泻；腹胀明显者加厚朴、大腹皮、木香行气除满；纳差者加神曲、麦芽消食助运；面色少华、舌淡红者加炮姜、葛根温脾止泻。治愈56例，好转6例，总有效率为100.0%。[26-28]

24.小儿多涕症 患儿流下清涕，清白而稀，形同冷水，涕量极多，冬天更甚。小儿为稚嫩之体，脾气未健，肺气未充，脾失健运，精气不能输布，肺失清肃和宣发，造成湿浊滞留，停聚鼻窍，而成多涕症。治宜健脾益气，补肺化浊。魏氏将门诊患儿80例随机分为两组。治疗组60例口服参苓白术散加减，对照组口服小儿鼻炎片。两组均治疗7天为1个疗程，3个疗程后统计疗效。治疗组总有效率90.0%，对照组总有效率75.0%（ $P < 0.05$ ）。[29]

25.小儿厌食症 指小儿较长时期见食不贪，食欲不振，甚至拒食的一种病证。中医学认为厌食的发生主要与脾胃等脏腑有关，脾胃受损，运化失司，湿食阻滞，胃纳不能而厌食。治以益气健脾，消食化积。焦氏等采用参苓白术散加减治疗本病60例，脾胃不和加鸡内金、神曲，脾胃阴虚加沙参、麦冬，每日1剂，水煎分3次口服，10天为1个疗程。总有效率为93.4%。[30]

26.新生儿幽门狭窄 以患儿呕吐，腹部包块、膨胀及营养不良、脱水等为主要表现，属中医"溢乳""呕吐"范畴。多由先天禀赋不足及孕妇孕期生活调理失当引起。脾失健运，湿滞中焦，胃失和降而出现该病症状。王氏等治疗新生儿幽门狭窄5例，用参苓白术散适量，姜汤、枣汤调服，分数次温服。3天内症状缓解，2周内治愈，半年内随访无复发。[31]

27. 2型糖尿病合并高脂血症 本病中医辨证为脾虚气弱，痰瘀互阻。长期过食肥甘厚味，损伤脾胃，使脾气亏虚，脾不升清，运化受阻，酿湿生痰，痰阻气滞，日久成瘀，终致痰瘀互结，而后瘀血又加重气阻，促进痰湿生成，形成恶性循环。曹氏观察参苓白术散加减治疗2型糖尿病合并高脂血症50例的临床疗效，采用教育、饮食、运动和服用降糖药物等基础治疗，同时加用方剂参苓白术散加减。处方：莲子肉、薏苡仁、砂仁（后下）、桔梗、甘草各9g，白扁豆12g，茯苓、党参、陈皮、白术、山药各15g，泽泻、丹参、山楂各15g，三七粉（冲）3g。每日1剂，早晚分服。用药4周为1个疗程，连续治疗2个疗程。结果：显效22例，有效26例，无效2例，显效率44.00%，总有效率96.00%。[32]

28.大疱性表皮松解症　本病多因脾虚，水湿不运，郁于肌表而发，张氏等使用参苓白术散加减治疗大疱性表皮松解症，解方用参苓白术散加减以健脾利湿。处方：太子参6g，茯苓12g，炒白术4g，甘草4g，山药10g，莲子肉10g，炒苡仁10g，白扁豆6g，砂仁4g，桔梗4g，苍术4g，杏仁6g，泽泻4g，秦皮6g，白及4g。药后诸症好转，随症加减后，将参苓白术散做成丸剂，续服3个月后电话随访获知，偶有散在疱疹发作，但自愈较快，不影响饮食生活。[33]

29.慢性荨麻疹　由各种因素引发皮肤、黏膜及血管发生暂时性炎性充血及组织水肿的一种常见过敏性疾病，患者以风团、斑块、皮肤发痒及麻刺感等为主要表现，且易反复发作。中医将其归于"风疹块""风疹""瘾疹"等范畴，主要是因湿邪内困、风热风寒外邪入侵所致，这与脾胃功能受损有密切关联，其中湿邪内困是由脾胃虚弱，津液运化不利，湿聚气滞而引发。李氏采用加味参苓白术散，以健脾化湿，疏风止痒治疗本病48例。处方：党参20g，茯苓、白术各15g，砂仁、荆芥、麻黄、防风、桂枝各12g，神曲、焦山楂、炒麦芽各10g，陈皮、甘草各6g。每日1剂，以水煎煮后分2次服用，共用药4周。在治疗期间要保持清淡饮食，禁食辛辣、海鲜等刺激性食物，也不可饮酒。结果：34例为显效，10例为有效，4例为无效，治疗总有效率为91.67%，且愈后不易复发。[34]

30.口角炎　李氏等使用参苓白术散治疗口角炎。证属脾气虚弱，湿浊上泛者，用参苓白术散以健脾益气，和胃渗湿。处方：党参10g，白术10g，茯苓10g，薏苡仁10g，丹皮5g，山药10g，神曲10g，山楂10g，砂仁5g，甘草3g，黄连3g。水煎服，每天1剂，10剂。5月18日二诊：服药后局部症状明显好转，皲裂、潮红消失，精神状态较前好转，原方去黄连，加柴胡5g，蝉蜕5g。10剂，每天1剂，续服之。5月28日三诊：20剂后，诸症消失，嘱其口服参苓白术丸20天以巩固疗效。观察1年，未见复发。[35]

31.胃溃疡　杨氏使用参苓白术散加减治疗胃溃疡。症见神疲乏力，短气懒言，胃脘疼痛，喜按喜温，时呕吐清水涎沫，反酸，食欲不振，便溏，舌质淡，苔白腻，脉细弱。胃镜显示：胃底、胃体有散在点状溃疡，周围黏膜充血水肿。证属脾虚湿盛型，给予红参10g，炒白术15g，茯苓15g，莲子肉30g，薏苡仁30g，陈皮12g，炒扁豆30g，桔梗10g，山药30g，砂仁10g，延胡索15g，海螵蛸15g，姜半夏15g，炙甘草10g。每日1剂，水煎2次，共取药汁600ml，分早中晚温服，15日为1个疗程，嘱其饮食清淡及食易消化食物，忌食油腻、辛辣、酸性、生冷硬食，戒除烟酒。二诊后诸症好转，原方再服1个疗程。三诊后诸症悉除，饮食增加，给予香砂养胃丸以善后。[36]

32.慢性分泌性中耳炎 本病属于中医"耳闭""耳胀""风聋""卒聋"，初起为风邪侵袭，邪毒滞留，进而导致聚湿为痰，上聚耳窍，发为本病。最初其病在肺，可为肺经不清，涕浊蕴盛型；久则导致脾肾两虚，可为脾失健运，水湿停聚型；后期可见气滞血瘀，水湿郁阻，可为肝气郁结气机不利，痰瘀阻滞型。其中脾虚失运，水湿停聚为常见的一型，姜氏等采用参苓白术散治疗该型慢性分泌性中耳炎患者，处方：白扁豆、白术、茯苓、甘草、桔梗、莲子、人参、砂仁、山药、薏苡仁。口服，每次9g，每日3次。每天采用饮水吹张法1次疏通咽鼓管，以15天为1个疗程。结果：总有效率78.26%，对提高治愈率与改善临床症状方面均有显著效果，并能调节机体免疫应答。[37]

参考文献

[1] 李莉.参苓白术散治疗慢性腹泻38例[J].陕西中医学院学报，2010，33（3）：28.

[2] 张燕龙.参苓白术散加味治疗久泻40例[J].实用中医药杂志，2007，23（9）：563.

[3] 赵立新.参苓白术散加减治疗慢性咳嗽50例[J].实用中医药杂志，2008，24（5）：286.

[4] 王吉娥，于毅，王琦越，等.黄秀深防治老年性骨质疏松症验案1则[J].湖南中医杂志，2015，31（10）：88-89.

[5] 王伟.参苓白术散治疗功能性消化不良80例[J].陕西中医，2007，28（9）：1152-1154.

[6] 徐达稳，夏建华，朱建清，等.加味参苓白术散治疗功能性消化不良疗效观察[J].现代中西医结合杂志，2011，20（1）：32-33.

[7] 赵兴成，张茂电.参苓白术散治疗肝硬化性腹泻[J].中国社区医师，2011，13（1）：101.

[8] 张东坡.加减参苓白术散治疗慢性结肠炎65例临床观察[J].实用中西医结合临床，2007，7（4）：48.

[9] 李根丑，彭全利.参苓白术散加味治疗溃疡性结肠炎63例[J].陕西中医，2008，29（1）：51.

[10] 谢五民.参苓白术散治疗胃与十二指肠溃疡疗效观察[J].河南中医药学刊，2002，

17（6）：49–50.

[11] 董世忠，周凤展，申艺冬.参苓白术散治疗老年慢性支气管炎24例［J］.中国中医急症，2010，19（11）：1959.

[12] 席崇.参苓白术散治疗慢性阻塞性肺病呼吸肌疲劳的临床观察［J］.临床肺科杂志，2011，16（1）：35–37.

[13] 左芳，刘维，王慧.参苓白术散治疗中晚期强直性脊柱炎52例［J］.天津中医药，2007，24（3）：207.

[14] 甘德春，单鸣.参苓白术散加减治疗慢性肠炎72例临床疗效观察［J］.医学信息，2010，5（2）：159–160.

[15] 张西平.加味参苓白术散治疗霉菌性肠炎34例［J］.河南中医，2008，28（11）：10.

[16] 李春涛，邬美萍，王立恒，等.参苓白术散治疗40例腹泻型肠易激综合征临床研究［J］.中国现代医药杂志，2010，12（1）：78–79.

[17] 屈岭.参苓白术散加减治疗白细胞减少症63例［J］.中国中医急症，2007，16（9）：1137–1138.

[18] 陈跃飞，谢冰，蔡奕.加减参苓白术散治疗肾病综合征32例［J］.中国中医药，2010，8（13）：120–121.

[19] 余新跃，丘永平.参苓白术散治疗尿毒症合并营养不良30例［J］.实用医学杂志，2007，23（1）：145.

[20] 刘耀东，郭春丽，孙丽萍，等.参苓白术散治疗脑血栓67例［J］.中国医药导报，2007，4（28）：79–80.

[21] 潘家权，卿安蓉，李赣.参苓白术散治疗中心性浆液性脉络膜视网膜病变34例43眼［J］.中医药临床杂志，2006，18（3）：273–274.

[22] 朱镇华.参苓白术散治疗慢性鼻窦炎112例［J］.湖南中医杂志，2003，19（4）：39–40.

[23] 樊治军，彭宏彬.参苓白术散加减治疗慢性鼻窦炎60例疗效观察［J］.河北中医，2010，32（5）：694–695.

[24] 韦子章.参苓白术散为主治疗变应性鼻炎50例［J］.陕西中医，2008，29（7）：832–833.

[25] 苏锦海.参苓白术散治疗小儿慢性迁延型菌痢疗效观察［J］.中国农村医学杂志，2004，2（6）：29–30.

[26] 陈正堂.参苓白术散加味治疗婴儿慢性腹泻112例［J］.浙江中医杂志，2008，43（3）：138.

[27] 张化庆，潘朝云，沈文强.参苓白术散加减治疗小儿迁延性腹泻60例［J］.宁夏医学杂志，2010，32（7）：660–661.

[28] 李刚.参苓白术散加减治疗小儿病毒性肠炎［J］.山西中医，2007，23（4）：36.

［29］魏英斌.参苓白术散加减治疗小儿多涕症60例［J］.河北医学，2010，16（2）：254-255.

［30］焦建平，曹向红.参苓白术散加减治疗小儿厌食症60例［J］.基层医学论坛，2008，12（5）：154-155.

［31］王磊，郝云，付晓影，等.参苓白术散治疗新生儿幽门狭窄5例［J］.长春中医药大学学报，2006，22（4）：64.

［32］曹召乾，田财军，尹晓华，等.参苓白术散加减治疗2型糖尿病合并高脂血症患者疗效观察［J］.海南医学院学报，2013，19（8）：1060-1063.

［33］李洁，张智龙.张智龙运用参苓白术散验案3则［J］.内蒙古中医药，2018，37（2）：43-44.

［34］李占翔.加味参苓白术散治疗慢性荨麻疹临床疗效研究［J］.临床医药文献电子杂志，2018，5（15）：158-159.

［35］陈世娟，文倩，李元聪.李元聪治疗口角炎经验［J］.湖南中医杂志，2018，34（3）：52-53.

［36］杨峰.参苓白术散加味治疗胃溃疡病案一则［N］.上海中医药报，2015-05-22（7）.

［37］姜胤辉，仝庆忠，陈珊珊，等.参苓白术散治疗脾虚型慢性分泌性中耳炎［J］.中国实验方剂学杂志，2013，19（13）：311-314.

第三十二节 四神丸

【组成及用法】肉豆蔻60g，补骨脂120g，五味子60g，吴茱萸30g，生姜120g，红枣50枚。制为丸，1次9g。若水煎，用量按原方比例酌减。

【来源】《证治准绳》："命门火衰，用八味丸料，送四神丸。肾虚不禁，用姜附汤加吴茱萸、五味。脾肾虚寒，用参附汤送四神丸……四神丸治脾肾虚弱，大便不实，饮食少思，或小腹作痛，或产后泄泻，肚腹作痛，不思饮食。肉豆蔻五味子（各二两），补骨脂（四两），吴茱萸（汤浸，炒）一两，上为末。别以水二碗，生姜八两，煮红枣一百个，熟烂去皮核用，和末为丸，桐子大。每服五七十丸，空心食前，白汤下。"

【方解】具有温肾暖脾，固肠止泻之功，治疗因命门火衰，火不暖土，脾失健运所致之病证。故方中重用补骨脂辛苦大温，补命门之火以温养脾土，为治肾虚泄泻，补火益土之要药，《本草纲目》谓其"治肾泄"，是为君药。臣以辛温之肉豆蔻温脾暖胃，涩肠止泻。肉豆蔻配合补骨脂是为温肾暖脾，固涩止泻的常用组合，亦即《普济本事方》之二神丸，主治"脾胃虚弱，全不进食"。吴茱萸辛苦大热，温暖肝脾肾以散阴寒；五味子酸温，固肾涩肠，益气生津，既助君、臣药温涩止泻之力，又防止诸温阳药温燥伤阴之弊。二药配伍，专治"肾泄"，俱为佐药。用法中姜、枣同煮，枣肉为丸，生姜温胃散寒，大枣补脾养胃，二药合用温补脾胃，鼓舞运化。诸药合用，俾火旺土强，"肾泄"自愈，正如《绛雪园古方选注》所言"四种之药，治肾泄有神功也"。

【适应证】脾肾阳虚之肾泄证。症见五更泄泻，不思饮食，食不消化，或久泻不愈，腹痛喜暖，腰酸肢冷，神疲乏力，舌淡，苔薄白，脉沉迟无力。现常用于慢性腹泻、肠结核、肠易激综合征等属脾肾虚寒者。

【方歌】　　　　四神骨脂与吴萸，肉蔻五味四般齐。

　　　　　　　　大枣生姜同煎合，五更肾泄最相宜。

【临床应用】

1. **慢性胃炎**　刘某，男，40岁，1998年3月12日初诊。胃脘部疼痛反复发作已4年，常在凌晨4时左右发作。症见胃脘近心窝部持续隐痛阵发性加剧，间断性腹泻，并以进不洁饮食后为甚，时感恶心，舌质淡而稍胖，苔白而厚腻，脉细。张氏认为本病乃脾肾阳虚，津液不化所致，给予四神丸加减，处方：补骨脂15g，吴茱萸9g，煨肉豆蔻12g，五味子15g，黄芪18g，乌贼骨15g，炙甘草9g。每日1剂，水煎服。服药7剂后，诸症减轻。继服10剂后，疼痛消失，以香砂六君子丸善后。[1]

2. **哮喘**　患者，男，67岁，2002年9月15日初诊。患者发作性咳嗽气喘15年，治疗后病情无明显好转。现症见患者呈卧位，精神萎靡，喘息气短，呼多吸少，动则喘甚，喉中痰鸣，口唇轻度发绀，颈静脉怒张，桶状胸，四肢不温，两下肢轻度浮肿，舌质紫暗，苔白腻，脉沉细小滑。患者脾肾阳虚，津液不化，聚湿生痰，痰阻气道，肃降失司故发作哮喘。征氏采用四神丸加味以温肾暖脾，化痰平喘。处方：补骨脂、葶苈子（包煎）、沉香曲各12g，吴茱萸6g，肉豆蔻、五味子、生半夏、化橘红、炙紫菀、款冬花、苏子各10g，紫石英20g，生姜3片，大枣5枚。每日1剂，水煎服。服药3剂，诸症减轻。[2]

3. **腰背肌筋膜炎**　本病是临床上的常见病和多发病，属中医"劳损""筋痹"范畴。王氏认为本病主要是肾阳亏虚，腰部失于温煦，风寒湿邪乘虚而入，气血凝滞所致。王氏运用四神丸加味治疗腰背肌筋膜炎36例，处方：补骨脂15g，吴茱萸10g，肉豆蔻10g，白芍20g，狗脊20g，延胡索10g，没药10g，柴胡10g，独活10g，桑寄生20g，甘草10g。颈肩部疼痛者，加羌活10g，葛根20g；腰背部疼痛者，加杜仲12g，怀牛膝10g。每日1剂，分2次温服，10天为1个疗程。结果痊愈19例，显效12例，有效4例，无效1例，总有效率97%。[3]

4. **婴幼儿腹泻**　刘某，男，1岁，2006年3月2日初诊。患儿腹泻长达半年多，少则3~4次，多则6~7次，曾在多地就医，服药后症状好转，停药后复发。面色淡白，精神差。刘氏认为婴幼儿脏腑娇弱，饮食起居不慎，则易脾失运化，肾失温化，湿食不化。拟用四神丸加味，处方：补骨脂、益智仁、藿香、苍术、茯苓各5g，吴茱萸、黄连、五味子、甘草、焦山楂各3g，大枣2枚，每日1剂，水煎服，服10剂。腹泻次数明显好转，精神也随之好转，续服5剂，诸症痊愈。随后未复发。[4]

5.口中流涎 患者，女，45岁。自诉每于凌晨3~5时，因口中流涎而醒，枕边浸湿，吐稀涎数口，方可安卧，历时月余，伴神疲乏力，舌淡苔薄白，脉缓。中医辨证为脾肾阳虚，津液失摄。治宜温肾暖脾，收摄津液，方用四神丸。处方：肉豆蔻10g，补骨脂10g，五味子10g，吴茱萸10g。水煎服，每日1剂。1剂后，吐涎明显减少；2剂后，凌晨3~5时未醒，但晨起后，枕边仍有小片浸渍。上方继服，6剂后，痊愈。[5]

6.脂肪泻 患者，男，40岁，患慢性腹泻5年余，每食蛋类、肉类则发，每日腹泻2~4次不等，屡服中西药物不效。症见面色无华，畏寒肢冷，小便清长，舌淡胖边有齿痕，苔白，脉沉细。本例肾阳衰微，火虚不能生土，脾虚则运化失调，而肉类、蛋类属阴柔黏滞之品，故食则泻，拟四神丸加味：补骨脂9g，肉豆蔻9g，五味子6g，吴茱萸6g，熟附子4g，茯苓9g，白术9g，水煎服，每日1剂。服5剂，腹泻止，继进10剂以巩固疗效，随访半年未复发。[6]

7.过敏性结肠炎 患者素体肾阳虚衰，或年老体衰，阳气不足，脾失温煦，运化失常，以致进食过多脂肪、鱼虾蟹、乳品等后，不能受纳腐熟、运化，从而清浊不分，混杂而下，终致泄泻。治疗宜温肾、健脾、止泻。倪氏运用四神丸加减治疗过敏性结肠炎患者50例，药用补骨脂、五味子、吴茱萸、肉豆蔻、肉桂、党参、白术、黄芪、炮姜、焦山楂。腹痛甚者加木香、小茴香以理气止痛；脱肛者加升麻升阳益气；久泻者加赤石脂固涩止泻。结果：50例患者中治愈40例，好转7例，无效3例总有效率为94%。[7]

参考文献

［1］张茂礼.四神丸加减治验举隅［J］.山西中医，2004，20（1）：39.

［2］征军.四神丸加味治疗哮喘的体会［J］.山西中医，2006，22（5）：52.

［3］王庆成，何海波.四神丸加味治疗腰背肌筋膜炎36例［J］.医学理论与实践，2013，26（2）：197-198.

［4］刘振华.四神丸新用［J］.中国民族民间医药，2012，21（11）：30.

［5］王金果，刘亚娴.四神丸治愈寅时口中流涎1例［J］.北京中医，2006，25（8）：460.

［6］程怀孟.四神丸治疗脂肪泻31例［J］.现代中西医结合杂志，2000，9（8）：738.

［7］倪美琴、杨桂梅、王慧媛.四神丸加味治疗过敏性结肠炎疗效观察［J］.临床合理用药杂志，2013，6（31）：4.

第三十三节　痛泻要方

【组成】陈皮（炒）45g，白术（炒）90g，白芍药（炒）60g，防风30g。

【来源】《丹溪心法》。本方原著无方名，方名见于《医方考》："痛泻要方，属性：炒白术（三两），炒芍药（二两），防风（一两），炒陈皮（一两半），痛泻不止者，此方主之。泻责之脾，痛责之肝，肝责之实，脾责之虚。脾虚肝实，故令痛泻。是方也，炒术所以健脾，炒芍所以泻肝，炒陈所以醒脾，防风所以散肝。或问痛泻何以不责之伤食？余曰：伤食腹痛，得泻便减，今泻而痛不止，故责之土败木贼也。"。

【方解】本方具有补脾柔肝，祛湿止泻之功。治疗由土虚木乘，肝脾不和，脾失健运所致之病证。其特点是泻必腹痛。方中白术苦温，补脾燥湿，为君药。白芍酸寒，柔肝缓急止痛，与白术配伍，为臣药。陈皮辛苦而温，理气燥湿，醒脾和胃，为佐药。防风燥湿以助止泻，为脾经引经药，故为佐使药。

【适应证】脾虚肝旺之泄泻。症见肠鸣腹痛，大便泄泻，泻必腹痛，泻后痛缓，舌苔薄白，脉两关不调，左弦而右缓。现代常用于治疗急性肠炎、慢性肠炎、神经性腹泻等属肝木乘脾者。

【方歌】　　　　痛泻要方用陈皮，术芍防风共成剂。

　　　　　　　　肠鸣泄泻腹又痛，治在泻肝与实脾。

【临床应用】

1.**小儿胃脘痛**　小儿脏腑娇嫩，肝常有余，脾常不足，加之饮食不洁，湿浊内生，气机不畅，而致胃脘痛。徐氏喜用痛泻要方加减，以泻肝木、补脾土、调气机、祛湿邪，既补虚又祛邪，标本兼顾。处方：焦白术10g，炒白芍10g，北防风10g，广陈皮10g，用之得当，奇效非凡。[1]

2.**便秘**　苏某，男，34岁，1988年12月14日就诊。酒席间生气后，3日未大便，欲便不得，腹胀，胸闷，嗳气，厌食，舌苔薄腻，脉濡。本例证属肝旺脾虚，湿浊阻滞，运化失常。师氏使用痛泻要方原方治疗以泻肝补脾，处方：炒白术15g，炒白芍10g，炒陈皮8g，防风8g。3剂，姜、枣作引。3日后复诊，诸症大减。[2]

3.**胁痛**　王某，女，42岁，两胁胀痛1年，腹胀嗳气，食少纳差，大便溏稀。症见两胁胀痛，中满纳差，肠鸣矢气，大便溏泄，泻时腹部隐痛，舌苔薄白，脉弦缓有力。本例属肝脾不和，湿滞中焦。方用痛泻要方加减以泻肝补脾，化湿和中。处方：炒白术18g，炒白芍12g，陈皮9g，防风6g，厚朴10g，黄芩12g，炒莱菔子6g，水煎服，每日1剂，连服3剂，痊愈。[3]

4.肺间质纤维化 患者，男，72岁，2016年3月24日就诊。肺间质纤维化病史2年。症见活动后气喘，咳嗽，咳黄痰，右胁至后背疼痛，喜长出气，口干不欲饮，纳食差，大便每日3次，不成形，腹痛即泻，泻后腹痛减，舌质红，边有齿痕，苔黄腻，脉弦。本例证属肝郁脾虚，津液运化失司，痰湿阻肺。苗氏运用痛泻要方加减治疗。处方：柴胡10g，黄芩片10g，清半夏10g，党参片10g，炒白术10g，陈皮10g，防风10g，白芍10g，五味子10g，炒苡仁20g，葛根10g，黄连片3g，前胡10g，7剂后症状明显减轻。上方加升麻6g，继服7剂，疗效显著。[4]

5.支气管扩张症 患者，男，56岁，2015年11月18日就诊。支气管扩张症病史3年。症见反复咳嗽，咳黄痰、量多，偶有血丝，胸憋，气喘，咽痒，心悸，口干烦躁，睡眠差，大便溏薄，舌质胖暗多裂，苔薄腻根黄，脉细滑略弦。本例证属痰热壅肺，热伤血络，兼肝旺脾虚。苗氏运用痛泻要方加减治疗，处方：柴胡10g，黄芩片10g，清半夏10g，炒苡仁30g，川贝母10g，陈皮10g，防风10g，炒白术10g，白芍10g，三七粉（冲服）3g，干鱼腥草30g，连翘15g，前胡10g，生黄芪20g，生地黄12g，苦参6g。口服14剂后，诸症减轻。[4]

6.肺结节病 患者，女，37岁，2016年10月17日就诊。肺结节病史1年。症见咳嗽少痰，晨起干呕，呕吐酸水，胃凉，焦虑，悲伤欲哭，纳食不佳，睡眠差，早醒，便稀，舌质暗，苔薄黄腻，脉细滑略弦。本例证属肝火犯肺，肝旺脾虚，痰湿凝聚。苗氏运用痛泻要方加减，处方：陈皮10g，炒白术10g，防风10g，白芍10g，当归10g，柴胡10g，茯神12g，乌贼骨15g，川贝母10g，炒枳壳10g，旋覆花10g，桂枝5g，煅龙骨（包煎）20g，郁金10g，前胡10g，百合12g，7剂，症状改善。[4]

7.慢性咽炎 患者，女，27岁，2016年1月21日就诊。咽部异物感5年。症见咽部异物感，吞之不出，咽之不下，咳黄黏痰，口干，反酸，易发脾气，大便稀，舌质胖暗，舌苔薄腻微黄，边有齿痕，脉沉滑。本例证属肝郁脾虚，痰热互结。苗氏运用痛泻要方加减治疗，处方：陈皮10g，白术10g，白芍10g，防风10g，茯苓12g，清半夏9g，柴胡6g，酒黄芩10g，乌贼骨15g，浙贝母10g，射干10g，连翘12g，桔梗6g，甘草片4g。7剂。诸症明显缓解。[4]

8.肠易激综合征 是临床较为常见的一种胃肠道功能紊乱性疾病，以腹痛、腹胀、排便习惯和（或）大便性状改变为临床表现。多因土虚木乘，肝脾不和，脾失健运，湿浊阻滞所致。郭氏等运用痛泻要方加味治疗腹泻型肠易激综合征39例。处方：白术、白芍、白花蛇舌草各15g，陈皮、防风各10g，山药12g，薏苡仁20g，木香6g。随症加减：久泻者，加升麻6g，肉豆蔻10g；大便黏液多者加葛根、石菖蒲各10g；腹痛甚者加延胡索10g；忧郁寡欢加郁金15g，合欢花10g；睡眠欠佳者加酸枣仁30g；舌苔黄腻者，加黄连6g，每天1剂，加水浸泡30分钟后水煎2次，分早晚2次温服。共服4周。结果：治疗总有效率88.24%，能有效改善患者腹痛或腹部不适、便意窘迫和精神紧张等症状。[5]

9.溃疡性结肠炎 宋氏运用痛泻要方治疗溃疡性结肠炎患者58例，临床表现：腹泻半年以上持续或反复发作，腹泻次数不等，多者每天20余次，夹黏冻，纳呆肠鸣，腹胀乏力，苔腻舌尖红，脉细濡。证属脾虚湿热型。处方：白术20g，白芍15g，陈皮8g，防风10g，广木香6g，炒槟榔2g，甘草5g。每日1剂，水煎早晚各服1次。10日为1个疗程，治疗2~5个疗程。结果：治愈28例（停药后3个月无复发），好转26例，无效4例，总有效率93.10%。[6]

10.梅尼埃病 本病为急性发作的眩晕，以痰浊水饮内阻，兼挟风阳上扰为发病基础。李氏运用痛泻要方加味治疗急性发作期梅尼埃病34例，燥湿化痰，平肝降逆。处方：白术30g，白芍24g，陈皮20g，泽泻30g，珍珠母30g，防风10g，头煎加水500ml，取汁200ml，二煎加水400ml，取汁200ml，两煎混合，每服100ml，按早、中、晚、夜分4次口服。初发病者3剂为1个疗程，慢性病急性发作者4剂为1个疗程。结果：痊愈31例，好转2例，无效1例，总有效率为97.06%。[7]

11.青带 徐某，女，28岁，1986年10月17日初诊。前阴分泌物增多，色呈黄绿色，予消炎药治疗未见好转。症见微感畏寒，身感倦怠，小便清，大便溏，时感小腹胀痛。脉弦而缓，舌质淡，苔薄白。本例属肝郁不达，脾失健运，湿浊下注。陶氏运用痛泻要方加减，以泻肝理脾，祛湿止带。处方：白术（炒）20g，白芍（酒炒）15g，防风12g，陈皮9g，升麻9g，茵陈15g，茯苓15g。上方每日1剂，水煎服。上方连服3剂后，诸症悉减，仍宗前方续服3剂而愈。[8]

12.慢性胆囊炎 本病多由肝胆气郁，脾失健运，湿邪阻滞所致。王氏使用加味痛泻要方治疗慢性胆囊炎患者48例，处方：白术（土炒）12g，白芍（酒炒）、陈皮各10g，防风6g。加减：胁痛甚加川楝子、延胡索、橘络各10g；有热者加金钱草30g，柴胡12g；伴呕吐加半夏10g，竹茹10g；黄疸加茵陈30g，郁金12g；纳呆加炒六曲、炒麦芽各18g。结果：痊愈38例，好转6例，有效率达92%。[9]

13.伪膜性肠炎 指主要发生于结肠的急性黏膜坏死性炎症，并覆有伪膜，属于中医泄泻范畴。张氏运用痛泻要方加味治疗伪膜性肠炎31例，抑肝扶脾，利湿清热，健脾消滞。处方：白术15g，白芍30g，陈皮10g，防风10g，黄芩15g，葛根30g，藿香10g，茯苓30g，广木香12g，薏苡仁30g，甘草5g。若恶心明显加苏叶10g；胃脘部嘈杂加吴茱萸6g。每日1剂，分3次口服。7日为1个疗程，2个疗程后，有效率达94.74%。[10]

14.精神性烦渴　临床表现为烦渴，多饮，多尿及低比重尿，多伴睡眠不好、心烦易怒等神经官能症症状，常随情绪而波动。各项相关实验室诊断指标均正常，虽尿比重低，但患者血清中抗利尿激素并不缺乏，这有别于尿崩症。另外，本病应排除糖尿病及慢性肾脏疾病。赵氏运用痛泻要方加减治疗精神性烦渴疗效较好。案例：患者，李某，女，42岁，诊断为精神性烦渴，现症见纳食好，睡眠差，善叹息，时有腰困，舌质淡红，边尖红，苔薄白，脉弦滑。本例证属肝气郁结，脾运失常，气滞血瘀，水湿不化。处方：白术、陈皮、白芍、柴胡、枳壳、栀子、续断各15g，防风12g，炒枣仁、杜仲各20g，首乌藤30g，桂枝6g。3剂后诸症减轻，续服6剂，睡眠偶尔不佳，诸症悉除。[11]

15.痢疾　刘某，男，47岁，2008年8月12日初诊。因感受寒湿之邪，又加饮食不适，出现肠鸣腹痛，大便稀水，用药后不见好转，现症见形体消瘦，面色晦暗，纳食差，四肢困乏无力，精神、大便色白黏冻，日2~3次，里急后重，便后则舒，肠鸣，腹痛绵绵，小便清长，舌质淡，苔白略腻，脉缓。证属肝旺脾虚，寒湿所伤。王氏等运用痛泻要方加味以疏肝健脾，温化寒湿。处方：防风、炒陈皮、炒升麻、当归各10g，炒白术30g，炒白芍、苍术各12g，炮姜、焦楂各15g，煨木香6g。4剂水煎服。续服8剂后，诸症减轻，肠鸣腹痛，里急后重，大便色白黏冻均消失，自觉腹部舒服，纳食增加，精神可，嘱服香砂养胃丸1个月，以善其后。[12]

16.胃肠功能障碍　本病属于中医学的"腹痛""泄泻"范畴，病变在胃肠，病机在肝、脾、肾。脾胃受伤，运化失调，水湿停滞，水谷之精微不能输化而泻利。周氏治疗胃肠功能障碍，其中治疗组98例，用加味痛泻药方治疗。处方：炒陈皮10g，防风10g，炒白术15g，白芍20g，砂仁（后下）10g，沙参15g，怀山药20g，干姜10g，甘草6g。随症加减：腹胀甚者加丹参、佛手；腹痛甚者加延胡索，倍用白芍；解水样便加车前子、茯苓；五更泄泻加诃子、肉豆蔻；久泻不止，加乌梅、炙升麻。每日1剂，分次服，15天为1个疗程。痊愈44例，有效50例，无效4例。[13]

参考文献

［1］蔡江，伍利芬.痛泻药方治疗小儿胃脘痛［J］.世界最新医学信息文摘，2015，15（44）：91.

［2］师大庆."痛泻要方"治疗便秘［J］.新疆中医药，1989（4）：58.

［3］唐玉全.《痛泻要方》治验二则［J］.四川中医，1985（1）：55.

［4］苗英丽.痛泻要方在治疗呼吸系统疾病中的应用［J］.中国民间疗法，2018，26（4）：56-57.

［5］郭军雄，汪斌.痛泻要方加味治疗腹泻型肠易激综合征临床观察［J］.新中医，2016，48（12）：42-44.

［6］宋小莉.痛泻要方治疗溃疡性结肠炎58例［J］.实用中医药杂志，2014，30（8）：712.

［7］李远良.痛泻要方加味治疗美尼尔氏病34例［J］.湖南中医杂志，1993，9（1）：42-43.

［8］陶昔安."痛泻要方"治愈青带验案［J］.新疆中医药，1989（4）：60.

［9］王健民.痛泻要方治疗慢性胆囊炎［J］.辽宁中医杂志，1988（7）：28.

［10］张翔.中医治疗伪膜性肠炎31例体会［J］.九江学院学报（自然科学版），2011，26（4）：63-64.

［11］赵红萍.痛泻要方新用［J］.山西中医，2004，20（S1）：60-61.

［12］王艳梅，叶小波.痛泻要方新用［J］.陕西中医，2010，31（12）：1669.

［13］周运炳，张玉兰.加味痛泻要方治疗胃肠功能障碍168例疗效观察［J］.人民军医，1989（4）：41-43.

第三十四节 芍药汤

【组成】芍药30g，当归15g，黄连15g，槟榔、木香、炙甘草各6g，大黄9g，黄芩15g，官桂5g。

【来源】《素问病机气宜保命集》："芍药汤，下血调气。《经》曰：溲而便脓血，气行而血止。行血则便自愈，调气而后重除。"

【方解】具有清热燥湿，调气和血之功。方中黄芩、黄连性味苦寒，入大肠经，功擅清热燥湿解毒，以除致病之因，为君药。重用芍药养血和营，缓急止痛，配以当归养血活血，体现"行血则便脓自愈"之义，且可兼顾湿热邪毒熏灼肠络，耗伤阴血之虑；木香、槟榔行气导滞，体现"调气则厚重自除"之义。四药相配，调气和血，共为臣药。大黄苦寒沉降，合芩、连则清热燥湿之功著，合归、芍则活血行气之功彰，其通腑作用可通导湿热积滞从大便而去，体现"通因通用"之法。配以少量肉桂，既可助归、芍行血和营，又能制约芩、连苦寒之性，还能防呕逆拒药，与大黄共为佐药。炙甘草和中调药，与芍药相配，又能缓急止痛，亦为佐使，诸药合用，湿去热清，气血调和，故下痢可自愈。全方配伍特点为气血并治，兼以通因通用，寒热共投，侧重于热者寒之。

【适应证】湿热痢疾。症见腹痛，便脓血，赤白相兼，里急后重，肛门灼热，小便短赤，舌苔黄腻，脉弦数。

【方歌】　　　　芍药汤中用大黄，芩连官桂当木香。

　　　　　　　　槟榔甘草二味入，清热燥湿自安康。

【临床应用】

1.痔疮肿痛　刘某，男，38岁，1997年2月4日初诊。患者2日前饮酒后肛门部肿胀疼痛，肛口有枣样大肿物脱出不能回纳，有黏液样分泌物，伴有烦渴、大便臭秽、小便短赤，自服抗感染药物症状未减。症见急性痛苦病容，步态蹒跚，截石位3点处可见痔核脱出，伴肛缘部水肿，舌红，苔黄腻，脉滑数。本例患者正值壮年，食肥甘厚味复加饮酒，酿生胃肠湿热，湿热之邪下注，壅滞熏蒸肛门，使气血瘀阻，以致痔核脱出、肛缘水肿疼痛。郑氏予芍药汤加减治疗，清热燥湿解毒，调气活血止痛。处方：黄芩12g，黄连12g，大黄9g，当归12g，槟榔9g，木香9g，芍药15g，甘草9g，槐米12g，桃仁12g，红花12g。2剂后，诸症大减，守上方再服3剂而愈。[1]

2.阴部湿疹　崔某，男，27岁，1998年7月26日初诊。患者10日前阴囊部位皮肤潮红，肿胀发疹，继而出现密集成片的丘疹、水疱，瘙痒剧烈，搔抓后水疱渗液、糜烂、结痂，外用炉甘石洗剂，治疗1周疗效不佳，并向阴阜及会阴、肛周漫延，伴有低热、口苦、大便秘结、尿赤。诊时37.6℃，患部皮肤潮红、肿胀、糜烂、渗液、结痂，浸淫成片，行走不便，舌质红，苔黄腻，脉滑数。本例属肝经湿热下注。郑氏予芍药汤加减，清热燥湿，活血止痒。处方：黄芩12g，黄连12g，槟榔12g，大黄9g，当归12g，甘草9g，芍药15g，龙胆草15g，白蒺藜15g。3剂后，诸症大减，原方随症加减1周后愈。[1]

3.小儿湿热痢　王氏使用芍药汤加味治愈小儿湿热痢25例。25例患儿均口服芍药汤加味治疗，每日1剂。处方：白芍10g，黄芩10g，黄连10g，大黄5g，槟榔片10g，当归10g，木香5g，肉桂2g，甘草5g。久病正虚加白术、太子参，兼有恶心呕吐加藿香、竹茹，血痢严重酌加地榆炭、蒲公英、白头翁。结果：9例服用2剂后，体温下降，痢疾停止；13例服用4剂后，体温稍降，下痢次数减少，里急后重症状消失；3例服用6剂后，体温正常，痢疾基本痊愈。体虚胃弱不欲食者，投以小儿启脾丸合山楂丸以善其后。[2]

4.慢性附件炎　本病由多种原因致湿热邪毒稽留下焦，妨碍冲任气血运行所致。余某，女，36岁。患者既往有多次人工流产史，小腹疼痛经年，现行经期腹痛加重，小腹可触及条索状物，带下黏稠，大便偏干，舌红，苔黄微腻，脉弦滑。本例证属下焦湿热，气血运行不畅，投以芍药汤。处方：炒白芍药20g，当归10g，黄连6g，黄芩10g，广木香10g，槟榔10g，制大黄4g，肉桂4g，炙甘草10g。本方加减服用30剂，诸症消失，随访1年未复发。[3]

5.痤疮 杨某，男，16岁，2009年8月15日初诊。患者两颊、前额、鼻准、鼻翼见紫红色结节，部分结节顶端可见小脓疱，患部潮红、充血疼痛，伴口臭、口苦、便秘，溲黄，舌红，苔黄腻，脉滑数。证属湿热蕴结胃肠，气血凝塞。李氏予芍药汤加减以清热燥湿，行气活血。处方：芍药30g，当归15g，黄连15g，槟榔15g，木香20g，大黄15g，黄芩20g，石膏30g，丹皮15g，白芷15g，升麻6g，茯苓15g，官桂6g，甘草15g。3剂后患部结节基本消失，诸症好转。原方加减又进4剂后病除，随访1年未复发。[4]

6.宿食积滞 刘某，男，5岁，1980年8月就诊。患儿腹胀、腹痛半月余，精神不振，大便每日2~3次、量少、无脓血，但秽浊不堪、含少量黏液，面色暗滞无华，舌红，苔黄腻，脉滑。腹部膨隆，无包块，追问病史，得知其发病于饱食之后。遂投以芍药汤加减以清热化湿，行气消食导滞。处方：芍药10g，大黄5g，黄连5g，条芩5g，广木香5g，槟榔10g，山楂10g，麦芽15g，枳壳10g，甘草2g，肉桂1g。2剂后，大便通畅，胀痛纳增，精神好转。复诊于原方去大黄加鸡内金10g，2剂后各症状基本消失。最后以异功散加味4剂善后，面转红润。[5]

7.湿热腹痛 王某，男，34岁，1984年元月就诊。半年前突然腹部剧烈胀痛，下腹尤甚，无呕吐、发热，大便稀烂秽浊、每日1~4次，大便情况与胀痛之轻重变化密切相关，舌淡红，苔黄稍腻，脉滑有力。予芍药汤加减以清热化湿，行气和血。处方：芍药15g，黄芩10g，黄连5g，广木香10g，槟榔15g，肉桂2g，陈皮10g，鸡内金10g，枳壳10g，山楂10g，甘草5g。5剂后，患者腹部胀痛大减，大便通畅，但病情时有反复，以原方加减共服30余剂，诸症消失。[5]

8.溃疡性结肠炎 因湿热内蕴，灼伤肠络，气血凝滞，腐败化血而下利赤白，发为本病。陈氏对36例门诊患者使用芍药汤，以清热利湿，健脾益气，调气行血。处方：芍药20g，白术10g，山药15g，大黄、黄芩各10g，黄连、当归各15g，木香6g，槟榔10g，炙甘草4g，每日1剂，水煎200ml，早晚温服。连续治疗4周为1个疗程。结果：总有效率94.44%。[6]

9.肠易激综合征 中医学认为本病与肝气郁结，或兼湿热内蕴，肠道功能失调有关。李氏治疗肠易激综合征30例，以芍药汤为主方进行加减。腹泻为主者，去大黄，加诃子；久泻者，加肉豆蔻、补骨脂；便秘为主者，大黄后下，加芒硝；口干明显者，去肉桂；大便酸腐者，加山楂；腹胀明显者，加枳壳。结果：显效17例，有效11例，无效2例，治疗组总有效率93.3%，疗效显著。[7]

10.**急性肠炎** 本病多以腹泻、腹痛为其主症，属中医"泄泻"范围。多因湿毒之邪伤及脾胃肠道，脏腑运化、受盛、传导功能失常所致。治宜化湿为主，但由于患者体质上的差异，湿在体内有寒化和热化的不同，所以化湿应结合温法或清法。马氏采用芍药汤加减治疗本病40例，主要用于急性肠炎属湿热证者，症见腹痛即泻，肠鸣，发热，便黄，尿赤，肛门灼热，心烦口渴，舌苔薄黄或腻，脉滑数或濡数，便检有脓细胞。药物组成为芍药、大黄、黄芩、黄连、当归、槟榔、木香、甘草。兼表证者加葛根；湿偏重者加苍术、厚朴；夹食滞者加山楂、神曲、麦芽、莱菔子；呕吐者加半夏、竹茹；尿短赤者加木通、车前子；热偏重者加金银花、连翘；暑湿偏重者加藿香、扁豆、香薷。每日1剂，头两煎取汁300ml，分早中晚3次口服，第三煎取汁200ml，行灌肠。结果：治愈36例，好转2例，无效2例，治愈好转率为95.0%。[8]

11.**慢性结肠炎** 李某，男，33岁，1984年6月10日就诊。患者于1年前出现血样大便，继之加重，日达10余次，诊断为"慢性结肠炎"，多方治疗不效。现症见每日3~4次混有血和黏液的糊状软便，便下不爽，气味秽臭，左下腹隐痛或绞痛，便后痛减，肠鸣，伴头晕、纳差、乏力、面黄口干，小便短黄，舌质淡，古根部苔微腻，脉细微滑。张氏认为本例证属湿热蕴结，脏毒卜血，给予芍药汤加味以清化湿热，调气止血，处方：白芍15g，黄连9g，黄芩9g，肉桂6g，当归10g，大黄10g，木香8g，甘草6g，白头翁20g，马齿苋30g。2剂后，腹泻次数增加，余无不适反应。上方去大黄，加山药20g，服药30余剂痊愈，随访半年未见复发。[9]

12.**过敏性紫癜** 张某，男，26岁。1991年7月12日初诊。患者双下肢起紫癜伴腹痛20天，服泼尼松治愈，停药复发，现症见双下肢散布紫癜性斑丘疹，间有红斑、丘疹、瘀斑，恶心呕吐，大便稀，日2~3次，舌红，苔黄腻脉滑。刘氏认为本例乃湿热互结，壅遏肠胃，外蒸肌肤，迫血外溢所致。方用芍药汤加味以清热化湿，调畅气机，凉血止血。处方：白芍、生地各30g，黄芩、黄连、木香、槟榔、当归、赤芍、丹皮、白茅根10g，大黄、甘草各6g，肉桂3g。水煎服，日1剂，服药3剂，诸症减轻，守方继服20剂，诸症消失。[10]

13.**慢性荨麻疹** 李某，女，29岁，1992年4月25日初诊。患者全身起风团伴阵发性腹痛6月，多方诊治，效果不佳。现症见躯干四肢散见淡红色风团，大小不一，瘙痒不适，入夜加剧，有抓痕血痂，恶心呕吐，腹满纳呆，舌红，苔白腻，脉滑数。刘氏认为本例乃湿热互结，壅遏肠胃，外蒸肌肤，气血失调所致。方用芍药汤加味以清热化湿，调和气血，佐以止痒。处方：白芍、徐长卿各30g，黄芩、黄连、当归、木香、槟榔各10g，地肤子、浮萍各15g，大黄、甘草各6g，肉桂3g。水煎服，日1剂，服药7剂，全身症状减轻，守方继服14剂而愈。[10]

14.湿热痢 秦氏使用芍药汤加味治疗湿热痢，案例：患者，李某，男，4岁，1988年8月16日就诊。发热2日，腹痛，里急后重，下痢赤白脓血，日20次，肛门灼热，尿短赤，苔腻微黄，脉滑数。本例证属湿热痢，主因湿热不解，腐血成脓所致。秦氏以芍药汤加味清热解毒，调气行血。处方：白芍10g，黄连、生大黄各2g，黄芩、当归、炒地榆各6g，槟榔、葛根、秦皮、白头翁各8g，甘草、肉桂各1g。服1剂即痊愈。[11]

参考文献

［1］郑高峰.芍药汤新用［J］.河南中医，2000，20（6）：61.

［2］王怡红，高树人.芍药汤加味治愈小儿湿热痢25例［J］.黑龙江中医药，1989（6）：29.

［3］徐士伟.芍药汤临床应用举隅［J］.上海中医药杂志，2012，46（4）：64.

［4］李军.芍药汤加减治痤疮［N］.中国中医药报，2011-9-5（4）.

［5］刘冰清.芍药汤新用［J］.江西中医药，1984（5）：31，36.

［6］陈晓杨.芍药汤治疗溃疡性结肠炎36例临床观察［J］.实用中医内科杂志，2014，28（5）：39-40.

［7］李晖.芍药汤加减治疗肠易激综合征30例［J］.湖南中医药导报，2002，8（9）：539.

［8］马宏明，史广富.芍药汤加减治疗急性肠炎40例［J］.黑龙江中医药，1997（2）：36-37.

［9］张仁礼.芍药汤治疗脏毒便血［J］.四川中医，1985（8）：40.

［10］刘文景.芍药汤治疗皮肤病二则［J］.陕西中医，1997，18（7）：325.

［11］秦鹏程.芍药汤加味治疗湿热痢［J］.四川中医，1989（8）：41.

第三十五节　白头翁汤

【组成】白头翁15g，黄柏12g，黄连6g，秦皮12g。

【来源】《伤寒论》曰："热利，下重者，白头翁汤主之"。

【方解】具有清热解毒，凉血止痢之功。方中用苦寒而入血分的白头翁为君，清热解毒，凉血止痢。黄连苦寒，泻火解毒，燥湿厚肠，为治痢要药；黄柏清下焦湿热。两药共助君药清热解毒，尤能燥湿治痢，共为臣药。秦皮苦涩而寒，清热解毒而兼以收涩止痢，为佐使药。四药合用，共奏清热解毒，凉血止痢之功。

【适应证】热毒痢疾。症见腹痛，里急后重，肛门灼热，下痢脓血，赤多白少，渴欲饮水，舌红苔黄，脉弦数。素体脾胃虚弱者当慎用。

【方歌】　白头翁汤治毒痢，黄连黄柏与秦皮。

清热解毒并凉血，湿热毒痢脓血医。

【临床应用】

1.**阴疮**　李某，女，25岁，2003年8月10日就诊。自诉患阴疮3月余。3个月前患者产1男婴，产后不久即患阴疮，局部肿胀疼痛，开始较轻，近日加重。查右侧前庭大腺肿大，局部红肿，但未溃烂。伴见口苦咽干，身热心烦，大便干结，舌红苔黄，脉滑数。证属阴部湿热，气血凝滞，蕴结成毒。王氏以白头翁汤加减治疗，以清热利湿，泻火解毒。处方：白头翁15g，黄连6g，黄柏10g，秦皮10g，金银花15g，炒栀子8g，连翘20g，车前子12g，生甘草5g，赤芍10g。水煎服，每日1剂。另用白头翁30g，黄连10g，黄柏15g，秦皮15g，苦参35g，大黄25g，芒硝15g。水煎外洗，每日2次。3日后，阴疮肿痛减轻。嘱其内服药停用，外洗药再坚持用2周。并嘱患者穿宽松纯棉内衣，勿进辛辣食品，后随访未复发。[1]

2.**黄带病**　许某，女，45岁，1996年7月4日就诊。黄带伴下腹痛、阴痒半年余。经检查见阴道壁上，尤其在后穹窿部有红色颗粒，表面形状像杨梅果。白带涂片：镜下可见滴虫活动。尿常规：脓细胞（+），红细胞（+），上皮细胞少许。西医诊断：滴虫性阴道炎。用药后未见好转。现症见带下量多色黄稠如脓，夹带血丝，气味秽臭，阴痒夜半为甚，尿短赤，口苦，心烦，舌红，苔黄腻，脉弦滑。本例证属湿热带下，方以白头翁汤加减以清热利湿止带。处方：白头翁15g，川黄连3g，黄柏、秦皮、丹皮、生地、苦参各10g，椿根皮6g，薏苡仁15g，5剂后，诸症好转，再服20剂后，诸症愈。随访1年未复发。[2]

3.**便血**　夏某，男，36岁，1991年3月22日。胃溃疡病史5年。3天前因酒后自觉上腹部疼痛，并排黑便就诊。现症见胃脘疼痛，口干苦，乏力，舌红，苔黄腻，脉弦数。检查提示：血红蛋白10g/dL，便潜血（++）。胃镜提示：胃体黏膜红黄相间，底部黏膜点状出血。西医诊断：胃溃疡并发上消化道出血。祁氏认为本例乃湿热壅胃，胃络受灼，伤及脉络，血渗于下。治以清利湿热，止血化瘀。方用白头翁汤加减，处方：白头翁10g，黄连3g，黄柏10g，参三七（研粉吞服）10g，阿胶（烊化）15g，白及、赤芍各10g，甘草6g。3剂后，大便由黑转黄。继服4剂后，便潜血转阴，并以健脾养胃之剂善后。[3]

4.**肛门周围脓肿**　本病多因饮食不节，过食膏粱厚味，湿热内生或感受热毒外邪，脏腑浊气下降，秽浊与湿热搏结，壅聚于肛肠周围所致。症见发热，患处肿胀疼痛，行走坐卧不便，舌苔黄腻，脉弦数。方用白头翁汤加减以清热解毒，活血消痈。处方：白头翁15g，秦皮10g，黄柏10g，黄连6g，丹皮12g，红花6g，白芷10g，皂角刺10g。日1剂，分2次服。高热持续不退者，加生石膏、大青叶或加服牛黄解毒丸；大便秘结者，加生大黄；疼痛甚者，加乳香、没药；已成脓者，切开排脓。[4]

5.瘰疬 张某，男，学生，1985年8月16日就诊。颈部多发瘰疬，如花生米大，久服中西药并配合针灸治疗未见显效。其舌红苔黄厚腻，脉弦兼滑。X线胸片未见肺结核病灶，化验血常规、血沉正常。本例属痰热蕴结所致。方用白头翁汤加浙贝、紫草、莪术以清热燥湿，软坚散结，服18剂后，症解八九，续以养阴疏肝方药调理而愈。后多次随访，未复发。[5]

6.遗精 周某，男，38岁，1990年3月23日就诊。梦遗5月，每周3~4次，形体肥胖，晨起口苦而黏，纳呆，头晕，腰膝酸软无力，足重如坠，阴囊终日潮湿，瘙痒有臊味，舌苔黄厚腻，脉濡数。本例患者平素嗜酒，使湿热下注，扰动精室，方以白头翁加减清利湿热，处方：白头翁20g，黄连6g，黄柏12g，泽泻、牛膝各10g，金樱子、秦皮、芡实各15g，龙骨（打碎先煎）30g。并用药渣煎水洗阴部。1周后，梦遗减少，诸症均好转。原方继服15剂，诸症愈。[6]

7.淋证 黎某，男，49岁，1989年6月5日就诊。自诉10天前感尿频尿痛，淋沥不尽，有时尿血或夹脓血，伴畏寒发热，头晕头痛，腰背酸痛，曾多次治疗，症状依然，于今月来我院就诊。尿常提示：尿蛋白（＋），脓细胞（＋＋＋＋），白细胞（＋），每高倍视野有红细胞0~1个。除有上述症状外，口苦口干不欲饮，胸闷纳差，舌质偏红，苔白厚腻，脉濡滑数。本例属湿热下注膀胱所致。方用白头翁汤加味以清热解毒，利湿通淋。处方：白头翁8g，黄柏6g，黄连6g，秦皮10g，木通10g，车前子10g，茯苓10g，六一散10g。每日1剂，早晚2次分服，3剂后，尿频尿痛有所好转，但感脘腹胀满不适，大便2日未解，苔白厚腻，脉濡数。原方加大腹皮10g，厚朴10g，3剂后诸症好转。守原方继服4剂后尿常规检查均阴性，诸症愈。[7]

8.痿证 刘某，男，2岁半，1985年6月3日初诊。患儿病初高热，继而左下肢痿弱，不能着地，身热朝轻暮重，大便溏泄，小便短赤，舌红，苔黄厚干，脉濡数带弦，食指络脉青紫透达气关。本例属湿热伤筋，气血凝滞。方用白头翁汤加减以清热化湿，生津养阴，舒筋通络。处方：白头翁8g，黄连2g，黄柏4.5g，秦皮6g，葛根6g，薏苡仁10g，沙参6g。5剂。加用电针，取穴：环跳、风市、阴陵泉、足三里、蠡沟、太溪。复诊：患肢能活动且可自行举起，接服5剂，诸症好转，仅留患肢步履跛行。前方加牛膝5g，地龙3g，7剂后跛行好转，尚不能久走，后以滋补肝肾药，基本痊愈。[8]

9.阴痛 李某，女，52岁，2007年8月29日初诊。10天前因用力搬重物，阴道口有异物感，行走不利，时有灼热感，带下色黄伴腥臭、量多，晨起口干不欲饮，纳可寐安，二便可，舌质红，苔淡黄，脉细弦。本例属肝经湿热下注，予白头翁汤原方：白头翁8g，黄柏5g，黄连5g，秦皮3g。水煎服，日1剂，再服3剂后复诊，诸症消。[9]

10. 湿疹 黄某，男，40岁，1983年8月3日就诊。患者自服鹿茸后出现胸背起丘疹、脓疱，痒极难忍，抓之皮破，血水淋漓，而后结油腻黄色痂片，便秘，小便黄短，舌红，苔黄腻，脉弦滑数。本例因湿热火毒阻于肌肤而致，方用白头翁汤加味以清利湿热，泻火解毒。处方：白头翁15g，黄连6g，秦皮9g，黄芩9g，大黄9g，栀子9g，黄柏9g。5剂后痛痒均减，25剂后，病愈。[10]

11. 慢性浅表性胃炎 李某，男，35岁，1998年11月2日就诊。自述剑突下及两肋反复胀满疼痛，伴呕逆10余年。胃镜提示：慢性浅表性胃炎，有部分糜烂灶。半月前因食火锅而复发，症见患者形体消瘦，双手压腹，痛苦面容，频频呕逆，舌红，苔黄厚腻，脉弦滑。本例可由情志不畅，肝气横逆犯脾，脾失健运，内生湿热，湿热阻于中焦脾胃所致。故治法应以清肝化湿，和胃降逆为主。刘氏使用白头翁汤加味治疗，处方：白头翁、秦皮、香附各20g，黄柏、苏叶、厚朴各15g，黄连8g，吴茱萸10g。每日1剂，上方连服3剂后，疼痛消失，呕逆止，胀满减轻。后上方去吴茱萸、香附，加白豆蔻8g，藿香15g，继服5剂，诸症消失。[11]

12. 溃疡性结肠炎 本病以湿热内蕴型多见，可由湿热外邪内侵或饮食所伤，使脾胃运化失常，湿热邪毒蕴结于肠中，肠道脉络失和，血败肉腐，内溃成疡所致。故治宜清热解毒，凉血止痢。李氏等以白头翁汤加减灌肠治疗湿热内蕴型溃疡性结肠炎78例，处方：白头翁30g，黄连10g，黄柏10g，秦皮10g。随症加减：久泻不止者加用乌梅10g，诃子10g；痛甚者加用延胡索、川楝子各10g；里急后重甚者加用广木香10g，白芍6g。将药物加水浓煎取汁150ml，药液温度控制在40~42℃，给患者灌肠，嘱患者尽量长时间保留，每日1次，15天为1个疗程。结果总有效率为96.2%。[12]

13. 急性菌痢 本病属中医学"湿热痢"范畴，病机为湿热邪毒壅于肠中，脉络受灼，血败肉腐，溃烂成疡。湿热邪毒壅结大肠，热伤血络，则便下脓血；久热蕴结，气滞不通而腹痛，里急后重；热气下迫，则肛门灼热。甄氏治疗急性菌痢68例，采用白头翁加减治疗，以清利热湿，解毒导滞。处方：白头翁20g，黄连12g，黄柏12g，秦皮12g，当归20g，白芍15g，甘草9g。据患者临床症状酌情加入理气、凉血、止血类药物。每日1剂，分早、中、晚3次温服，疗效良好。[13]

14. 溃疡性直肠炎 该病病机为湿热邪毒蕴结大肠，肠道传导失职。治以清热泻火解毒。临床上用白头翁汤治疗本病效果明显。梁氏用白头翁汤加减灌肠治疗溃疡性直肠炎，处方：白头翁、苦参各30g，黄连、侧柏叶、地榆炭各10g，秦皮20g，当归、枳壳各15g，陈皮12g。加减法：湿热重者加黄柏10g；胀甚者加川朴20g；腹痛明显加白芍15g；久泻加五倍子20g。每日1剂，水煎至100ml，用肛管和注射器保留灌肠后，变换体位，以使药液与肠黏膜充分接触。结果：总有效率94.06%。[14]

15.阿米巴痢疾 本病症见里急后重，泻下果浆样大便，日达数次，此非一般湿热所致，当为热毒炽盛，熏蒸肠胃气血使然，治疗当着重清热解毒，燥湿凉血。蔡氏运用白头翁汤保留灌肠治疗阿米巴肠病136例，临床总有效率为98%。处方：白头翁30g，秦皮12g，黄柏12g，黄连10g，金银花30g，紫花地丁30g，大黄6g。首剂加水400ml，煎煮后取汁300ml，二剂加水200ml，煎煮后取汁100ml。2剂混合待凉后，取药汁200ml，保留灌肠。大便常规以脓细胞为主，加重"三黄"的用量，同时加用地锦草30g，丹皮10g；大便常规以红细胞为主，则方中加用地榆炭10g，大黄改用熟大黄；急性发作者，每日保留灌肠2次，3日后改为每日1次，5天为一疗程。急性患者，1个疗程即可痊愈。慢性患者，一般需要2个疗程。病程1年以上，需加用1个疗程以巩固。[15]

16.伤寒 本病是由伤寒沙门菌引起的急性肠道传染病，隶属中医"湿温病"，其并发肠出血，属中医"近血"范畴。本病多由外感湿热毒邪导致肠道湿热内盛，热伤肠络所致。治宜清热燥湿，凉血止血。临床以白头翁汤配伍凉血活血药物治疗本病效果明显。喻氏等用槐花白头翁汤治疗伤寒并肠出血病23例，处方：白头翁20g，槐花15g，黄连6g，黄柏10g，侧柏叶15g，秦皮10g，枳壳10g。每日1剂，水煎后分早晚2次凉服。结果：伤寒治愈15例，好转6例，无效2例；肠出血治愈16例，好转4例，无效3例。[16]

17.噤口痢 杨氏用白头翁汤加味治疗噤口痢38例，临床痊愈23例，好转12例，无效3例，总有效率为92.19%。本组患者多有嗜食辛辣厚味之饮食习惯，易使湿热内蕴于阳明胃肠，表现为下痢赤白脓血，伴黏液、腹痛、里急后重等，并伴不能进食或饮水皆呕症状。以白头翁加味，处方：白头翁15~24g，黄连6~10g，黄柏7~10g，秦皮10~12g，炒白术10~15g，当归10g，生熟地各10~12g，莲子肉10g，半夏10~12g。呕吐剧烈者加竹茹10g，陈皮10g；腹痛、里急后重明显者加木香6~10g，白芍10~15g；久痢、气阴两伤者，加人参或西洋参10~15g，粳米15~30g，炙甘草10g。上方为1日剂量，凉水浸泡30分钟后水煎2次，浓缩至300ml，不拘时少量多次徐徐咽下。如果吐剧可兑入生姜汁30~40ml，或令其口嚼生姜。[17]

18.慢性胆囊炎 陈某，女，54岁。右上腹痛反复发作已10余年。B超示胆囊壁毛糙，诊为慢性胆囊炎。昨因家宴疼痛又作，右上腹痛呈绞痛状，阵发性加剧，伴恶寒发热，恶心呕吐，大便1日未解，小便黄赤。查体：巩膜轻度黄染，麦氏点压痛明显，白细胞13.5×10^9/L，中性粒细胞0.89×10^9/L，淋巴细胞0.10×10^9/L。B超示胆囊炎伴泥沙状结石。西药治疗后不明显，求诊中医，诊时口苦，小便黄赤，舌红，苔黄薄腻，脉弦滑。本病证属肝经湿热，王氏用白头翁汤加减治疗，处方：白头翁15g，黄连6g，黄柏12g，秦皮12g，炒柴胡12g，炒赤芍12g，炒枳壳10g，郁金12g，制香附10g，金钱草30g，生甘草3g，服药10剂，热象与疼痛缓解。拟上方加法半夏、茵陈、藿香、佩兰、木香、大黄等，服药30剂，症状消失。[18]

19. 放射性直肠炎 此病可为湿热遏郁肠中，大肠升清降浊功能失常所致。李氏用白头翁汤加味保留灌肠治疗慢性放射性肠炎32例，处方：白头翁15g，黄柏12g，黄连6g，秦皮12g，地榆15g，防风12g，每日睡前保留灌肠1次，15天为一疗程。临床总有效率为90.7%。[19]

20. 急性肾盂肾炎 本病多为湿热毒邪注入下焦，蕴结肾与膀胱所致。刘氏等用加味白头翁汤治疗急性肾炎32例，清热利湿，解毒通淋，处方：白头翁、黄柏各15g，黄连、秦皮、萹蓄、瞿麦各10g，车前草、白花蛇草各30g。镜下血尿者加用小蓟30g；发热重者加用羚羊粉（冲服）0.6g。上药水煎服，1天1剂，分2次口服。结果治愈31例，无效1例，治愈率96.9%。[20]

21. 慢性前列腺增生 廖某，男，78岁，1999年1月12日初诊。因尿频、点滴不畅、小腹窘迫急胀数年就诊，诊断为慢性前列腺增生，常服普乐安片等药有效。后症状加重，再服上药疗效不佳，病重时需导尿，西医建议手术。现症见尿频，点滴而下，小腹窘迫急胀，口苦，舌质淡，苔黄腻，脉弦。帅氏认为本病属湿热蕴结膀胱，气化失司所致。采用白头翁汤加味治疗，处方：白头翁、滑石各15g，秦皮、黄芩各10g，黄连3g，生甘草6g。2剂，每日1剂，水煎服，连服12剂，诸症消失。[21]

22. 阴道炎 本病可由情志因素或外感湿热之邪等导致。肝经郁热，湿热下注，治以清下焦湿热为主。白头翁汤中白头翁、黄连善清下焦湿热，临床常被应用治疗本病。张氏用白头翁汤治疗滴虫性及霉菌性阴道炎78例，药用白头翁30g，黄柏15g，秦皮15g，生大黄30g，蛇床子30g，苦参30g，明矾15g，煎水外洗、坐浴，每日2次，早晚各1次。结果：滴虫性阴道炎治愈率为72.4%，总有效率为93.1%；霉菌性阴道炎治愈率为69.4%，总有效率为91.8%。[22]

23. 慢性盆腔炎 本病多由经期、产后邪毒内侵，客于胞宫，化热酿毒而发。治以清热利湿解毒为主。慢性盆腔炎除有湿热之邪外，还有血瘀为患，治疗时，以清热利湿与理气活血化瘀并用。于氏用白头翁汤加减治疗盆腔炎36例。急性期处方：白头翁20g，黄柏15g，黄连10g，秦皮10g，茯苓15g，红藤30g，金银花15g，甘草5g。水煎成600ml，早晚各服300ml。壮热而兼表证重者加荆芥10g，大青叶15g，薄荷6g；热毒甚带下量多有秽臭味者加蒲公英30g，紫花地丁30g；腹胀气滞甚者加香附15g，木香5g，青皮10g；腹痛者加延胡索10g，乌药10g；腰痛加续断15g，金毛狗脊20g。慢性期处方：白头翁20g，黄柏12g，黄连10g，红藤30g，桂枝10g，茯苓15g，桃仁10g，丹皮10g，赤芍10g，甘草5g。水煎成600ml，早晚各服300ml。热重加紫花地丁30g，蒲公英30g，大青叶15g；炎性包块不消者加三棱10g，莪术10g，皂角刺10g，气虚加黄芪20g，党参15g。15天为1个疗程，最长者4个疗程，最短者1个疗程，治愈24例，占66.7%；显效7例，占19.4%；有效3例，占8.3%；无效2例，占5.6%。总有效率达94.4%。[23]

24.崩漏　本病多由外感热邪或湿热内生所致。热与血相互搏结，扰动任冲，血海不宁，迫血妄行，形成崩漏。白头翁汤善清厥阴肝经血热并理湿热下注。赵氏曾用白头翁汤治疗崩漏1例。处方：白头翁、秦皮、黄柏、白芍、阿胶珠各9g，大蓟、小蓟、血余炭各12g，黄连3g。服药3剂后经净，7剂后诸症好转，再服7剂诸症消失。随访半年，月经一直正常。[24]

25.慢性支气管炎急性发作　张某，男，45岁，1997年4月10日就诊。自述反复咳嗽20余年，每遇感冒后咳嗽咳痰则复发，并逐年加重。1月前又感春寒而复发，咳嗽咳痰频频，经中医疏风散寒、宣肺止咳和西药抗感染治疗月余无好转，遂来就诊。症见咳嗽痰多，昼夜频作，胸肋掣痛，神疲体倦，难以安眠，舌红，苔黄而腻，脉弦而滑数。胸片提示：慢性支气管炎急性发作。刘氏认为本例咳嗽痰多，胸肋掣痛，脉弦而滑数，乃肝经湿热循经上袭于肺，肺失宣肃而致。故以白头翁汤清热化湿，以绝肺中痰热之源，再以桔、杏、夏、芍、涤痰于上，以清既存之浊。标本兼治，故收效良好。处方：白头翁、赤芍各30g，黄连10g，黄柏、秦皮、杏仁、桔梗、半夏各20g。每日1剂，上方连服10剂后，咳嗽咳痰全消，精神爽快，夜卧安宁而愈。继以玉屏风散和泻白散加味以善其后。[11]

26.带状疱疹　可由情志不畅或外感疫毒所致。肝气郁滞，横逆犯脾，脾经湿热内蕴，气血不通而发病。治以疏肝解郁，清热化湿止痛为主。王某，男，42岁。5日前右侧胁肋部皮肤刺痛、瘙痒，继而出现皮肤水疱，沿肋间分布排列，呈条索状，累累如葡萄，水疱大小如绿豆，初水疱透明，继混浊转脓样，伴发热，全身酸楚乏力，小便短赤灼热，体温37.5℃，右腋下淋巴结肿大有触痛，疱疹局部皮肤潮红，部分水疱见脓液及渗出液，舌苔黄腻，舌质红，脉弦有力。辨证为肝经湿热内蕴，熏蒸于皮肤。拟清肝经湿热，凉肝解毒。王氏以白头翁汤加味内服治疗，处方：白头翁15g，秦皮12g，黄连3g，黄柏12g，板蓝根15g，丹皮10g，柴胡12g，紫草10g，泽泻12g，车前草30g，生甘草6g，3剂，每日1剂，早晚煎服。外用黄柏煎水外洗。药后热退，疱疹收敛渐干燥，部分结痂，继用上方化裁，再进6剂告愈。[18]

27.银屑病 薛某，男，29岁，1993年10月28日初诊。患者年前双下肢内侧出现小皮损，瘙痒，逐渐发展。曾在多家医院治疗，时轻时重，2年来反复不断，同年7月，因农活繁忙，皮损发展严重，瘙痒难忍，表面脱屑，影响睡眠及饮食。查体：双下肢内侧部有散在蚕豆大的红色斑丘疹，表面覆盖灰白色多层鳞屑，搔之呈银白色，用力剥离鳞屑后，底面有筛状出血点，皮疹周围有散在抓痕血痕，皮损基底呈红色浸润。平素烦躁易怒，伴两胁疼痛，大便干，时带血，舌红，苔黄燥，脉弦数。本例证属肝经血热，兼湿热不化。治宜清肝凉血，燥湿通络，解毒止痒。哈氏等以白头翁汤化裁治疗：白头翁、黄连、黄柏、秦皮各10g，水牛角30g，苦参、土茯苓各15g，全蝎9g。水煎服，日1剂。用药渣热敷皮损，不拘次数。上药服10剂，结合外敷，皮疹变淡红，鳞屑明显减少，瘙痒已除，余症减轻。守方又进5剂，外用同前，皮损基本消退，未见新疹，基本痊愈。[25]

28.睾丸炎 杨某，男，56岁，2000年7月23日就诊。患者于3个月前不明原因出现右侧睾丸红肿疼痛，伴恶寒发热，到某医院诊断为急性睾丸炎，给予输液、抗感染治疗半月余，仅恶寒发热缓解，余症仍存，又口服抗生素和中药治疗2月余，睾丸仍肿胀未消。现症见表情痛苦，行动不便。查体：右侧睾丸肿胀如鸡蛋大小，皮色暗红，触之有痛感，舌暗红，苔黄厚，脉弦滑。本例乃湿热下注于睾丸，瘀血阻滞所致。治应以清热解毒，除湿祛瘀为法。刘氏用加味白头翁汤治疗。处方：白头翁、赤芍、荔核、败酱草各30g，黄连12g，黄柏20g，秦皮25g，薏苡仁50g，桃仁15g。每日1剂，水煎服。先后共服20余剂，睾丸肿胀消失，大小基本恢复正常，行走活动自如。[11]

参考文献

［1］王改敏.白头翁汤临床运用［J］.甘肃中医，2007，20（1）：18.

［2］徐子华.白头翁汤新用举隅［J］.四川中医，1998，16（4）：55.

［3］祁宏.白头翁汤临床新用［J］.长春中医学院学报，1995（11）：37.

［4］柴乘光.白头翁汤在肛肠疾病中的运用［J］.皖南医学院学报，1993，12（2）：145.

［5］涂钟馨.白头翁汤新用举隅［J］.国医论坛，1994（4）：16.

［6］张宏俊，王道俊.白头翁汤愈遗精［J］.四川中医，1991（5）：36.

［7］王继平.白头翁汤加味治愈淋症一例［J］.黑龙江中医药，1990（3）：45.

［8］郭安生.白头翁汤临床新用［J］.江西中医药，1989（6）：36.

［9］付丽霞.白头翁汤活用于阴痛［J］.江西中医药，2009，40（6）：54.

［10］曾红钢.白头翁汤的临床运用［J］.江西中医药，1984（2）：31.

［11］刘治安.白头翁汤临床运用［J］.四川中医，2001，19（4）：78.

［12］李小朋，郭德良.白头翁汤加减灌肠治疗湿热内蕴型溃疡性结肠炎78例临床观察［J］.中医药导报，2012，18（7）：49-50.

［13］甄增国.白头翁汤加减治疗急性菌痢68例临床疗效观察［J］.中外医学研究，2012，10（20）：110-111.

［14］梁红.白头翁汤加减灌肠治疗溃疡性直肠炎101例［J］.陕西中医，2005，26（9）：912-914.

［15］蔡榕.白头翁汤保留灌肠为主治疗阿米巴肠病136例［J］.上海中医药杂志，1995（12）：18.

［16］喻斌，金凌皎.槐花白头翁汤治疗伤寒并肠出血23例临床观察［J］.安徽中医临床杂志，2001，13（2）：112-113.

［17］杨月明.白头翁汤加味治疗噤口痢38例［J］.现代中医药，2002（4）：36-37.

［18］王建国.白头翁汤非热利应用［J］.铁道医学，1995，23（2）：108-109.

［19］李海强.白头翁汤加味保留灌肠治疗慢性放射性肠炎32例［J］.河南中医，2008，28（9）：28-29.

［20］刘金芝，柴润芳.加味白头翁汤为主治疗急性肾盂肾炎32例［J］.陕西中医，2003，24（4）：308-309.

［21］帅敏.白头翁汤新用［J］.新中医，2000（12）：48.

［22］张智华.加减白头翁汤治疗滴虫性及霉菌性阴道炎78例［J］.辽宁中医药大学学报，2009，11（10）：114.

［23］于善堂，郭秀红.白头翁汤加减治疗盆腔炎36例［J］.长春中医学院学报，1998，14（1）：35-36.

［24］赵素蕊.白头翁汤治崩漏［J］.浙江中医杂志，2000，35（1）：35.

［25］哈学忠，贾孟辉.经方治验皮肤病三则［J］.陕西中医，1997，18（1）：37-38.

第三十六节　连理汤

【组成】人参7.5g，白术（炒）7.5g，干姜（炮）7.5g，炙甘草2.5g，黄连（姜汁炒）4g。

【来源】《症因脉治》："脉弦迟者，以大辛热之味治之，草蔻丸、姜桂大顺饮、连理汤，或用风药以宣扬之。"

【方解】方中人参扶元补胃虚，干姜温胃散寒滞，白术健脾强胃，黄连清热凉膈，炙甘草缓中以益胃也。水煎温服，使胃气内充，则清阳敷布，寒滞自化，升降如常，呃逆痊乎。

【适应证】症见脾胃虚寒，湿热内蕴，寒热相搏，升降失常之呕吐酸水，呃逆、心痛、口糜、泄泻、腹胀。

【方歌】　　　　连理参术与姜草，黄连还要姜汁炒。

　　　　　　　　脾胃虚寒湿热蕴，寒温并用脾胃调。

【临床应用】

1.脘腹疼痛　陆某，男。十二指肠溃疡7年，好发于寒冬。今年仲秋起脘腹疼痛，得热食则略安，稍凉则痛剧，喜按，饮酒后痛缓。近来嘈杂吞酸，泛吐痰水，口干不多饮，纳少，面黄神疲，大便稀溏，日1行，舌淡红，边有齿痕，苔薄白根黄腻，脉濡。王氏认为本病以中焦虚寒为本，湿热为标，方用连理汤加减以消补兼施，辛开苦降。处方：党参、茯苓各15g，白术、丹参各10g，干姜、木香、砂仁（后下）各5g，炙甘草、黄连、檀香各3g。3剂，诸症减轻，后续服3剂，痛止。[1]

2.呕吐　周某，饥饱失节，冷食伤中，半年来不饥不纳，入夜辄呕吐痰水，口干苦，饮水不多，胸痞烦闷，面色无华，神疲，肠鸣便溏，日1~2行。舌淡，苔滑薄而腻，脉沉弱。王氏认为本例为中焦虚寒于先，湿火乘之于后，可用连理汤加减以温太阴，清阳明。处方：党参、茯苓各15g，白术、制半夏、煨葛根各10g，干姜、黄连、炙甘草各3g，荜澄茄5g，煨姜3片。3剂，呕吐即止。[1]

3.泄泻　刘某，男，40岁，1995年3月20日就诊。自诉腹痛腹泻，伴里急后重反复发作10年，复发并加重月余。患者10年前无诱因出现腹泻腹痛，每因进食生冷油腻、情绪紧张或疲劳过度而诱发。经治疗效果不佳。现症见腹痛腹泻，大便日3~4次，为黄色稀便夹有黏液，便后痛止，有里急后重感，伴畏寒、手足不温，舌淡，苔黄腻，脉沉缓。李氏认为，本例久病，脾胃虚寒，中阳健运失常，实为虚实夹杂，寒热互结之证，治疗应以健脾清热利湿为本，兼以行血调气收涩。方用连理汤加味，处方：黄连6g，人参9g，白术15g，干姜8g，茯苓15g，甘草6g，当归12，赤芍10，槟榔10，木香10，乌梅10。水煎，每日1剂，早晚2次分服。疗效很好。3剂后大便日行1次，先干后溏无黏液，腹痛减轻。再服5剂，里急后重感消失，腹痛止。加补骨脂10，山茱萸10，又服6剂，畏寒及手足不温改善，大便成形，日1次，继续服药5剂，病情痊愈，随访至今未复发。[2]

4.慢性痢疾　鹿某，男，32岁，1983年5月11日就诊。自诉腹痛、便脓血2年余，屡用西药抗生素治疗，症状时轻时重。近日，腹痛、腹胀渐重，大便日3~6次，质溏，有黏液及脓血，便时有肛门坠胀感，时有微寒，未感发热，小便色黄，舌苔白腻，脉细。大便镜检有红、白细胞及脓细胞。西医诊断为慢性痢疾。

纪氏认为本例属病久正虚，湿热留滞肠中所致。方用连理汤加味以健脾温中，清热化湿。处方：党参12g，白术15g，干姜6g，黄连6g，白头翁30g，木香9g，炙甘草6g，水煎服，每日1剂，连服6剂，随症加减后，病愈。[3]

5. 溃疡性结肠炎　是一种免疫功能失调导致的疾病，因脾虚不能运化水湿，湿邪壅滞肠间，与气血相搏结，脉络受伤，腐败化为脓血而发病。病程日久，湿邪困脾，脾阳不振，可致气阴两虚。总之，慢性溃疡性结肠炎属本虚标实证，本虚为脾气虚弱，标实为湿热壅滞肠中，治疗当以清除湿邪，恢复肠胃功能为要。赵氏等采用连理汤加减治疗溃疡性结肠31例，处方：党参15g，黄连6g，白术15g，茯苓20g，芍药15g，地榆15g，干姜12g，炙甘草6g。大肠湿热者加白头翁15g，黄芩12g，薏苡仁30g；脾胃气虚者加黄芪30g，升麻10g，石榴皮15g；脾肾阳虚者加吴茱萸6g，五味子10g，诃子6g；肝郁脾虚者加陈皮15g，防风6g，柴胡10g；阴虚肠燥者加当归9g，山药15g，乌梅10g；血瘀肠络者加当归12g，川芎15g，没药12g。取水1000ml煎至600ml，每日1剂，每次200ml，分3次温服，4周为1个疗程，持续3个疗程。停药1个月后复查肠镜。疗效显著，有效率80.65%。[4]

6. 肠易激综合征　本病属中医"休息痢"范畴，病程短则数月，长则数年甚至数十年，病久脾胃虚寒，中阳健运失常，湿热留滞肠中，每因饮食不慎或情志变化、疲劳诱发。为虚实夹杂，寒热互结之证，治法当以温中健脾，清热利湿为本，兼以行血调气、收涩、攻补兼施。蔡氏以加味连理汤治疗本病20例，处方：黄连6g，党参15g，白术15g，干姜8g，甘草6g，茯苓15g。随症加减：粪便中黏液多（便脓）兼里急后重者加当归、赤芍、木香、槟榔各10g；下痢日久加乌梅10g；口干不欲饮加煨葛根15g；恶寒、手足不温加补骨脂、山茱萸各10g，每日1剂，水煎，早晚分服。结果：17例治愈，3例好转，疗效显著。[5]

7. 慢性肠炎　周氏运用连理汤加减治疗14例慢性肠炎获得显著效果。本组病例就诊时以腹泻为主诉，病程较长，病久多虚，部分患者继发于痢疾，肠胃尚有湿热未清之象。方选连理汤加减以温养脾土，清利肠胃湿热。处方：党参、白术、干姜、甘草、黄连、茯苓。如腹胀痛甚者，加木香、吴茱萸、青皮、乌药；里急后重加枳实、神曲、莱菔子；脓血便者，加黄芩、秦皮；若仅大便硬及次数不正常者，加五味子、诃子肉、煅龙牡。待各种症状基本消失后，利用参苓白术丸或理中丸以巩固疗效。结果：治愈者11例，显效2例，无效1例。[6]

参考文献

［1］王淑善.王少华用连理汤治中焦疾患撷菁［J］.辽宁中医杂志，1996（4）：159–160.

［2］李素雅, 李春凤.连理汤加味治疗泄泻20例［J］.河北中医, 1998, 20（1）: 8.

［3］纪延龙.连理汤治疗慢性痢疾有效［J］.山东中医杂志, 1985（4）: 42.

［4］赵静, 刘顺庚, 杨旭伟.连理汤加减治疗溃疡性结肠炎31例［J］.河南中医, 2016, 36（2）: 321–322.

［5］蔡代仲.连理汤加味治肠易激综合征20例［J］.中医杂志, 1992（12）: 20.

［6］周霭祥.连理汤对14例慢性肠炎的治疗观察［J］.福建中医药, 1963（2）: 44.

第三十七节　附子理中汤

【组成】附子、人参、干姜、炙甘草、白术各90g。

【来源】《太平惠民和剂局方》:"附子理中丸治脾胃冷弱, 心腹绞痛, 呕吐泄利, 霍乱转筋, 体冷微汗, 手足厥寒, 心腹雷鸣, 呕哕不止, 饮食不进, 及一切沉寒痼冷, 并皆治之。"

【方解】本方具有温阳祛寒, 益气健脾之功。本方实为理中丸加附子而成, 比理中丸更具温中祛寒之功。方中干姜辛热, 温中扶阳祛寒; 人参甘温补中而壮脾胃益气, 两药相配, 标本兼顾为主; 白术燥湿健脾; 炙甘草甘温, 配伍干姜, 辛甘化阳, 鼓舞脾阳; 附子辛热回阳气, 散阴寒。

【适应证】脾胃虚寒。症见心腹冷痛, 呕吐泻利, 霍乱转筋, 畏寒肢冷, 以及一切沉寒痼冷之证。临床常用于治疗胃、十二指肠溃疡, 慢性肠炎, 心力衰竭, 慢性口腔溃疡等病证。

【方歌】

理中汤主温中阳, 甘草人参术黑姜。

呕利腹痛阴寒盛, 或加附子总扶阳。

【临床应用】

1.肛门潮湿　患者, 男, 62岁, 2017年3月16日初诊。自诉肛门潮湿, 有黏液, 质稀量多, 有坠痛感, 神疲乏力, 腹胀纳呆, 食后嗳气, 头晕, 舌红, 苔薄黄润, 脉细滑。辨证为寒湿下注型, 方用附子理中汤加味以温补脾肾, 芳香化湿。处方: 苍术30g, 麸炒白术15g, 党参15g, 干姜10g, 炙甘草10g, 熟附子（先煎）10g, 大腹皮15g, 山药20g, 芡实20g, 木瓜20g, 木香（后下）10g, 马齿苋30g。煎服10剂, 每日1剂, 分2次温服。药后症状明显好转, 晚饭后偶有疲乏, 舌红, 苔黄, 脉滑。原方去苍术、木瓜、大腹皮, 加芦根20g, 瓜蒌皮15g, 再服7剂, 未复发。[1]

2.咳嗽　郝某, 女, 32岁, 1996年4月2日初诊。自诉反复咳痰7年, 痰黏色白或带灰色, 怕冷, 晨起重, 呈阵发性, 咳嗽连声且重浊, 痰出咳减, 饮食生冷肥甘之品或遇劳累、受凉后均加重，伴有胸闷、恶心呕吐、身体疲乏倦怠，舌苔白腻，脉濡缓。曾多次西医诊治未见明显疗效，每次病程均达20余天。该病属脾阳虚，寒湿蕴肺之咳嗽。治以附子理中汤益气健脾，化痰止咳，处方：白术15g，人参10g，炮附子、干姜各7.5g，炙甘草5g，每日1剂。复诊，咳嗽大有好转，诸症减轻。继服上方3剂，咳嗽痊愈。随访5年，未再复发。[2]

3.顽固性痤疮 孔氏治疗30例证属脾肾阳虚之顽固性痤疮。临床表现为局部结节漫肿或囊肿，四肢冰冷，腰背酸痛，痛经或月经少，舌淡暗，脉沉细无力。方用附子理中汤加减，处方：炮附子10g，干姜20g，苍术15g，茯苓12g，天麻15g，党参25g，生黄芪20g，木香8g，焦三仙30g，防风9g，川芎9g，当归9g，白鲜皮6g，全蝎10g，首乌藤30g，皂角刺10g。便秘者加酒大黄3g；痛经或月经少者加地龙5g；结节、囊肿坚硬难消者加炙鳖甲3g。每日1剂，1个月为1个疗程，服用3~6个疗程后进行疗效评定，结果较满意。[3]

4.乳癖 本病多因情志不畅、饮食不节、劳倦内伤导致。情志不畅则肝气郁结，瘀血内停；饮食不节则运化失常，湿酿生痰；劳倦内伤则损耗元气，气机失常，终致痰瘀互结，乳中生核。给予加减附子理中汤治疗，除湿健脾，化痰散结。处方：附子15g，干姜7g，炙甘草6g，党参20g，炒白术15g，薏苡仁30g，炒麦芽20g，炒白扁豆20g，山药15g，茯苓15g，陈皮15g，桔梗10g，砂仁10g。诸药合用，补而不滞，温而不燥，从燥湿、渗湿、化湿各方面消除痰湿停留，促进脾胃运化，共奏健脾祛痰，散结行气之功效。每天1剂，早晚分服。连续治疗8周，痊愈率29.3%，总有效率为95.1%。[4]

5.慢性胃炎 中焦虚寒型慢性胃炎多由于饮食失调，使得脾胃虚寒，运化失司，湿浊不化引起。临床中多表现为食欲不振，胃脘疼痛，四肢发冷，畏寒。李氏以补脾和胃，除湿健脾为治疗原则，行附子理中汤加减治疗，处方：盐附子20g，人参、炙甘草各9g，黄芩12g，丹参、陈皮各6g，黄芪15g。煎煮方式：在500ml水中先加入盐附子，然后以大火煎至沸腾，2小时后转小火，将其他药物放入，30分钟后倒出药汁，再加水煎30分钟，共煎至出600ml药汁，早晚各1次以温水口服。若患者腹泻严重，可加用苍术6g，茯苓9g；若患者有呕吐症状，可加用半夏、生姜6g；若患者寒重，可加用肉桂6g。有效率93.1%。[5]

6.慢性咳嗽 患者，女，27岁，2004年12月9日初诊。自诉慢性咳嗽，2003年经纤维支气管镜检查确诊为"支气管内膜结核"，给予抗结核治疗6个月后痊愈，停用抗结核药后第2个月复发，曾多方治疗无效已8个月。就诊时见咳嗽，痰多、色白、泡沫状，气促，胸闷，口淡不渴，倦怠乏力，纳呆，大便日1行，隔日腹泻1次，水样便，无腹痛、黏液脓血便，舌质淡暗，苔白厚腻，脉沉细。查体：双肺呼吸音清，右中下肺可闻及哮鸣音。辨为脾虚寒湿之证，给予附子理中汤加温中健脾止泻之品，处方：党参20g，干姜9g，云苓30g，炮附子（先煎）12g，乌梅9g，白术15g，薏苡仁30g，北芪30g，砂仁（后下）6g，甘草9g。3剂，日1剂。配合穴位注射，取定喘穴（双），选用核酪注射液，每穴注入2ml，隔天注射1次。10次为1个疗程，疗程间不需要休息。第4天复诊，腹泻止，咳嗽、咯痰、气促大减，双肺哮鸣音消失。继续上法，方加法半夏12g，陈皮9g，4剂制蜜丸，每丸重9g，每次1丸，每日2次。1个月后随访已痊愈，追踪1个月无复发。[6]

参考文献

［1］黎崇裕.附子理中汤加味治疗肛门潮湿［N］.中国中医药报，2018-03-23（5）.

［2］高洪亮.附子理中汤治疗咳嗽［J］.辽宁中医杂志，2002，29（8）：488.

［3］孔令昭.通变附子理中汤治疗顽固性痤疮30例［J］.北京中医，2007（9）：606.

［4］燕飞，窦晨辉，安慎富.加减附子理中汤治疗痰瘀互结型乳腺增生临床研究［J］.新中医，2021，53（24）：39-42.

［5］李宗清.加减附子理中汤治疗中焦虚寒型慢性胃炎的疗效研究［J］.名医，2018（3）：56.

［6］侯懿烜.附子理中丸配合穴位注射治疗痰湿咳嗽39例临床观察［J］.中国中医药现代远程教育，2006，4（9）：39-41.

第三十八节　玉枢丹

【组成】山慈菇60g，红大戟45g，千金子30g，五倍子90g，麝香9g，雄黄30g，朱砂30g。

【来源】《百选方》（原名太乙紫金锭）："紫金锭治痈疽恶疮、汤火蛇虫犬兽所伤，时行瘟疫，山岚瘴气，喉闭喉风，久病劳瘵。解菌蕈菰子。"

【方解】本方主治病证的范围广泛，可治由感受秽恶痰浊之邪，气机阻塞，升降失常所致的脘腹胀闷疼痛、吐泻等病证。方中麝香芳香利窍，行气止痛；雄黄祛秽解毒；千金子、红大戟逐痰消肿；山慈菇清热消肿；朱砂重镇安神；五倍子涩肠止泻。总之，内服能祛秽解毒，开窍化痰，并有缓下降逆作用，可用治呕恶、泄泻之证；外敷有消肿散结，疗疮疖肿之效。

【适应证】感受秽恶痰浊之毒所发的病证。症见脘腹闷疼痛，呕吐泄泻，痢疾，舌润，苔厚腻或浊腻，以及小儿痰厥，疔疮疖肿，中暑，食物中毒，药物中毒，头痛牙痛，跌打损伤，烫火伤，蛇犬虫伤。

【方歌】　　　　　　玉枢慈菇大戟出，千金五倍麝雄朱。

　　　　　　　　　　原名太乙紫金锭，祛痰逐秽恶病除。

【临床应用】

1.暑湿霍乱　孙某，男，20岁，1991年8月13日就诊。暑热劳作后，进食生冷食物，开始感觉胃中不适，恶心，呕吐1次后，逐渐感觉腹中绞痛，难以忍受，欲吐不能吐，欲泻不得泻，胸中烦闷，四肢冷，头汗出，舌淡苔白，脉弦有力。本病乃夏秋之季感受暑湿秽浊之气，复因饮食不慎而致胃肠受损，升降格拒，气机壅塞之霍乱证。急服紫金锭1锭，1小时后，泻下秽浊之物甚多，腹痛减，恶心止。6小时后，更服1锭，病愈。[1]

2.细菌性痢疾　李某，男，2岁，1997年10月6日就诊。高热1天，突然发作，持续不退，继而发现大便稀薄，泻下不爽，赤白相兼，伴有阵发性腹痛，经服吡哌酸等未见明显效果。现症见高热烦躁（39.5℃），舌红，苔黄厚，脉滑数。大便常规：脓细胞（++），红细胞（+），吞噬细胞偶见。西医诊断：细菌性痢疾。中医诊断：疫毒痢。中医辨证认为，本病因湿热疫毒蕴伏肠胃，邪与气血相搏，肠道脉络损伤而发病。治以清热解毒祛湿，调气行血止痛。给以紫金锭每服0.6g，珠黄散每服0.3g，两药合用，日服3次，用杭芍9g，木香3g，黄连2g煎汤送服。1剂后，热退身凉，腹痛明显减轻。再服，诸症悉平，大便稍稀，食欲欠佳。停服他药，唯用紫金锭荡涤余邪，以图全功。[2]

3.小儿中毒性痢疾　王某，女，4岁。1966年6月就诊。高热2日，体温40℃，呕吐，嗜睡，大便不爽，小便色赤，脉弦而数，舌红紫。西医诊断：中毒性痢疾。中医辨证属湿热毒邪壅滞胃肠，不得宣泻。治宜通泻湿热壅滞，解毒开窍醒神。急予紫金锭9g与姜汁磨匀，分3次灌服，服1次即呕止，2小时后体温下降，4小时后更用金银花、连翘、薄荷各5g煎汤送服，3次后热退病愈。[3]

4.急性呕吐　夏秋季因饮食不慎或感受暑湿邪气所致的急性呕吐，可用紫金锭治疗。取紫金锭适量，冷开水研化，加姜汁1~2滴内服，止呕效果好。[4]

5.小儿疳积　纪某，男，7岁，1982年7月30日初诊。消瘦2个月，面色发黄，不欲饮食，腹胀，便溏，乏力少动。脉细弱，舌胖淡，苔薄白腻。辨证属脾虚疳积，兼有湿滞。治法应先拟消积，再图健脾补虚。嘱服紫金锭每次1片，每日2次。药后腹中翻滚作响，次日大便2次，微溏而臭秽，现腹已不胀，饮食稍增，但仍乏力，纳食尚少，面色萎黄，消瘦如前。乃用六君子汤加味健脾和中，调理半月而愈。[5]

6.高热动风　患者，男，5岁。5天前突然呼唤头痛，随即高热、抽搐、昏睡。入院前曾服中药3剂，并加用安宫牛黄丸1颗，证情未缓解。现症见身热灼手（39.8℃），昏睡谵语，四肢抽搐，大便3天未解，小便短赤，腹满，舌质红绛，苔黄厚垢，脉洪大数实。本病因暑湿内搏结于肠腑，蕴蒸痰浊，闭阻清窍，肝风内动而致。取玉枢丹0.6g先冲服，再用大黄6g，厚朴4.5g，大青叶10g，石膏24g，川菖蒲3g，黄芩4.5g，石决明12g，元明粉6g调服。2剂后大便下黑色粪垢甚多，黄厚苔已退大半，神识较清，热减，抽搐亦有缓解，后根据病情对症治疗而愈。[6]

7.顽固性呃逆 本病临床类型有实、虚、寒、热之辨，而临证中以实证居多，沈氏治疗临床中湿浊邪毒犯胃，气逆动膈所致之顽固性呃逆86例。治疗组43例，予中成药紫金锭1锭口服，每日1次。对照组43例予消旋山莨菪碱及甲氧氯普胺片10mg肌肉注射，同时予双侧内关、合谷、足三里注射维生素B$_1$。结果：治疗组治愈率、总有效率均明显高于对照组。[7]

8.霉菌性阴道炎 张氏使用中成药紫金锭治疗霉菌性阴道炎50例。主要症状为白带增多，外阴部有不同程度瘙痒。证属湿热下注。每晚睡前将1粒紫金锭胶囊塞入阴道深处，再取1粒紫金锭研成粉末，用适量新鲜麻油调成糊状，涂于阴唇及阴道口黏膜上。连用7天为1个疗程，治愈率为84%。紫金锭在疗效、复发率、疗程、费用等方面均优于制霉菌素。[8]

9.宫颈糜烂 本病多属中医"带下病"范畴，多为湿热邪毒蕴结所致，代氏使用紫金锭局部给药治疗宫颈糜烂患者118例。方法：118例患者均采用紫金锭，每次6片，研为细末，嘱患者排空膀胱，取膀胱截面位，用1:2碘伏液做外阴、阴道消毒，用窥阴器暴露宫颈，将紫金锭细末涂于糜烂面，每日1次，10次为1个疗程，月经期间停用，孕妇忌用，用药期间禁止性生活。结果：118例治愈101例，显效10例，好转4例，无效3例。[9]

10.肝癌疼痛 多由于邪毒内蕴导致，气滞血瘀，痰湿交结，继而不通则痛。朱氏运用玉枢丹外敷缓解肝癌疼痛28例，方法：将玉枢丹用稀蜂蜜水调成糊状，用压舌板均匀涂于双层纱布上，药厚2~3mm，涂药面积根据疼痛部位的大小而定，贴于肝区肿块或疼痛明显处。一般每48小时换药1次，夏季每24小时换药1次，连续96小时为1个疗程。结果：显效9例，好转15例，无效4例，总有效率86%。[10]

参考文献

［1］何志国.紫金锭在内科的临床应用［J］.实用中医内科杂志，1993，7（3）：41.

［2］王庆智.紫金锭在儿科急症中的应用［J］.中国中医急症，1999，8（4）：171.

［3］陈荣.紫金锭临床应用进展［J］.江西中医药，1990，21（4）：61-62.

［4］王朝荣，曹景梅.紫金锭临床新用［J］.现代中西医结合杂志，2001，10（14）：1401.

［5］李惠林.紫金锭临床新用［J］.四川中医，1988（4）：14.

［6］黄模荣.玉枢丹治疗内儿科急症的临床体会［J］.江西中医药，2004，（11）：44.

［7］沈勇波.紫金锭治疗顽固性呃逆临床体会［J］.中国中医急症，2008，17（9）：1295-1296.

［8］张燕昇.紫金锭治疗霉菌性阴道炎50例［J］.江苏药学与临床研究，2000，8（2）：33-34.

［9］代加莉，代嘉虹.紫金锭治疗宫颈糜烂的临床观察［J］.甘肃中医，1996，9（2）：32-33.

［10］朱玉明，蒋云.玉枢丹外敷缓解肝癌疼痛临床观察［J］.中医外治杂志，1996（1）：42.

第三十九节　石韦散

【组成及用法】芍药、白术、滑石、冬葵子、瞿麦各90g，石韦（去毛）、木通各60g，王不留行、当归（去芦）、炙甘草各30g。每次服10g，用小麦汤调下，每日2~3服。

【来源】《太平惠民和剂局方》："治肾气不足，膀胱有热，水道不通，淋沥不宣，出少起数，脐腹急痛，蓄作有即发，或尿如豆汁，或便出砂石，并皆治之。芍药、白术、滑石、葵子、瞿麦（各三两）、石韦（去毛）、木通（各二两）、王不留行、当归（去芦）、甘草（炙），各一两。上为细末。每服二钱，煎小麦汤调下，食前，日二、三服。"

【方解】本方具有清热利湿，排石通淋之功效。方中石韦、瞿麦、冬葵子、滑石、木通为主药，可清热通淋排石；白术健脾；白芍、甘草缓中止痛；王不留行、当归活血化瘀而引药下行。全方具清利湿热，活血化瘀，通淋排石，缓急解痉止痛之功。切中石淋湿热蕴结、血络瘀阻、砂石阻塞之病机，共奏利水渗湿、活血化瘀、消坚排石之效。

【适应证】湿热蕴结下焦，膀胱气化失司之证。症见尿中时夹砂石，小便艰涩，或排尿时突然中断，尿道窘迫疼痛，少腹拘急，或腰腹绞痛难忍，痛引少腹，连及外阴，尿中带血，舌红，苔薄黄。若病久砂石不去，可伴见面色少华、精神萎靡、少气乏力，舌淡边有齿印，脉细而弱；或腰腹隐痛，手足心热，舌红，少苔，脉细数。临床常用于泌尿系统结石、感染等病证。

【方歌】　　　　石韦归芍葵木通，术滑瞿草不留行。

　　　　　　　　　湿热下焦夹结石，清热利湿此方通。

【临床应用】

1.石淋　本病临床以成年男性为多，患者多有喜食辛热、肥甘和嗜酒等生活习惯。湿蕴化热，煎熬尿液，日积月累，结为砂石，砂石阻塞日久，进一步壅遏气血，郁而化热，成恶性循环而导致砂石日益增大、数目增多，促使病情恶化。因砂石在移行过程中刺激尿道平滑肌，导致平滑肌痉挛性收缩及炎性水肿，从而引起患者腰部或腹部疼痛，绞痛难忍，小腹拘急等症；长期尿路阻塞，往往继发感染，部分患者甚至可以并发严重的肾积水，造成对肾脏的损害。张氏采用石韦散加味治疗石淋150例，用以清利湿热，活血化瘀，通淋排石，缓急解痉止痛。处方：石韦30g，冬葵子12g，瞿麦10g，滑石30g，车前子（布包）12g，白芍20~30g，甘草10g，金钱草30~50g，海金沙30g，鸡内金30~50g，丹皮15g，莪术15g，延胡索15g。肾阳不足者加肉桂5~10g，附子5~10g；兼有气虚者加党参20~30g，黄芪50g；血尿加大小蓟各30~50g，白茅根30~50g；尿白浊加芡实20~30g，草薢20~30g；兼发热者加蒲公英15~20g，连翘15g，黄柏15~20g。上方1剂1日，水煎3次，每次煎20~30分钟。取煎汁约1200ml，早中晚温服煎汁200ml。150例患者中，治愈率70%，有效率93%。[1]

2.阳痿　孙某，男，28岁，已婚，驾驶员，1995年10月5日初诊。视性事为畏途，行房前焦虑忐忑，阳举不坚，腹股大汗，以致不能勃起。伴遗精频作，间歇小腹肛门坠痛，腰脊酸痛，肢怠，自汗，口干，喜饮，尿出淋沥灼痛，大便时尿道口滴白。症见体形矮胖，面垢而赤，目眦发红，舌苔薄黄燥，脉滑、沉取软弱。本病例过劳耗气伤血，郁火偏旺，搏结于中，消谷为浊，炼津成痰，渐成痰蕴之体，从而易致厥络失调，下焦湿热蕴结。故方选用石韦散加减，祛邪护阴，清热利湿。处方：石韦15g，萹蓄15g，冬葵子15g，车前子（包煎）15g，海金沙（包煎）15g，碧玉散（包煎）15g，竹叶10g，通草5g，赤茯苓15g，草薢15g，延胡索10g，乌药10g。[2]

3.血精症　主要由炎症、结石、良（恶）性肿瘤所致，中医认为性交不洁，染及湿热毒邪，循径上袭精室，阻隔经络，凝滞气血，郁久化火，伤络溢血，可致血随精出。临床表现为射精后发现精液中带血，呈鲜红色或淡褐色。王氏等予石韦散加味清热利湿，育阴止血，处方：石韦、冬葵子、瞿麦、车前子、滑石、丹皮各15g，地榆炭30g，知母12g，水煎服。同时联合抗生素治疗，并加强营养，增强体质，综合治疗，有效率91.40%。[3]

4.尿路结石　本病多因肾气虚弱，膀胱气化不利，加之饮食不节，嗜食肥甘辛辣厚味，饮水不足等导致。湿热蕴积，尿液受其煎熬，日积月累，尿中杂质结为砂石，临床多数患者有腰腹绞痛，或伴血尿或尿路感染。谢氏等治疗本病予石韦散加减，清热利湿，通淋排石。处方：石韦30g，冬葵子15g，滑石（包煎）20g，瞿麦15g，盐车前子（包煎）15g，鸡内金15g，海金沙（包煎）20g，牛膝15g，金钱草20g。水煎服，每次600ml，每天早晚各1次，温服。脾肾阳虚者加制附子、肉桂；湿热重者加栀子、黄柏；气滞者加木香、乌药；血尿者加小蓟、白茅根、生地、藕节；尿浊者加蒲黄；尿急或兼有发热者加金银花、连翘、蒲公英；气虚者加黄芪、党参；腰腹绞痛者加白芍、甘草；有瘀血者加丹参、红花、王不留行；阴虚者加麦冬、丹皮、枸杞子。总有效率为86.70%。[4]

5. 尿路感染　本病多因正气亏虚，复感湿邪，或内生湿热下注，致湿热毒邪蕴结膀胱而发。临床以尿频、尿急、尿痛等尿路刺激症状为主要表现。徐氏等治疗本病36例，在西药抗感染治疗的基础上加用石韦散，清热解毒，利湿通淋。处方：萹蓄30g，石韦、怀牛膝、蒲公英、党参各15g，瞿麦、冬葵子、生地各12g，六一散（包煎）10g。随症加减：尿血者加大小蓟各15g，仙鹤草15g；有结石者去萹蓄，加金钱草30g；发热明显者加黄柏、栀子各10g。药后不仅临床疗效显著，治愈率为52.78%，总有效率为97.22%，而且有效缩短病程，改善患者预后。[5]

小儿泌尿系感染多因小儿正气较少，又加机体外部感受病邪所致。湿气和毒素聚集在肾脏和膀胱，引发泌尿系感染，在女孩中较为常见，易反复发作。邱氏治疗30例小儿泌尿系感染，在西医治疗基础上，辅以石韦散，健脾利尿，清热止痛。处方中主要包含石韦、滑石、白术、茯苓、桑皮、大黄、甘草、蒲公英、车前子、生地榆、冬葵子、瞿麦，对于气虚体寒患儿还应加黄芪与党参，对于阴虚患儿加女贞子和旱莲草，对于湿重患儿加猪苓和泽泻，对于热重患儿加黄芩和黄柏。同时将中药药渣预热，确保温热后，将其摊放在患儿下腹部。1周为1个疗程，治疗2个疗程，有效率为86.67%。[6]

6. 慢性肾盂肾炎　本病属中医"淋证"范畴，由膀胱气化失常，湿热内蕴，熏蒸于肾，肾虚不能制水，水道不利，湿热蓄于膀胱所致。庄氏等采用石韦散加味，清热利湿通淋。处方：冬葵子9~15g，瞿麦、石韦、滑石、车前子各9~12g，白花蛇舌草25~30g，萆薢、猪苓各12~15g，刘寄奴、牛膝各12~18g，生甘草6g。如见明显的腰痛、发热、小便频数、量少涩痛，可加煨大黄12~15g，焦山栀9~12g；见咽痛、口糜、舌红者，可合用导赤散；湿重、舌苔厚腻、周身酸痛而小便刺激症状较轻者，可加苍术、厚朴各9~12g；见腰酸痛、尿频急痛、尿色鲜红者，可加白茅根30g，藕节、大小蓟15~18g；见尿色混浊者，可重用萆薢，加台乌药9~12g，薏苡仁20~30g；见耳鸣、眼花、腰酸口干、尿频而急、淋漓不尽者，可合用知柏地黄汤或大补阴丸；症见气短乏力、遇劳而发者，则宜加党参12~18g，黄芪、怀山药各15~30g；如见瘀血停滞、排尿困难而涩痛者，可加红花6g，鸡血藤20~30g。每日1剂，水煎服。疗程短者为7~10天，长者1~2月。结果：治疗45例中完全缓解25例，占55.6%；基本缓解11例，占24.4%；好转7例，占15.6%；无效2例，占4.4%；总有效率为95.6%。[7]

7.尿酸性肾病 本病在中医学中可归属于"痹证""历节""水肿"等范畴，临床多辨证为瘀热痹阻，关节不利；湿热下注，损伤肾络；脾虚湿盛，水湿内停；血瘀痰阻，水湿浸渍；脾肾亏虚，水湿不化；脾肾虚衰，湿邪留滞。其中湿热下注，损伤肾络型多表现为下肢关节疼痛，小便灼热不畅，腰酸痛，尿中有时夹有砂石，甚则有血，寒热起伏，口苦咽干，尿少色黄，舌质红，苔黄腻，脉滑数。吴氏治疗该型予八正散合石韦散加减清热利湿，通淋排石，6个月后评价，疗效显著。[8]

8.慢性前列腺炎 本病一般分为五型，湿热壅阻型、气滞血郁型、气虚湿郁型、阴虚火旺型、肾虚瘀阻型。湿热壅阻若以尿频、急、灼痛为主，则可用石韦散加木香、琥珀末等治疗，结果疗效显著。[9]

参考文献

[1]张优福.石韦散加味治疗石淋150例[J].四川中医，2008（11）：70-71.

[2]高耀华.阳痿从痰湿辨治经验[J].江苏中医，1998（4）：12-13.

[3]王世礼，袁安敏，安茂伟，等.中西医结合治疗血精症患者38例回顾性资料分析[J].中国计划生育学杂志，2003（7）：445-446.

[4]谢文博，金劲松.石韦散加减治疗尿路结石45例临床观察[J].中西医结合研究，2015，7（4）：201-202.

[5]徐大龙，卢祖礼.加味石韦散为主治疗尿路感染36例[J].陕西中医，2007（7）：827-828.

[6]邱水兰.中西医结合治疗小儿泌尿系感染的分析[J].中国中医药现代远程教育，2015，13（24）：66-67.

[7]庄道征，徐佩华，卢美菊.石韦散加味治疗慢性肾盂肾炎45例[J].四川中医，1999（5）：33-34.

[8]吴兆怀，梁栋樑，蔡伟杰，等.辨证分型配合西药别嘌醇治疗尿酸性肾病疗效观察[J].内蒙古中医药，2016，35（11）：69-70.

[9]陈志强，谭志健，桂泽红.中医辨证治疗慢性前列腺炎317例疗效分析[J].广州中医学院学报，1994，（4）：200-203.

第四十节　萆薢分清饮

【组成】川萆薢6g，黄柏（炒褐色）、石菖蒲各2g，茯苓、白术各3g，莲子心2g，丹参、车前子各4.5g。

【来源】《医学心悟》："浊之因有二种，一由肾虚败精流注；一由湿热渗入膀胱。肾气虚，补肾之中必兼利水，盖肾经有二窍，溺窍开则精窍闭也。湿热者，导湿之中必兼理脾，盖土旺则能胜湿，且土坚凝则水自澄清也。补肾，菟丝子丸主之；导湿，萆薢分清饮主之。"

【方解】具有分清降浊，清利湿热的功效。方中以川萆薢为主，利湿通淋，分清泌浊，为治疗本证的特异性药物；配合黄柏清热燥湿，车前子利水通淋，清利膀胱湿热；石菖蒲化湿通窍，定心志以止小便频数；佐以茯苓、白术健脾祛湿，使脾旺能运化水湿；另配莲子心、丹参清心火，以阻心热下移于小肠，及小肠之热上扰于心。全方配伍理论清晰，思路严谨，选药精当，故而疗效极佳。

【适应证】湿热郁阻，膀胱气化不利证。症见湿热白浊，小便浑浊，尿有余沥，舌苔黄腻。临床常用于治疗乳糜尿、前列腺炎、泌尿系感染等属湿热下注者。

【方歌】　　　　程氏萆薢分清饮，车前丹参白术苓。
　　　　　　　黄柏菖蒲莲心伙，湿热膏淋带白浊。

【临床应用】

1.阳痿　张某，男，39岁，1994年5月10日初诊。因湿浊下注而致宗筋弛纵不用，症见渐进性性欲减退，阳物勃起不坚，伴阴囊潮湿，尿后余沥，口干发黏，小便黄赤，舌淡红，苔黄根腻，脉濡。徐氏予萆薢分清饮加减，清热利湿，补肾化浊。处方：粉萆薢15g，菟丝子10g，沙苑子10g，益智仁10g，泽泻10g，茯苓15g，山药15g，乌药10g，石菖蒲3g，车前子（包煎）15g，土茯苓15g，五味子6g，枸杞子15g，川续断15g，水煎服，加减续服50余剂，诸症消失，性生活满意。[1]

2.遗精　王某，男，35岁，1994年6月15日初诊。自诉遗精1年余，常3~5天1次，近2月遗精加重，伴头痛如蒙，倦怠神疲，胸脘痞闷，口干而黏，溲黄混浊，偶有尿末滴沥，小腹会阴酸楚不适，舌质淡红，苔黄白而腻，脉滑细。证属湿浊瘀滞中下二焦，因精室被扰致遗。徐氏予萆薢分清饮加减，清热利湿，补肾化浊。处方：粉萆薢15g，菟丝子10g，益智仁10g，乌药10g，石菖蒲2g，牛膝15g，泽泻10g，升麻6g，柴胡6g，丹参20g，茯苓神各15g，白术10g，半夏10g，薏苡仁30g，水煎服，服用30剂而愈。[1]

3.血精 李某，男，28岁，1995年7月10日初诊。自诉性交过程中出现精血混出或精液中带血10余日。西医予抗生素治疗无效。刻诊：头昏而重，口干口苦，小腹坠痛，会阴部不适，尿频，茎中痛，偶恶寒，舌红，苔黄略腻，脉滑数。本病因湿热毒邪下扰精室，伤及血络，而精血并出。徐氏予萆薢分清饮加减，清热利湿化浊，解毒凉血止血。处方：粉萆薢15g，乌药10g，黄柏10g，车前子（包煎）15g，石菖蒲3g，黄芩炭10g，生地15g，白茅根30g，蒲公英30g，白花蛇舌草30g，虎杖10g，甘草6g，泽泻10g，水煎服，服用15剂，诸恙均愈。[1]

4.精液黏稠不化 朱某，男29岁，1991年11月5日初诊。自诉射精黏稠不爽，偶有白色糊状物流出，小便短涩，尿末滴白，会阴小腹胀痛不适，疲劳无力，舌质淡，苔白腻，脉弦细。因湿浊内蕴，败精阻窍，蕴阻日久，而出现精液清浊不分，黏稠不化。徐氏予萆薢分清饮加减，分清化浊，利湿通窍。处方：粉萆薢15g，益智仁10g，乌药10g，石菖蒲3g，茯苓10g，泽泻10g，车前子（包煎）10g，薏苡仁15g，王不留行10g，川牛膝15g，半夏10g，龟甲（先煎）15g，黄芪20g，枸杞子15g，水煎服，连续加减运用40剂，精液常规检查正常。[1]

5 前列腺痛 朱氏等认为本病多因湿热久留不去，影响厥阴疏泄，使血脉瘀阻而致。症见与排尿无关的盆腔痛（如会阴、肛门、睾丸、阴茎疼痛），或尿道不适，耻骨上腹股沟区、下腹及腰部坠胀痛，间歇性尿频、尿急、夜尿增多和排尿困难（如有排尿费力、尿无力、尿不尽感等）。予萆薢分清饮加减，清热化湿祛瘀，处方：川萆薢15g，黄柏12g，石菖蒲12g，茯苓12g，白术12g，莲子心10g，丹参10g，车前子10g。水煎服，每日1剂，早、中、晚餐后温服1次。治疗组74例，其总有效率90.54%。[2]

6.乳糜尿 本病属于中医"膏淋"范畴，因感受病邪后，湿热未清，脾肾两伤，小肠热盛，耗伤气分，膀胱湿热，气化不利，分清泌浊功能紊乱，脂液失于制约，溢于肾与膀胱，故从尿道而失。症见小便浑浊如米泔水，置之沉淀如絮状，上有浮油如脂或夹有凝块，或混有血液，尿道灼热涩痛，每因进食过多油腻、蛋白饮食或劳累过度而诱发或加重，舌质红，苔黄腻，脉弦滑而数，小便乳糜定性试验阳性。可予萆薢分清饮加味，清热通淋，分清泌浊。处方：川萆薢、白花蛇舌草各30g，车前子、茯苓、石菖蒲、大小蓟、莲子心各15g，丹皮、丹参、焦山栀、黄柏、白术各10g，蜈蚣6g。每日1剂，加水煎2次，共取汁400ml，分2次口服，15剂为1个疗程。治疗36例中，总有效率83.3%。[3]

7.湿热带下 湿热带下是已婚妇女的常见病、多发病。主因湿热蕴结下焦，郁而化火，伤及带脉。症见带下量多、色黄、质黏稠、味臭，可伴口苦、心烦、外阴瘙痒、小便黄，舌质红，苔薄黄，脉滑数。可予萆薢分清饮加减，清热解毒、除湿止带。处方：萆薢15g，石菖蒲10g，黄柏10g，白术10g，丹参10g，车前子15g，茯苓15g，泽泻10g，椿根皮15g。热毒甚者，加蒲公英15g，连翘12g，败酱草20g；外阴瘙痒者，加苦参15g，白鲜皮15g，蛇床子15g。水煎，每日1剂，续服用10日为1个疗程。陈氏运用本方加减治疗妇女湿热带下60例，总有效率88.3%，疗效满意。[4]

8.慢性前列腺炎　曾某，男，32岁，1990年9月15日初诊。自诉近1年来尿色浑浊，余沥不尽，尿频，尿道涩痛，会阴部坠胀、隐痛连及少腹部，腰及骶尾部酸痛，伴头晕乏力，失眠健忘，心慌，阳痿，早泄，性欲减退，形体消瘦，舌质红，苔根薄腻，脉弦滑略数。王氏认为本病乃肾虚精关不固，湿热下注膀胱，膀胱气化失司引起，可予萆薢分清饮加减，分清泌浊，清利膀胱湿热。处方：川萆薢25g，炒黄柏、白术、莲子心、丹参各15g，车前子、茯苓各20g，石菖蒲10g，水煎服，1日1剂。20剂后症状明显减轻，上方加菟丝子30g，蒺藜、沙苑各25g，土茯苓50g，10剂后诸症消失，随访2月，未见复发。[5]

9.腰椎间盘突出症　张氏等采用程氏萆薢分清饮加味结合针灸疗法治疗湿热内蕴型腰椎间盘突出症135例。其临证发现，随着生活水平的提高，人们饮食不规律，吸烟喝酒、嗜食辛辣肥甘厚腻过多，易造成体内湿热，即便是风寒客体，也常入里化热，故临床上湿热病证者较多。选用萆薢分清饮加味，清湿热，化湿浊，以助肾之气化、膀胱之开阖，使邪去正安，处方：川萆薢20g，石菖蒲20g，白术15g，茯苓15g，黄柏12g，莲子心12g，丹参15g，车前子12g，白茅根12g，醋延胡索12g。湿邪偏盛者，加油松节、海桐皮，祛风湿，通络止痛，加茯苓，利水渗湿；热邪偏盛者，加苦参、白鲜皮，清热燥湿；兼有瘀血征象者，加桃仁、红花，活血化瘀；兼有肝肾亏虚者，酌情加滋阴或温阳药物。每天1剂，水煎2次，取汁400ml，分早晚2次，空腹温服。10天为1个疗程，共治疗3个疗程。同时配合针灸疗法，取穴局部夹脊、肾俞、秩边、环跳、承扶、委中、阳陵泉。配穴：腰痛明显者，配阿是穴、上髎、次髎；股前区疼痛明显者配风市、犊鼻；小腿部疼痛明显者，配飞扬、承山、昆仑。以毫针刺，用平补平泻法。10天为1个疗程，共治疗3个疗程，总有效率为92.6%。[6]

10.类风湿性关节炎　本病属于中医"骨痹""顽痹"范畴，临床大致分为湿热、寒湿、痰湿、肝肾亏虚四型，张氏等应用程氏萆薢分清饮合桂枝葛根汤治疗湿热型风湿性关节炎26例，取得满意疗效。患者素体虚弱，感受湿热外邪，闭阻经络，气血运行不畅而致本病，症见关节疼痛、红肿、活动度减小。予萆薢分清饮合桂枝葛根汤，处方：葛根50g，桂枝10g，芍药20g，生姜10g，炙甘草10g，大枣5枚，川草薢10g，炒黄柏10g，石菖蒲10g，茯苓10g，白术10g，莲子心10g，丹参10g，车前子10g。每日1剂，水煎400ml，分早晚2次空腹温服。8周为1个疗程，治疗后C反应蛋白、细胞沉降率均较前好转，症状明显改善。[7]

11.急性肾小球肾炎 王某，男，26岁，2002年8月20日初诊。患者1个月前因触受寒凉致恶寒发热，全身关节酸痛，腰膝酸软，小便混浊如米泔水或时如洗肉水，尿急，尿频，尿痛，精神不振，舌质淡胖，苔薄腻，脉濡缓。实验室检查：肾功能正常，红细胞（+++），尿蛋白（++）。西医诊断：急性肾小球肾炎。西医以青霉素、复方丹参注射液、雷公藤片、地塞米松等药物治疗后热退，但仍感腰膝酸痛，精神不振，小便混浊如前。本例因感受寒凉，寒湿内蕴，郁久化热，湿热下注，热灼肾络，血渗膀胱，气化不利而发，拟草薢分清饮加味，以清热利湿，活血通络。处方：草薢30g，石菖蒲20g，车前子30g，黄柏15g，丹参30g，白术15g，茯苓15g，牛膝15g，参三七（研末冲服）8g，茜草15g，白及15g，莲子心10g，7剂，水煎服，1日1剂，1日3次。药后仍感腰膝酸痛，尿急、尿频、尿痛症状减轻，小便混浊减轻，但仍时如米泔水，不发热。上方加川续断15g，杜仲15g，继进7剂。药尽后精神好转，晨起小便混浊，余无不适，上方去参三七，继进10剂。诸症悉去，实验室检查无异常，再服7剂以巩固疗效，后随访未见复发。[8]

12.肝硬化腹水 郝某，男，46岁，2003年9月15日初诊。肝硬化病史3年。10天前因淋雨受寒加之进食生冷、不洁之品致发热，症见精神不振，腹部膨胀，脘腹撑急，烦热，口干苦不欲饮，小便短赤，饮食量少，面色萎黄，舌质红，苔白腻，脉弦数。B超示：肝硬化腹水。本例因外邪入侵，湿热互结，浊邪停聚，气化失司而致病。可予草薢分清饮加味，清利湿热，利水泻浊。处方：草薢30g，石菖蒲20g，黄柏20g，车前子（包煎）30g，白术20g，茯苓20g，丹参30g，牛膝15g，莲子心10g，大腹皮20g，猪苓20g，泽泻15g。水煎服，1日1剂，1天3次。共服20剂，药后腹部胀满已除，纳可，便调，上方去大腹皮、猪苓、泽泻，再服10剂以巩固。[8]

13.慢性支气管炎（感染期） 刘某，男，72岁，2001年12月6日初诊。慢性支气管炎病史2余年。患者1周前因触受寒凉加之进食肥甘油腻之品致证情加重，咳嗽呈阵发性，夜间咳嗽剧烈，咯吐浊脓痰，质黏稠难咯，咳嗽剧烈时两侧胸痛，气喘不能平卧，口干苦，饮食量少，大便干结，舌质淡红，苔薄黄而腻，脉濡缓。本例咳嗽日久，加之触受寒凉、进食肥甘油腻之品致湿邪内蕴，蕴而化痰，痰邪阻肺，肺失宣肃而致咳嗽。可予草薢分清饮加减，分清泻浊，清肺化痰，止咳平喘。处方：草薢20g，石菖蒲15g，白术10g，茯苓15g，莲子心10g，黄柏10g，黄芩10g，瓜蒌仁10g，桔梗10g，车前子（包煎）30g，法半夏10g，川贝母15g，橘红15g。水煎服，1日1剂，1天3次。16剂后，病情趋于平稳。[8]

14.附件炎 温某，女，26岁，2003年4月6日初诊。3个多月来，带下量多色黄白相兼，有腥臭味，下腹部坠胀不适，腰膝酸软，烦热口干，小便短赤，外阴瘙痒，舌质红，苔薄黄而腻，脉濡缓。查B超示：附件炎。本例由于湿邪内蕴，日久化热，下注冲任二脉，冲任不固，秽浊下注所致。可予萆薢分清饮加减，清热解毒，除湿止带。处方：萆薢20g，石菖蒲20g，白术15g，茯苓15g，黄柏15g，车前子（包煎）30g，牛膝15g，苦参15g，蛇床子15g，莲子心15g。水煎，1日1剂，1日3次口服，药渣加水煮沸熏洗外阴。15剂后诸症皆除。[8]

15.糖尿病肾病 2型糖尿病患者中以痰浊湿热证多见，因气阴两虚，脾虚湿盛，肾失蒸腾，使湿热、痰浊、瘀血互结而致。高氏治疗本病予葛根芩连汤合萆薢分清饮加减，萆薢分清饮偏重于下焦，具有清热利湿之功效，与葛根芩连汤协同既清热燥湿，又清热利湿，从而给湿邪以去路而取效。处方：葛根10g，黄芩10g，黄连10g，半夏10g，萆薢10g，黄柏10g，白术10g，茯苓12g，车前子15g，泽泻10g。每日1剂，水煎2次，早晚口服。每周5剂，连续治疗3个月。治疗后症状、检查指标均较前好转，总有效率为87.10%。[9]

16.非淋菌性尿道炎 本病是一种受淋球菌以外的多种病原体感染引起的非化脓性尿道黏膜炎性病变，多为不洁性交致秽浊之邪由阴窍侵入，酿成湿热，下注膀胱，气化失司，水道不利而成。其临床症状以尿道刺痒和少量分泌物为主，与淋病类似，但尿道症状及全身症状均略轻于淋病。章氏等予萆薢分清饮为主方治疗本病58例，取得满意的临床效果。处方：萆薢、石菖蒲、黄柏、车前子各12g，茯苓、丹参、白术各15g，莲子心8g，水煎服，每日1剂，分2次服。7天为1个疗程。治疗的同时嘱患者禁房事、戒烟酒及辣刺激之品。[10]

17.肾病综合征 王某，女，21岁，教师，2016年4月1日初诊。病史2年，现双下肢中度浮肿，伴有腰腿酸痛，有小便不尽感，舌质红，舌下脉络曲张，苔黄腻，脉滑数尺弱。查体：血压145/90mmHg；眼睑及双下肢中度浮肿，肾区叩击痛（+）。尿常规：尿蛋白（++），尿潜血（+++），24小时尿蛋白定量3.75。中医诊断：水肿，下焦湿热兼血瘀证。西医诊断：肾病综合征。本病多因肺脾肾三脏功能失调，湿热之邪下注，下焦气机不畅，水精输布固摄失调，精微物质外泄而致。马氏予萆薢分清饮加减，清热利湿，活血化瘀。处方：黄柏15g，石菖蒲12g，川萆薢15g，茯苓30g，丹参12g，白术30g，莲子心12g，车前子15g，桃仁10g，丹参15g，红花10g，续断15g，桑寄生15g。水煎服，早晚温服。治疗半年，症状消除，尿检均正常，随访至今未复发。[11]

参考文献

[1] 王劲松.徐福松用草薢汤治男性病经验［J］.中医杂志，1996（9）：532-533.

[2] 朱政衡，曾玉花.程氏草薢分清饮治疗前列腺痛74例临床观察［J］.云南中医中药杂志，2017，38（9）：95-96.

[3] 沈新民.程氏草薢分清饮加味治疗乳糜尿36例［J］.陕西中医，2008（12）：1601.

[4] 陈宜伦.程氏草薢分清饮治疗湿热带下60例［J］.江苏中医药，2003（10）：35.

[5] 王守友.程氏草薢分清饮治疗慢性前列腺炎［J］.四川中医，1991（7）：27.

[6] 张兆振，杨豪，郭会卿，等.程氏草薢分清饮加味结合针灸疗法治疗湿热内蕴型腰椎间盘突出症135例［J］.风湿病与关节炎，2013，2（3）：29-31.

[7] 张国浩，杨豪.桂枝葛根汤合程氏草薢分清饮治疗湿热型类风湿性关节炎26例［J］.中国中医药现代远程教育，2015，13（13）：41-42.

[8] 林刚.程氏草薢分清饮临证新用四则［J］.实用中医内科杂志，2008（11）：64-65.

[9] 高晓村.葛根芩连汤合程氏草薢分清饮加减治疗湿热型糖尿病肾病的疗效观察［J］.北京中医药，2009，28（9）：718-719.

[10] 章登明，毛燕.程氏草薢分清饮治疗非淋菌性尿道炎58例［J］.新中医，1995（7）：43.

[11] 阮涛，马鸿斌.马鸿斌主任程氏草薢分清饮治验举隅［J］.亚太传统医药，2017，13（17）115-116.

第四十一节　无比山药丸

【组成】山药60g，肉苁蓉120g，五味子180g，菟丝子90g，杜仲90g，牛膝30g，泽泻30g，干地黄30g，山茱萸30g，茯神（一作茯苓）30g，巴戟天30g，赤石脂30g。

【来源】《备急千金要方》："无比山药丸，治诸虚劳百损方""山药（二两），苁蓉（四两），五味子、菟丝子杜仲（各三两），牛膝、山萸肉、地黄、泽泻、茯神（一作茯苓）、巴戟、赤石脂（各一两），上十二味为末，蜜丸如梧子，食前酒服二十丸，加至三十丸，日再。无所忌，唯禁醋蒜陈臭等物。服七日后，令人健，四肢润泽，唇口赤，手足暖，面有光彩，消食，身体安和，音声清朗，是其验也。十日后长肌肉，其药通中入脑鼻，必酸疼，勿怪。若求大肥，加炖石膏二两。失性健忘加远志一两。体少润泽加柏子仁一两。

【方解】具有温阳益精，补肾固摄，健脾祛湿之功效。方用山药益肾健脾，配以地黄、山茱萸、五味子培补真阴，肉苁蓉、菟丝子、杜仲、巴戟天、牛膝温补肾阳，更以赤石脂涩精止遗；泽泻、茯苓泻肾浊，利水湿，阴阳并补，补中有运，补而不滞，为其配伍特点。

【适应证】脾肾亏虚，湿浊内生，精关不固证。症见头晕目眩，耳鸣腰酸，冷痹骨疼，四肢不温，遗精盗汗，尿频遗尿，带下清冷，舌质淡，脉虚软。现代临床常用以治疗年老、病后体弱之证，亦有用于治疗尿血者。

【方歌】　　　　　无比山药地黄萸，苁蓉味菟川牛膝。

　　　　　　　　　石脂泽神仲巴戟，补肾益精此方取。

【临床应用】

1.肾病综合征　涂某，女，32岁，已婚，2001年6月初诊。全身水肿，腰酸乏力6月余，曾在外院诊断为原发性肾病综合征，病理类型为膜性肾病。行泼尼松、环磷酰胺治疗无效，并出现脱发、经闭等症状。面色无华，腰酸乏力，双下肢水肿，舌质淡，胖大，边有齿痕，苔白腻，脉沉细。本例证属脾肾阳虚，水液滞留，固摄乏力，精微流失。采用无比山药丸加桑白皮、大腹皮、赤小豆、当归治疗，以健脾温肾利水，固摄精气。用药38天患者明显好转，脱发停止，月经复至。出院时尿常规检查基本正常。随访1年，尿常规复查基本正常。[1]

2.尿路感染　本病多因脾气不足，肾精虚损，湿热侵袭膀胱所致，属于本虚标实的疾病。桂氏治疗慢性尿路感染之脾肾亏虚，湿浊潴留证，予无比山药丸加减方进行治疗，处方：山药25g，茯苓25g，山茱萸15g，泽泻20g，牛膝15g，薏苡仁20g，熟地黄20g，党参15g，黄芪20g，菟丝子20g，肉苁蓉15g以及车前子15g。同时可根据患者的具体情况酌情增减药物。临床研究表明此方可明显提高临床疗效。[2]

3.尿道综合征　刘氏采用无比山药丸合五苓散加减治疗尿道综合征46例，本病临床以尿频或排尿不适为主症，易反复发作，常见于中老年女性。中老年人肾气渐衰，加之劳累及房事不节再伤肾气，肾气不固，闭藏失职，决渎失约，致小便少且急。本病以虚为主，且兼有湿，故可予无比山药丸合五苓散，益肾健脾，利湿通淋。处方：山药20g，肉苁蓉15g，熟地黄20g，山茱萸15g，菟丝子10g，五味子10g，杜仲15g，桂枝6g，白术10g，茯苓15g，猪苓10g，泽泻10g，车前子15g。尿频尿急症状明显者加淡竹叶10g，黄柏10g；少腹胀满加大腹皮10g，乌药10g；腰部酸痛加续断10g；白带多加芡实15g，薏苡仁25g。每日1剂，水煎，2周为一疗程，总有效率可达91.3%。[3]

4.肾小球肾炎　本病属中医"肾风"的范畴，为外邪侵袭机体，邪气入脏，留于里，变生伏邪，再由外邪引动而发。肾主封藏，肾虚失其封藏之职，精微不升，浊阴反降，由此而表现为蛋白尿、血尿等脾肾两虚之象。肾阳虚则水湿气化功能受阻，脾阳虚则水湿运化无力，两者共同作用导致水肿症状的发生，同时不可忽视的是该病常为本虚标实，由湿热、热毒等外因入侵所诱发。本病治疗当重视温补脾肾，清热除湿。郑氏等在西医常规治疗基础上，加服无比山药丸加减方治疗，处方：山茱萸10g，泽泻30g，熟地黄10g，茯苓20g，巴戟天10g，牛膝30g，赤石脂30g，山药30g，盐杜仲10g，菟丝子15g，肉苁蓉15g，黄柏15g，忍冬藤30g，薏苡仁30g，砂仁20g，漏芦30g，菝葜20g。随症加减：血尿者加藕节、泽兰、三七；蛋白尿加芡实、莲须、金樱子；水肿者加薏苡仁、防己、白茅根；高血压者加钩藤、白蒺藜；失眠者加珍珠母、首乌藤、合欢皮；胸闷气滞者加柴胡、芍药、半夏。每日1剂，加水500ml，浸泡20分钟，煎煮30分钟，取汁150ml分早晚2次分服。疗程为2个月，疗程结束随访4周，总有效率达88.2%。能有效缓解患者临床症状，降低肌酐、尿素氮、β2-微球蛋白、24小时尿蛋白定量水平，从而有效延缓慢性肾小球肾炎疾病的进展，且在一定程度上改善肾功能。[4]

参考文献

[1] 杨尚凌，桂海燕.无比山药丸加减治疗肾病综合征36例［J］.湖南中医杂志，2004（1）：41.

[2] 桂芬.无比山药丸加减方治疗慢性尿路感染脾肾亏虚、湿浊潴留症的临床研究［J］.内蒙古中医药，2017，36（16）：22-23.

[3] 刘旭东.无比山药丸合五苓散加减治疗尿道综合征46例观察［J］.实用中医药杂志，2011，27（1）：15.

[4] 郑路照，王亚辉，李斌，等.加服无比山药丸加减方治疗脾肾阳虚型慢性肾小球肾炎临床观察［J］.广西中医药大学学报，2016，19（1）：17-19.

第四十二节 越婢加术汤

【组成】麻黄18g，石膏24g，生姜9g，甘草6g，白术12g，大枣15枚。

【来源】《金匮要略》："里水者，一身面目黄肿，其脉沉，小便不利，故令病水。假如小便自利，此亡津液，故令渴也。越婢加术汤主之。"又"里水，越婢加术汤主之；甘草麻黄汤亦主之。"

【方解】本方具有疏风泻热，发汗利水之功效。方中麻黄辛温发越阳气，宣肺行水，疏利三焦而润肾；石膏辛凉解肌，清里热而养阴生津；生姜、大枣调和营卫；白术、甘草、大枣味甘补脾。脾气健运，肺气宣通，三焦气化通利，则水行病愈。《金匮要略方义》："本方乃越婢汤加白术而成。白术乃脾家正药，健脾化湿是其专长，与麻黄相伍，能外散内利，祛一身皮里之水。本方治证，乃脾气素虚，湿从内生复感外风，风水相搏，发为水肿之病。方以越婢汤发散其表，白术治其里，使风邪从皮毛而散，水湿从小便而利。二者配合，表里双解，表和里通，诸症得除。"

【适应证】皮水里水兼郁热证。症见一身面目悉肿，发热恶风，小便不利，苔白，脉沉者。临床常用于治疗急性肾小球肾炎、类风湿关节炎等风热水肿者。

【方歌】　　　　　　越婢加术麻黄姜，石膏大枣甘草藏。

　　　　　　　　　　肺气不宣皮水泛，肢面浮肿此方良。

【临床应用】

1.**风湿热痹**　此病系临床常见病，因感受风湿热邪所致，表现为游走性关节疼痛，可涉及一个或多个关节，活动不便，局部灼热红肿，痛不可触，得冷则舒，可有皮下结节或红斑，常伴发热、恶风、汗出、口渴、烦躁不安，舌红，苔黄或黄腻，脉滑数或浮数。俞氏等以越婢加术汤为主方辨证加减治疗本病37例，处方以麻黄、石膏、白术三味为主，随其风、湿、热之偏盛及累及关节肿痛而加味。风湿偏盛者加防风、防己、薏苡仁、赤茯苓；湿热偏盛者佐赤芍、秦艽、虎杖、忍冬藤；上肢疼痛者纳桑枝、桂枝；下肢疼痛者投牛膝、海桐皮。37例中加味最常用的，依次为防己33g，薏苡仁31g，秦艽、赤芍、赤茯苓各30g，防风28g，牛膝25g，蚕沙、桑枝、虎杖各20g。方中重用麻黄、石膏二味，麻黄每剂6~10g，石膏每剂30~60g，其他药味均投常用剂量。每日1剂，1周为1个疗程，服用2个疗程后，总有效率为94.6%。[1]

2.**水肿**　中医论水肿有阳水、阴水之分，阳水多由面目开始，自上而下，继及全身，肿处皮肤绷急光亮，按之凹陷即起。而阴水多由足踝开始，自下而上，继及全身，肿处皮肤松弛，按之凹陷不易恢复。李某，男，49岁，2004年4月5日初诊。双眼睑水肿10余日，曾于某医院就诊，经服利尿剂等药物，眼睑水肿间断好转，反复发作，后又按肾虚论治服用补肾中药无效而求诊。现症见双眼睑水肿，咽略干，无口渴。查体：咽略红，轻度充血，双下肢不肿，舌红，苔薄黄，脉浮略数。实验室检查：尿常规正常，心电图正常。此病多为人体感受风热之邪，又逢脾虚，邪气侵袭于阳位，故肿在眼睑。辨证为风热外袭，水津外溢，予越婢加术汤加减。处方：生麻黄7g，生石膏（先煎）20g，炒白术12g，连翘20g，竹叶8g，泽泻6g，茯苓10g，桔梗10g，防风7g，炙甘草6g，生姜5片，大枣（掰）5枚。日1剂，水煎取汁300ml，早中晚饭后分服。2剂后眼睑水肿消退，再服2剂以巩固，患者自觉好转，未再服药，3日后眼睑水肿再发，又以前方续进3剂而愈，随访1年未再发作。王某，女，32岁，1993年2月20日初诊。1年前发热恶寒突起，胸脘痞闷，饮食量少，腰肋胀满，小便不利。按胃炎论治数月无效，后继出现面目、四肢浮肿，小便量少。西医按急性肾小球肾炎治之，用解热镇痛药、抗生素加利尿药，连续用药7天，效果不佳。再改用青霉素（钾）静滴，用药6天，面目、四肢水肿基本消失，小便量增多。但一停药，水肿又复发。现症见面目、四肢浮肿，四肢皮肤聂聂动，腰背部胀满，触之有水浪感，不思饮食，时有发热，小便量少，苔黄腻，脉浮数。王氏认为本病因阳气衰微，脾虚水停不化，或肺气不宣，不能通调水道、下输膀胱，使水在皮肤所致。可予越婢加术汤加味，以宣肺行水，利水消肿兼清热。处方：麻黄10g，石膏40g，大枣12g，生姜10g，白术15g，连翘20g，杏仁15g，赤小豆30g，桑白皮15g，甘草3g，水煎服。二诊改越婢加术汤合防己茯苓汤，三诊改越婢加术汤合五皮饮，共服药20余剂，诸症消除，病情痊愈。[2-3]

3.急性肾小球肾炎 本病多因风邪外袭，或肌肤痈疡疮毒未能清解消透，或感受湿热之邪所致。肾失开阖，三焦水液代谢运行受阻，泛溢肌肤而成水肿。临床上多见于青少年，以浮肿、高血压、血尿、蛋白尿为主症，其发病来势迅速，多伴有恶寒发热，咽喉肿痛，小便不利等。中医诊断为水肿，辨证多属阳水。李氏治疗本病156例，予麻黄连翘赤小豆汤合越婢加术汤加减治疗。越婢加术汤方：麻黄、石膏、生姜、大枣、甘草、白术。麻黄连翘赤小豆汤方：麻黄、杏仁、桑白皮、连翘、赤小豆、生姜、大枣。两方合用，水煎服，每日1剂，10天为1个疗程，2个疗程间隔2~3天，服用2个疗程，痊愈152例，显效3例，未愈1例，总有效率为99.36%。[4]

4.类风湿关节炎 湿热痹阻型类风湿关节炎临床表现为关节肿痛、发热、畸形、屈伸不利，晨僵，口渴，汗出，小便黄，大便干，舌质红，苔黄厚腻，脉弦滑数。古结乃特汗·拜克里木等治疗湿热痹阻型类风湿关节炎时，采用西医常规治疗配合越婢加术汤合三藤汤加减口服，清热利湿，消肿通痹。处方：麻黄、茯苓、乌梢蛇10g，石膏、青风藤各30g，白术、桂枝、赤芍各15g，忍冬藤、雷公藤各20g，炙甘草6g。水煎服。加减：有关节积液者，加白术30g，薏苡仁20g。服用2个月，活动期症状可逐渐缓解，反映病情活动性指标正常或接近正常，关节肿胀、压痛均可明显改善。[5]

5.慢性阻塞性肺病 本病属中医"喘证""肺胀""咳嗽"范畴。其急性加重期多属于痰热壅肺型。痰壅肺系，阻滞气机，可致血瘀，瘀血内阻而使津液运行不畅，终成痰瘀互阻。中医药在治疗本病急性加重期时具有明显优势，龚氏等治疗该病时，在吸氧、控制感染、祛痰、缓解气道痉挛的常规治疗基础上可予以越婢加术汤治疗，宣肺平喘，清热涤痰。处方：麻黄、石膏、知母、生姜、甘草、半夏、茯苓、白术、大枣。临证时可适当加减，咳嗽剧烈、咽痒者加僵蚕10g；痰中带血者加仙鹤草15g；大便干结者加瓜蒌仁10g；痰多苔腻者加白术10g；痰黏口干舌红者加麦冬、南沙参各10g。10天为1个疗程，浸泡30分钟~1小时，取500ml水煎煮200ml，每日2次，早晚分服。该治疗能改善肺功能，提高血氧分压和血氧饱和度，降低C反应蛋白、白细胞介素-1β、白细胞介素-8水平。[6]

6.**风湿热痹型系统性红斑狼疮**　本病多因风湿与热相搏，阻滞经络关节所致。临床多表现为发热，关节肿胀疼痛或游走性疼痛，出汗甚多，面红或面有红斑，全身出现皮疹，伴有口干，纳减，舌质红，苔黄腻，脉弦滑。可予越婢加术汤加减，祛风除湿，清热蠲痹。处方：麻黄、石膏、防己、知母、赤芍、白芍、黄柏、虎杖、桑枝、牛膝、忍冬藤、甘草、薏苡仁等。低热不退加鳖甲、青蒿；关节疼痛明显加木瓜、牛膝，肿胀甚者可加茯苓、泽泻。危重病例短期内可适当配合肾上腺皮质激素。[7]

7.**带状疱疹后遗神经痛**　日本泷本真医师通过回顾性研究，发现越婢加术汤对带状疱疹有着很好的治疗效果，认为越婢加术汤中麻黄和石膏的利水作用因并用苍术而得以增强，所以对皮下渗出性水疱有良好的治疗效果。同时，麻黄的发汗、透邪、透疹等功效对缓解疼痛和预防后遗症的发生起积极作用。[8]

8.**氨苄青霉素过敏性皮炎**　高某，女，40岁。因"膀胱炎"住院，注射氨苄青霉素后，面部呈凹陷性浮肿，泛黄，有点片状红斑，全身瘙痒，腰困腿软，纳差尿少，舌白苔腻，脉沉滑。可予越婢加术汤宣肺运中利湿，处方：麻黄、生姜各9g，生石膏30g，白术10g，大枣10枚，生甘草10g，服3剂后诸症基本消失。[9]

9.**蔬菜日光性皮炎**　指因进食某些蔬菜再经日光照射，而发生于皮肤暴露部位的一种光感性皮炎，属"风水证"范畴。风性轻扬，多侵及面部，其特点为发病快、病程短。涂氏予越婢加术汤治疗本病，以宣肺祛风，清热利湿。处方：麻黄10g，生石膏50g，苍术12g，生甘草12g，生姜3片，大枣7枚。水煎服，1日1剂，有效率83.3%。[10]

10.**漆疮**　张某，男，11岁。8天前接触生漆，4天后受凉出现头晕乏力，鼻塞胸闷，轻微咳嗽，服银翘散后全身发痒，烦躁不安，晨起颜面浮肿，面部、双上肢及胸腹部起片状红斑。自行服药后，出现尿闭，随即出现全身浮肿，面肿如满月，双眼合缝，下肢按之没指，恶寒发热，头痛眩晕，不欲饮食，咳嗽喘促，面部皮肤光亮红赤等症，头面、双上肢及胸腹红斑及水疱疏密相间、稍隆起、扪之碍手，抓之痕迹累累，间有部分糜烂渗液，皮疹边界清楚，尿闭28小时膀胱不充盈，舌尖红，苔白微腻，脉浮滑。本例因触生漆，又挟风邪外袭，引发变态反应所致。肺为水之上源，邪毒壅塞于肺，卫气郁闭，肺失清肃，不能通调水道、下输膀胱，反上壅于肺，故成风水证。王氏予越婢加术汤合五皮饮加减，宣肺解表，利水行气。处方：麻黄9g，生石膏（先煎）30g，白术12g，桑白皮12g，陈皮9g，大腹皮12g，茯苓皮12g，生姜3片，杏仁10g，葶苈子10g，银花藤30g，蛇床子15g，生甘草9g。水煎，分作3次服，药渣煎水洗患处。服4剂后肿胀全消，诸症减轻，改投清热解毒中药2剂，清化余邪而收工。[11]

参考文献

［1］俞惠英，路新强.越婢加术汤治疗风湿热痹37例疗效观察［J］.亚太传统医药，2013，9（6）：152-153.

［2］梁金波，胡连军.越婢加术汤加减治疗眼睑水肿体会［J］.河北中医，2006（10）：764.

［3］王传忠.越婢加术汤治疗顽固性皮水肿［J］.内蒙古中医药，1998（1）：20.

［4］李凤启.麻黄连翘赤小豆汤合越婢加术汤治疗急性肾小球肾炎156例［J］.河南中医，2010，30（7）：634-635.

［5］古结乃特汗·拜克里木，张星平，王海云.越婢加术汤合三藤汤配合西药常规治疗湿热痹阻型类风湿关节炎的临床观察［J］.新疆中医药，2013，31（5）：37-40.

［6］龚年金，梁欢.越婢加术汤加减治疗急性加重期慢性阻塞性肺疾病临床研究［J］.中医学报，2017，32（9）：1609-1612.

［7］王桂珍.系统性红斑性狼疮的中医辨证施治——附39例临床分析［J］.江苏中医，1988（10）：13-15.

［8］泷本真.越婢加术汤治疗带状疱疹后神经痛［J］.陕西中医函授，1991（5）：28-29.

［9］姚建国.越婢加术汤治疗氨苄青霉素过敏［J］.新疆中医药，1995（1）：58.

［10］涂纪昌.越婢加术汤治疗蔬菜日光性皮炎［J］.中医研究，1990（3）：42.

［11］王维德.漆疮治验二则［J］.四川中医，1986（6）：49.

第四十三节　中满分消丸

【组成】白术、人参、炙甘草、猪苓（去黑皮）、姜黄各3g，茯苓（去皮）、干姜、砂仁各6g，泽泻、橘皮各9g，炒知母12g，炒黄芩36g，炒黄连、半夏（汤洗）、炒枳实各15g，姜厚朴30g。

【来源】《兰室秘藏》："中满治法，当开鬼门，洁净府。开鬼门者，谓发汗也；洁净府者，利小便也。中满者，泻之于内。谓脾胃有病，当令上下分消其湿，下如渎，气血自然分化，不待泄滓秽。如或大实大满，大小便不利，从权以寒热药下之。或伤酒、湿面及味浓之物，膏粱之人，或食已便卧，使湿热之气不得施化，致令腹胀满，此胀亦是热胀，治热胀分消丸主之。如或多食寒凉，及脾胃久虚之人，胃中寒则胀满，或藏寒生满病，以治寒胀，中满分消汤主之"。

【方解】本方具有健脾和中，清热利湿之功效。方由半夏泻心汤、六君子汤、枳术丸、四苓散等方综合加减而成。《医方集解》注解本方曰此"足太阴阳明药也"。厚朴、枳实行气而散满；黄连、黄芩泻热而消痞；姜黄、砂仁暖胃而快脾；干姜益阳而燥湿；陈皮理气而和中；半夏行水而消痰；知母治阳明独盛之火，润肾滋阴；猪苓、泽泻泻脾肾妄行之水，升清降浊；稍加人参、白术、茯苓、甘草补脾胃，使气运则胀消也。具有兼施补泻，平调寒热，兼顾气血，调和阴阳的特点。

【适应证】脾虚气滞，湿热壅聚证。症见腹大坚满，脘腹胀痛，口苦纳呆，小便短赤，大便秘结，苔黄腻，脉弦数。临床多用于治疗肝硬化腹水、肾病综合征等属于脾虚湿聚证者。

【方歌】　　　　中满分消四君先，知苓枳朴姜夏连。

　　　　　　　　猪泽姜黄橘皮砂，消补兼施两成全。

【临床应用】

1.闭经　罗某，女，21岁，未婚，1988年8月14日初诊。停经3月，并头昏、肢软乏力。自诉平素月经正常，3个月前因雨后劳累，次日浑身酸痛沉重，头昏闷痛，服"感冒药"后疼痛好转，但仍昏沉，四肢酸楚，月经当至而未至，精神不振，饮食不馨。曾做血常规、脑电图、超声波等检查均无异常，经服药输液等多方治疗无效。现面色萎黄，头昏沉重，四肢酸楚，神疲倦怠，短气乏力，脘腹痞满，不思饮食，食入即满，甚欲呕，小便灼热，口干苦，舌质红，苔黄腻，脉滑数。诊断为闭经。本例证属痰湿内聚，寒热错杂，郁遏气机，阻滞胞脉。可予中满分消丸加减，以健脾和胃，清热除湿，行气开郁，散寒化饮。处方：党参、白术、法半夏各20g，茯苓、知母、黄芩、厚朴、枳实、车前子各15g，黄连12g，滑石30g，砂仁、干姜、炙甘草各6g。每日1剂，水煎分3次温服，药后症状改善，后加减变化该方，继续服用数剂，月经恢复正常。[1]

2.膜性肾病　膜性肾病是肾病综合征常见病理类型之一，该病大部分起病隐匿，病程缓慢，伴有渐进性肾功能损伤，终末常发展为肾衰竭，甚至危及生命。程氏认为膜性肾病多系肺、脾、肾虚损，三焦水道运行失司，气血运行失常，使水湿、湿热、浊毒内壅，瘀血内停所致。其病理因素可以概括为虚、瘀、湿、热、毒。临证中常以中满分消丸为基础方加减进行治疗，兼腰痛者加杜仲、续断补肾气；兼有四肢不温者加鹿角片、淫羊藿温补肾阳；兼有口苦咽干者加柴胡、黄芩疏利三焦气机；湿浊较重者加薏苡仁、蚕沙、山药补气健脾；兼有水肿者加玉米须、白茅根、车前子、泽泻；如果水肿较甚加防己、甘遂。[2]

3.糖尿病胃轻瘫 张某，患消渴病10余年。症见脘腹胀满，夜不能寐，嗳气不止，喷涌如山崩，面目浮肿，大便干结，口干口苦，舌体胖大，舌质紫暗，苔白腻微黄，质地紧密，脉沉细。诊断为糖尿病胃轻瘫。辨证：脾胃虚弱，中阳不振，气阴两虚，气滞血瘀，湿僵热伏。予中满分消丸，以蒲公英代黄连，加鸡内金、代赭石、三棱、莪术健脾和胃，化痰除湿，行气开郁，散寒清热，上下分消。疗效显著。[3]

4.肾病综合征 患者，张某。自诉过劳后，突然出现眼睑及双下肢中度浮肿，伴脘腹胀满，尿少而黄，大便溏。实验室检查：尿蛋白（+++），每高倍视野有0~1个白细胞、0~1个红细胞。西医诊断：肾病综合征。中医诊断：水肿，脾虚湿困，水湿内停。采用中满分消丸化裁，健脾利湿，利水消肿。处方：党参30g，黄芪30g，白术15g，黄连15g，黄芩15g，干姜10g，茯苓20g，陈皮15g，猪苓15g，泽泻25g，姜黄15g，益母草30g，川朴20g，枳实15g，芡实30g，冬瓜皮30g。水煎服，服药4剂。服后尿量增多，脘腹胀满明显减轻。上方又进4剂，眼睑和双下肢浮肿均大减。[4]

5.类风湿关节炎 郑某，女，59岁，2012年3月29日初诊。关节疼痛，既往有类风湿关节炎病史30余年，长期服用雷公藤（20余年），间断服用环磷酰胺。每逢天冷或阴雨天则觉双手掌指关节、双足趾关节、肩关节胀痛，晨僵显著，夏季手心发烫，大便不畅，小便少，腹部按之轻度压痛，眠差，舌暗红，苔白厚腻黄，脉弦涩弱。辨证：中焦湿热，痹阻关节。方以中满分消丸合宣清导浊汤化裁治疗，清利湿热。处方：猪苓12g，茯苓12g，苍术9g，泽泻12g，太子参12g，制半夏12g，陈皮9g，干姜5g，黄芩9g，黄连2g，川朴9g，枳实9g，知母12g，姜黄12g，砂仁（后下）6g，寒水石9g，蚕沙15g，皂角刺6g。水煎服，每日2次。后随症状加减用药，疗效显著。[5]

6.肝硬化腹水 是肝硬化肝功能失代偿期最为常见的一种并发症。中医学认为其多由湿邪困脾，郁而化热，水湿与邪热交互而引起，治疗中宜攻补兼施，采用行气活血、祛湿利水、疏肝健脾等法。陈氏等在西医的治疗基础上加用中满分消丸加减治疗本病，处方：泽泻20g，黄芩、陈皮、猪苓、枳壳、厚朴各15g，法半夏、白术、党参、砂仁、知母、茯苓10g，黄连、甘草各6g，干姜、姜黄各5g。对于腹胀明显的患者，将枳壳改为枳实，并加大腹皮和槟榔；对于口渴症状明显的患者加麦冬、淡竹叶；对于大便干结患者去除干姜和姜黄，并加大黄；对于热势重的患者加连翘、败酱草、生大黄。水煎服，日1剂，分2次服，连续治疗2

周，总有效率100%。[6]

参考文献

[1] 袁争鸣.中满分消丸应用体会[J].实用中医药杂志，2005（9）：563.

[2] 武亚丹，程锦国.程锦国运用中满分消丸治疗膜性肾病经验介绍[J].新中医，2018，50（1）：188-190.

[3] 周育平，张振鹏.中满分消丸治疗糖尿病胃轻瘫体会[J].长春中医药大学学报，2011，27（1）：61-62.

[4] 柳德.肾病综合征治验[J].黑龙江中医药，1994（6）：43.

[5] 沈凌波.临床运用李东垣方治疗杂病体会[J].上海中医药杂志，2015，49（1）：62-65.

[6] 陈禄，谢辉，张坚勇，等.中满分消丸加减治疗肝硬化腹水的临床分析[J].当代医学，2017，23（30）：34-36.

第四十四节　调营饮

【组成及用法】赤芍、川芎、当归、莪术、延胡索、槟榔、瞿麦、葶苈子、茯苓、大腹皮、陈皮、桑白皮各10g，大黄15g，细辛5g，肉桂5g，甘草5g。水煎服。

【来源】《证治准绳》："调营饮，治瘀血留滞，血化为水，四肢浮肿，皮肉赤纹，名血分。莪术、川芎、当归、延胡索、白芷、槟榔、陈皮、赤芍药、桑白皮（炒）、大腹皮、赤茯苓、葶苈（炒）、瞿麦（各一钱），大黄（一钱半），细辛、官桂、甘草（炙，各五分）上作一服，煎服法同前。"

【方解】本方具有活血化瘀，行气利水的功效。方中川芎、赤芍、莪术、延胡索、当归、大黄活血化瘀行气，瞿麦、葶苈子、茯苓、桑白皮、大腹皮、白芷、陈皮行气利水，肉桂、细辛温经通阳，甘草调和诸药。

【适应证】肝脾损伤，瘀结水留证。症见腹大坚满，脉络怒张，胁腹刺痛。面色暗黑，面颈胸有血痣，手掌赤痕。舌质紫红或有瘀斑，脉细涩或芤。临床多用于治疗肝硬化腹水之肝脾血瘀证。

【方歌】　　　　调营饮用瞿葶桂，芎归赤芍槟榔辛。

　　　　　　　　莪术延胡茯黄草，陈皮腹皮桑白斟。

【临床应用】

1.肝硬化腹水　患者，男，46岁，2009年3月16日就诊。肝硬化病史5年余，症见腹胀大如鼓，腹部青筋外露，面色晦暗黧黑，前胸可见数个血痣，口干不欲饮水，消瘦、乏力、纳差、大便色不黑，舌质紫暗，脉细涩。西医诊为肝硬化腹水，中医诊为鼓胀，辨为瘀结水留证，治以活血化瘀，行气利水，益气。方选调营饮加减，处方：当归15g，赤芍15g，川芎15g，莪术10g，桑白皮15g，细辛3g，官桂6g，炙甘草6g，白芷10g，延胡索15g，瞿麦15g，大黄6g，槟榔15g，陈皮15g，大腹皮30g，葶苈子10g，赤茯苓15g，黄芪30g，生姜3片，7剂水煎服，日1剂，早晚分服，患者共服21剂，症状明显好转，化验肝功能恢复正常。[1]

2.发热（肝硬化） 尹某，男，44岁，1986年6月1日就诊。病毒性肝炎病史5年。发热半月余，午后明显，腹部渐胀大，面色黧黑，纳差，口干不欲饮，尿少。肝功能及超声波检查，诊断为肝硬化腹水，经西药治疗腹水稍减，余症不解。刻下体温38℃，前胸可见蜘蛛痣，腹部稍隆起，左肋下3cm处质较硬、无结节感、有轻压痛，腹部可叩及移动性浊音，双下肢无浮肿，舌质紫暗，苔黄，脉弦。本例因瘀血阻于肝脾脉络之中，隧道不通，致水气内聚，从而血瘀水结，郁而发热。故用调营饮加减，以活血化瘀，利水退热。处方：川芎、赤芍、桃仁、大黄、莪术、丹参各10g，大腹皮、茯苓、瞿麦、桑白皮、车前子各15g，甘草3g。每日1剂，10剂后发热、腹水渐除，精神、胃纳好转。[2]

3.肝小静脉闭塞症 患者，女，68岁，2010年6月9日初诊。自诉腹部膨隆伴右胁痛20余天。1个月前患者因膝关节疼痛，服用土三七粉治疗后开始出现腹胀不适，逐渐腹部胀满膨隆，纳差乏力，右胁刺痛，大便溏薄，小便色黄。查体：精神疲软，面色黧黑，巩膜黄染，手掌赤痕，腹部膨隆，移动性浊音（+），肝脾肋下未及，无压痛及反跳痛，双下肢无浮肿，舌暗苔薄，舌边可见瘀点，脉细涩。肝功能：清蛋白25.0g/L，球蛋白26.9g/L，总胆红素117.3μmol/L，直接胆红素66.8μmol/L，丙酮酸氨基转移酶227U/L，门冬氨酸氨基转移酶365U/L。腹部B超：腹腔大量积液。西医诊断：肝小静脉闭塞症。本例患者误食土三七，导致药毒损伤肝脾，脾失运化，肝失调达，气血阴阳失调，气血瘀滞，波及于肾，开阖不利，水湿积聚，逐渐增多，而成鼓胀。梁氏等在调营饮基础上加减，以活血化瘀，行气利水。处方：川芎9g，当归9g，赤芍9g，莪术6g，延胡索9g，制大黄6g，瞿麦9g，槟榔6g，葶苈子6g，赤茯苓15g，桑白皮15g，陈皮6g，大腹皮15g，茵陈15g，五味子10g，甘草3g。后可加健脾渗湿益气之药善后。[3]

4.顽固性心力衰竭 伊氏治疗1例顽固性心力衰竭。患者久病迁延，阳气虚衰，以致血瘀水停，发为本病，虚实夹杂。临床表现为心慌，喘憋，不能平卧，腹胀纳呆，口干不欲饮，双下肢浮肿，大量腹水，舌紫暗有瘀斑，苔白，脉沉细。可予调营饮加减，活血化瘀，补气利水。处方：赤芍30g，川芎12g，莪术9g，延胡索9g，泽兰15g，生大黄9g，党参20g，黄芪30g，茯苓20g，白术30g，大腹皮

30g，槟榔12g，桑白皮12g，肉桂6g，葶苈子12g，炙甘草12g，枳壳6g，生姜3片，大枣6枚。水煎，日1剂。10剂后病情稳定。[4]

参考文献

［1］韩国栋.调营饮加减治疗肝硬化腹水120例观察［J］.中国社区医师，2013，15（2）：186.

［2］刘胜利.肝硬化发热一例［J］.四川中医，1988（5）：19.

［3］梁大铭，程华焱，徐麟.肝小静脉闭塞症治验［J］.山东中医杂志，2011，30（4）：274

［4］伊文琪，于华芸，胡喜秀.顽固性心力衰竭病案［J］.中医杂志，2004（5）：370.

第四十五节　济生肾气丸

【组成】熟地黄6g，山茱萸（取肉）6g，牡丹皮6g，山药（炒）6g，茯苓6g，泽泻6g，官桂3g，附子（炮）9g，川牛膝（酒浸）6g，车前子（酒蒸）6g。

【来源】济生肾气丸即加味肾气丸，出自《严氏济生方》："加味肾气丸治肾虚腰重脚重，小便不利。"

【方解】本方具有温补肾阳，利水消肿之功效。方中以附子、熟地黄为君，附子温阳通督，熟地黄归肝肾经，能滋阴养血，填精益髓，二药相须为用，同气相求，能峻补阴阳。方中将金匮肾气丸原方中桂枝易作官桂，甘辛大热而下行走里，长于补火助阳，增强温补肾阳，化气行水之功效。配伍山茱萸滋肾益肝，山药滋肾补脾，又加入泽泻、茯苓、牡丹皮利水渗湿，补中寓泻，以防滋腻助邪。更加入车前子通利小便，川牛膝引药下行。十药合用，共奏温肾化气，利水消肿之功。

【适应证】肾阳不足，水湿内停证。症见肾虚水肿，腰脚酸重，小便不利或小便反多，痰饮喘嗽，心脉沉细，舌质淡而胖，苔薄白不燥。临床常用于治疗各类水肿病、消渴病、咳喘病等。

【方歌】　　　　肾气丸用肾阳虚，熟地山药山茱萸。

　　　　　　　　苓泽丹皮合附桂，济生加入车牛膝。

【临床应用】

1.水肿　肺、脾、肾三脏均与水液代谢相关，但唯有肾"主水"，主全身水液代谢，调节体液代谢平衡。刘氏在利尿剂基础上联合济生肾气丸治疗水肿，疗程短，疗效显著，优于单纯应用西药利尿剂。[1]

2.特发性水肿　属于中医"水肿"范畴，因肾阳虚衰，气化温煦不足，造成水液代谢失常，水湿停聚体内而发。症见下肢凹陷性水肿，眼睑或头面部水肿，反复发作，呈周期性变化。田氏等用济生肾气丸加减来温肾化气，利水消肿。方用附子9g，肉桂15g，茯苓30g，泽泻30g，丹皮15g，车前子30g，川牛膝15g，山药30g，熟地黄15g，山茱萸30g，桃仁10g，红花10g，川芎10g，赤芍药15g，柴胡9g，郁金9g。日1剂，水煎2次取汁300ml，分早晚2次。10天为1个疗程，2个疗程后，总有效率高达94%。[2]

3. 癃闭 因肾气虚衰，水道不利引起的癃闭，可见尿频、排尿困难、尿潴留等症状。李氏等用济生肾气丸加味方改汤剂水煎服以温肾化气，利水消肿。方用附子10g，肉桂3g，熟地20g，山茱萸15g，山药30g，云苓20g，泽泻12g，丹皮15g，肉苁蓉15g，牛膝12g，车前子（包煎）10g。水煎服，日2次。3周为一疗程。服药后症状全部消失，1年内未见复发，B超显示残余尿量恢复正常者，占76%。[3]

4. 顺铂化疗后之肾毒性 顺铂是目前公认治疗卵巢癌、睾丸癌和宫颈癌的一线药物，其在具有高效抗癌活性的同时，容易引起严重的肾毒性，从而限制其临床效果。该病因药毒内盛，损伤脾肾所致。脾失健运，水液不布，或肾气不足，膀胱失司，渐而成浊，而顺铂不能及时排出体外，留滞机体内，进一步损伤肾脏功能。刘氏等人采用济生肾气丸加味以温肾健脾，活血利水，以解顺铂所致的肾毒性。处方：黄芪30g，附子18g，熟地黄12g，山茱萸12g，山药12g，茯苓12g，泽泻12g，丹皮12g，川牛膝12g，车前子12g，人参6g，肉桂6g，泽兰12g，益母草15g，六月雪20g。呕吐者加半夏12g；胃弱纳差者加神曲6g，麦芽15g，砂仁6g；腹痛者加白芍9g；胸膈痞满者加枳壳6g，陈皮6g。每日1剂，水煎3次，取汁500ml，早中晚分服，2周为1个疗程。总有效率达94%。[4]

5. 糖尿病性疼痛 本病是糖尿病后期常见并发症。糖尿病后期，因肝肾亏虚，气血不足，湿浊瘀血留滞于筋脉，导致筋脉失养，故见四肢麻木灼热刺痛。董氏等用济生肾气丸合桂枝加附子汤加减来温肾化气，利湿通阳止痛，治疗30例，疗效满意。[5]

6. 肾积水 肾积水属于中医"腰痛""淋证""尿血""肾积"等病范畴，多因气血亏虚，阳失温化，血失通畅，肾络郁闭，水液聚积而致。姬氏等予济生肾气丸加减来补肾温阳，益气活血，通脉泻浊，活络利水。处方：黄芪30g，地黄24g，山药、山茱萸、车前子各12g，泽泻、丹皮、牛膝各9g，桂枝、附子各3g。肾积水偏热盛者加白花蛇舌草30g，黄柏12g；石淋者加金钱草30g，鸡内金12g；瘀血阻滞加桃仁12g，红花9g；湿浊内壅加猪苓12g，萹蓄9g。总有效率98.4%。[6]

7. 口疮 本病多由湿热或虚火所致，郭氏等认为一些久治不愈的口疮为阳虚水停所致，方用济生肾气丸加减，以温补下元，化气利水，引火归原。处方：熟地黄30g，山药、山茱萸各20g，茯苓、泽泻、丹皮各15g，肉桂10g，附子5g，牛膝10g，车前子5g。水煎，日2次温服。方中牛膝、车前子、肉桂三药是本方的"方根"，不可随意去掉。[7]

8.中心性浆液性脉络膜视网膜病变　该病多因脾肾阳虚，水湿内停，或肝肾阴虚，肝旺乘脾，土虚湿郁所致，从而目失所养，神光衰微。症见视物模糊，眼前暗影，视物变形、变小、变色等，反复发作，损伤视力。王氏等予济生肾气丸方：附子5g，桂枝5g，熟地黄30g，茯苓15g，泽泻15g，山药20g，山茱萸20g，丹皮15g，牛膝15g，车前子20g。结合季节、病情、全身症状及眼底改变进行加减。夏季用附子2g，桂枝2g；冬季用量根据患者身体状况将附子、桂枝逐渐加至10g，若患者感身体发热，咽干失眠，用量酌减，并加菊花15g，桔梗10g。总有效率为87.8%。[8]

9.舒张性心力衰竭　本病病位在心，涉及多个脏腑，多因心肾阳虚，气化不利，水湿停聚所致。症见不明原因的疲乏、呼吸困难、腹部或腿部水肿。刘氏等在西药基础上加用济生肾气丸加减方，处方：熟地黄20g，山茱萸20g，茯苓20g，泽泻20g，丹参15g，肉桂6g，制附片15g，车前子30g，牛膝9g，人参6g，麦冬15g，五味子6g。如咳喘明显，加葶苈子15g，生龙牡各30g，桑白皮30g；如脘腹胀甚，加苏叶9g，木瓜12g，焦槟榔15g；如心悸，加生龙牡各30g，麦冬20g，浓煎150ml，每日分2次服用，4周为一疗程。经治疗后，6分钟步行试验、生活质量量表调查及心功能分级等指标均优于单独使用依那普利、螺内脂片、美托洛尔等西药治疗者。[9]

10.慢性肾衰竭　属中医"关格""水肿"范畴，主因脾肾亏虚，气化失司所致。湿浊尿毒不能下泻，出现恶心呕吐，神疲乏力，腰膝酸软，浮肿等症状。罗氏在采用纠正贫血、予优质蛋白和低脂饮食等治疗基础上加用济生肾气丸加减方，处方：熟地10g，山茱萸10g，杜仲10g，黄芪10g，白术10g，泽泻10g，猪苓10g，茯苓10g，丹参10g，桃仁10g，玉米须10g，姜竹茹10g，水煎服，取汁300ml，每日1剂，每天2次。2个月后观察发现服用济生肾气丸加减方的治疗组总有效率明显高于对照组（$P < 0.05$）。[10]

11.慢性痛风性关节炎　刘氏等认为本病主因脾肾亏虚，湿浊阻滞，日久阻滞脏腑、经络，痹阻关节而发病。可予平胃散合济生肾气丸为基础方，随症加减化裁。处方：苍术10g，厚朴10g，陈皮6g，熟地10g，山茱萸10g，怀山药10g，丹皮6g，泽泻6g，茯苓10g，熟附片（先煎）6g，桂枝6g，车前子10g，牛膝10g，甘草3g，冷水浸泡15~20分钟，文火煎沸10分钟左右，取汁450ml，分2次服，每日1剂，2周为1个疗程。视病情可服用3~5个疗程，病情稳定后可间断服用。总治愈21例，有效8例，无效1例，总有效率96.7%。[11]

12. 糖尿病肾病 本病属于中医"消渴病"范畴，因肾脏功能失调，水液代谢受阻引发，胡氏等在西医常规治疗基础上服用济生肾气丸汤剂，处方：熟地黄30g，山药30g，山茱萸30g，丹皮20g，茯苓20g，泽泻15g，炮附子10g，官桂8g，川牛膝25g，车前子20g。气虚加黄芪、党参；血虚加鸡血藤、当归；肝肾阴虚加生地黄、沙参、女贞子、旱莲草；脾肾阳虚加淫羊藿；血瘀加红花、水蛭；夜尿频多加益智仁、桑螵蛸；湿热重加用黄柏、苍术。上方每日1剂，水煎分3次于饭前30分钟口服，可明显降低尿蛋白排泄率，保护肾功能。总有效率达83.8%。[12]

13. 慢性肾小球肾炎 本病属于中医"水肿""腰痛""虚劳""尿血""肾风"等范畴。因脾肾阳虚，水行不利，水液停聚泛滥而致。赵氏等用济生肾气丸温补脾肾，化气行水。处方：熟地黄15g，山茱萸（酒炙）15g，山药30g，泽泻15g，茯苓15g，丹皮15g，桂枝10g，附子（炙）5g，牛膝（去头）15g，车前子（盐炙）15g，沸水煎煮成100ml，每日1剂，分为3次口服。治疗后患者肾功能指标、尿蛋白含量及临床症状改善，总有效率可达92.1%。[13]

14. 泌尿系结石反复发作 结石日久，反复发作，导致肾阳虚衰，气化失常，水湿泛滥，可予济生肾气丸合排石汤加减治疗。处方：炮附子5g，肉桂3g，车前子（包煎）30g，熟地黄15g，山茱萸10g，山药10g，茯苓10g，泽泻10g，丹皮10g，金钱草30g，鸡内金15g，炙甘草5g，水煎服。服用7剂后腰痛减轻，面部浮肿基本消失，后又于上方中加菟丝子15g，王不留行15g，再服余月，B超示肾内结石消失。[14]

15. 糖尿病神经源性膀胱 该病是指因糖尿病引起自主神经病变、膀胱括约肌功能不全及膀胱张力低下而出现的尿潴留或尿失禁一类病证。其中脾肾阳虚，水液代谢失常者常表现为尿无力、尿潴留、尿失禁、水肿等症状，杨氏等采用针刺联合济生肾气丸加减以温肾健脾，利水消肿，总有效率为93.8%。[15]

16. 慢性前列腺炎 本病多因败精瘀浊或湿热下注，使精室被扰，精关不固，封藏失职所致，吕氏等予济生肾气丸加减。处方：炮附子、肉桂各9g，茯苓、泽泻、山茱萸、炒山药、车前子（包煎）、丹皮、川牛膝、熟地黄各15g。肝肾亏虚型加当归、鹿角胶；阳虚型加杜仲、菟丝子。每日1剂，水煎分2次服，总有效率为98.1%。[16]

17. 腰椎间盘突出症 腰椎间盘突出是临床中导致腰及下肢疼痛的最常见病因。李氏等将因肾气不足，寒湿痹阻经络所致的该类病证，在进行牵引推拿等系统保守治疗的同时，辅以济生肾气丸化裁治疗，以期达到补肾活血，温经通络，消肿止痛的作用。治疗20天后，疗效满意。[17]

18.膝关节骨性关节炎 本病多因肾虚髓亏，阳虚寒凝，痰瘀阻滞所致，张氏运用济生肾气丸温肾补阳，活血利水，消肿止痛。处方：附子5g，白茯苓、山茱萸、车前子、丹皮、川牛膝各10g，官桂3g，山药15g，泽泻、熟地黄各20g。偏肾精亏虚者，加鹿角片、龟甲各10g；偏寒湿痹阻者，加制川乌、制草乌各3g；偏痰瘀阻滞者，加白芥子、地龙各10g。每天1剂，水煎服，分早晚2次服用，7天为1个疗程，连续应用2~4个疗程。有效率96%。[18]

19.肾病综合征 本病以浮肿、乏力、蛋白尿、水肿为主症，多因脾肾气虚，湿浊停聚而致。肖氏用济生肾气丸为基础方随症加减。处方：山药、生黄芪、车前子各30g，熟地黄、山茱萸、当归、茯苓各15g，丹皮、泽泻、牛膝、桂枝各10g，附子6g，水煎服。水肿甚者加桑白皮、白茅根；腹胀纳差者加生苡仁、砂仁；大便干燥者加生大黄；肾阴虚阳亢者加知母、黄柏；神疲纳呆者加鹿角粉；面目红赤，痤疮者加五味消毒饮，总有效率94%。[19]

20.幼儿睾丸鞘膜积液 本病属中医的先天性水疝，多因先天禀赋不足，肾阳气化不利，清阳不升，浊阴不降，水液集聚于睾丸而发。魏氏等用济生肾气丸加减，温阳补肾，化气行水。处方：熟地黄、山茱萸、丹皮各5g，山药10g，泽泻、茯苓各7.5g，炮附子、官桂、车前子（包煎）、川牛膝、橘核、益智仁各5g。疗效满意。[20]

参考文献

[1] 刘春阳.济生肾气丸联合利尿剂治疗水肿临床分析[J].中国当代医药，2012，19（16）：108-110.

[2] 田利军，张会云，田静.济生肾气丸加减治疗特发性水肿50例疗效观察[J].河北中医，2010，32（11）：1662.

[3] 李丽萍，王延丰，阮亚伟.济生肾气丸加味治疗癃闭42例体会[J].中国乡村医药，2006（3）：53-54.

[4] 刘厚颖，李小维，袁戈，等.济生肾气丸加味治疗顺铂化疗后肾毒性36例[J].时珍国医国药，2010，21（8）：2091-2092.

[5] 董慧咏，董振咏.桂枝加附子汤加减合济生肾气丸治疗糖尿病性疼痛临床观察[J].河北中医，2008（5）：499-500.

[6] 姬淑萍，姬淑芃.济生肾气汤加味治疗肾积水62例[J].陕西中医，2005（8）：750.

[7] 郭庆贺，李大勋.济生肾气汤治疗口疮[J].辽宁中医杂志，1994（6）：268.

[8] 王跃进，王斐.济生肾气丸加减治疗中心性浆液性脉络膜视网膜病变158例临床观察[J].河北中医，2012，34（9）：1390-1398.

［9］刘振，陈荣.济生肾气丸方治疗心肾阳虚型舒张性心力衰竭疗效观察［J］.齐齐哈尔医学院学报，2011，32（20）：3299-3300.

［10］罗璟.济生肾气丸加减治疗慢性肾衰竭40例观察［J］.大家健康（学术版），2015，9（7）：27-28.

［11］刘英华，邓玉艳，伍德军.平胃散合济生肾气丸加减治疗慢性痛风性关节炎30例［J］.四川中医，2007（9）：50-51.

［12］胡孝荣，朱小刚，陈颖.济生肾气丸治疗临床期糖尿病肾病的临床研究［J］.四川中医，2005（7）：38-39.

［13］赵涛，王鹏飞，温旭，等.济生肾气丸治疗脾肾阳虚型慢性肾小球肾炎［J］.吉林中医药，2015，35（1）：30-33.

［14］周宝宽.泌尿系结石验案3则［J］.河南中医，2012，32（3）：372-373.

［15］杨茜，蔡永生.针刺联合济生肾气丸治疗糖尿病神经源性膀胱疗效观察［J］.上海针灸杂志，2016，35（10）：1210-1212.

［16］吕沛忠，韩韫慧.济生肾气丸治疗慢性前列腺炎53例［J］.山西中医，2003（6）：16.

［17］李武强，江开春，罗银伟，等.济生肾气汤化裁治疗腰椎间盘突出症86例［J］.河南中医，2010，30（8）：813.

［18］张大斛.济生肾气汤治疗膝骨关节炎80例疗效观察［J］.浙江中医杂志，2012，47（11）：813.

［19］肖长丁.济生肾气汤加减治疗肾病综合征68例［J］.陕西中医，1997（4）：149.

［20］魏庆国，张海波，倪玲.济生肾气丸（改汤剂）加味治疗先天性水疝临床体会［J］.中医药学报，1997（2）：23.

第四十六节　葛花解醒汤

【组成及用法】木香1.5g，陈皮4.5g，人参4.5g，猪苓4.5g，茯苓4.5g，炒神曲6g，泽泻6g，干姜6g，白术6g，青皮9g，白豆蔻15g，砂仁15g，葛花15g，上药研为细末。每服6g，温开水送服，日服2次。

【来源】《兰室秘藏》："论酒大热有毒，气味俱阳，乃无形之物也。若伤之，则止当发散，汗出则愈矣，此最妙法也。其次莫如利小便，二者乃上下分消其湿，何酒病之有？今之酒病者，往往服酒癥丸，大热之药下之，又有牵牛、大黄下之，是无形元气受病，反下有形阴血，乖误甚矣。酒性大热，已伤元气，而复重泻之；况亦损肾水真阴，及有形阴血俱为不足，如此则阴血愈虚，真水愈弱，阳毒之热大旺，反增其阴火，是谓元气消亡，七神何依？折人长命，虽不即死，而虚损之病成矣。《金匮要略》云：酒疸下之，久久为黑疸，慎不可犯此戒。不若令上下分消其湿，当以葛花解酲汤主之。"

【方解】本方具有分消酒湿，健脾理气之功效。方中葛花为君，甘寒芳香，长于解酒醒脾，其性轻清发散，能使酒湿从表而解。臣药神曲消食和胃，尤善消酒湿陈腐之积。豆蔻、砂仁理气开胃醒脾，除痞满，增食欲；茯苓、猪苓、泽泻渗湿止泻，引酒湿从小便而去；饮酒过多必损伤脾胃，故又以人参、白术补中健脾，干姜开胃止呕，温运化湿；木香、青皮、陈皮理气疏滞，以上共为佐药。诸药合用，酒湿得去，诸症自解。

【适应证】嗜酒中虚，湿伤脾胃证。症见眩晕呕吐，胸膈痞闷，食少体倦，小便不利，大便泄泻，舌苔腻，脉滑。现代临床常用于治疗醉酒。但本方功擅温脾胃、消酒积、利湿清热，在芳香化湿、淡渗利湿之中，又寓以温中健脾，故临床运用不必拘泥于酒积，亦可加减运用以治疗其他湿热为患之症，如胃脘痛、腹泻、眩晕、盗汗、水肿等。

【方歌】　　　　　　　葛花解酲香砂仁，二苓参术蔻青陈。

神曲干姜兼泽泻，温中利湿酒伤珍。

【临床应用】

1.**胃脘痛**　脾虚湿阻型胃脘痛，多因脾胃阳虚，寒自内生，或复感外寒，内伤生冷所致。湿为阴邪，非辛不散，非温不通。许氏运用葛花解酲汤加减3剂治疗该病，疗效显著。[1]

2.**盗汗**　平素伤酒，酒毒湿热上扰神明，心液外泻导致盗汗。症见酒后盗汗加重，浸衣湿被，伴面黄不泽，多梦，舌淡，苔薄腻，脉濡。吕氏用葛花解酲汤来分消酒湿，解毒健脾。处方：干葛根30g（代替葛花），茯苓15g，猪苓10g，泽泻15g，党参10g，焦白术10g，神曲10g，砂仁（后下）3g，青皮3g，淡干姜3g，广木香6g，白豆蔻（后下）5g，水煎服。2剂即瘥。服药期间，嘱患者戒酒以配合治疗。[2]

3.**水肿**　嗜酒过度，纳凉饮冷，损伤脾胃，致使三焦气化失司，湿邪壅于肌肤经络。贾氏针对此类水肿予葛花解酲汤，温中利湿，健脾行水。处方：葛根15g，木香15g，砂仁15g，猪苓20g，茯苓15g，党参15g，白术15g，木瓜15g，枳壳15g，水煎。服3剂后诸症悉减，浮肿明显消退。[3]

4.**瘾疹**　针对因酒湿动火生风导致的瘙痒、全身红疹等症，胡氏运用葛花解酲汤加减健脾燥湿，升阳祛风以解酒毒。处方：青皮、陈皮各5g，木香、人参、白术、茯苓、猪苓、泽泻、砂仁、白豆蔻、神曲、苦参各10g，葛根（代葛花）、白鲜皮、地肤子各15g，生甘草3g。每日1剂，分2次煎服。5剂而愈。[4]

5.**遗精**　胡氏认为因酒湿内壅化火，扰乱精室，精关不固所导致的梦遗滑精，可用葛花解醒汤加味来健脾化湿，坚阴泻火，宁心敛欲。处方：青皮、陈皮各5g，青木香、人参、白术、朱砂拌茯苓（每10g约含朱砂0.1g，下同）、猪苓、砂仁、白豆蔻、朱砂拌麦冬、神曲、葛根、知母、黄柏各10g，生甘草3g。5剂后睡眠安，遗精止。[4]

6.涎唾　酒湿内困，脾气不摄其精，故多涎不止。胡氏用葛花解醒汤以益气健脾，化湿收涎。伍益智仁温脾助运，以摄涎唾。处方：青皮、陈皮、干姜各5g，青木香、人参、白术、朱砂拌茯苓、猪苓、泽泻、砂仁、白豆蔻、朱砂拌麦冬、神曲、葛根各10g，生甘草3g，益智仁20g。服3剂后，口水明显减少。[4]

7.头痛　患者素体脾弱湿盛，又因酒湿化痰生风，风痰相结，上冲于头致头痛。予葛花解醒汤健脾助运以化痰，加藁本、蔓荆子、川芎、细辛以祛风止痛。处方：青皮、陈皮、干姜各5g，青木香、人参、白术、朱砂拌茯苓、猪苓、泽泻、砂仁、白豆蔻、朱砂拌麦冬、神曲、葛根、藁本、川芎、蔓荆子各10g，细辛、生甘草各3g，服药1剂，头痛顿解。[4]

8.急性酒精中毒　一次饮入过量酒精或酒类饮料引起中枢神经系统先兴奋后抑制的状态称为急性酒精中毒。中医认为此因饮酒过度，热毒积聚，湿热蕴结所致。症见不同程度的头晕、呕吐、言语含糊、昏迷，呼吸慢伴鼾声，血压下降，大小便失禁及抽搐。陈氏等在纳洛酮的基础上同时给予葛花解醒汤加味鼻饲或口服。处方：葛花15g，白豆蔻10g，砂仁6g，神曲15g，草果10g，高良姜6g，青皮15g，陈皮15g，茯苓15g，猪苓15g，泽泻10g，苦参15g，菊花10g，党参10g，白术15g，枳椇子10g，浓煎成100ml。较单纯西医治疗有更好的临床效果。[5]

9.酒精所致幻觉状态　饮酒无度，损伤脾胃，脾胃虚寒者从阴化寒，寒湿内阻，心窍被蒙，灵机混乱而产生大量幻觉；脾胃素有湿热者则从阳化热，湿热内盛，湿热携酒毒犯脑而情绪高涨，妄见妄闻，犯暴无知。丁氏予以葛花解醒汤加减，治疗12例患者均取得良好疗效。[6]

10.酒精中毒性阳痿　黄氏等认为素体脾肾两虚者，因大量饮酒，湿邪留滞所致的阳痿，可予葛花解醒汤加味以温脾胃，消酒毒，清利湿热，活血化瘀。中焦脾胃气盛，后天化源充足，气血畅通，阳事亦兴。[7]

11.饮酒后综合征　饮酒后综合征指患者在大量饮用白酒或啤酒后，于饮酒当日或次日出现恶心呕吐，泄泻，胸脘痞塞，腹部灼痛，心下悸，小便不利，眩晕头痛，昏蒙不清，纳食无味，舌苔白腻等。究其因，为酒性湿热，过量饮用使得湿热之邪留滞身体所致。赵氏运用葛花解醒汤加减，从温、消、利三方面着眼，开门逐寇，治疗饮酒后综合征有确切疗效。[8]

12.酒精性肝病 酒精性肝病在中医学中属"胁痛""积聚""黄疸""痰浊"等范畴。因酒具湿热二性，多饮则蕴积化毒，贼戕脏腑。李氏等予葛花解醒汤加减治疗，在降低乙醇含量、减轻肝脏损害、稳定肝细胞、减少肝细胞破坏及凋亡、阻止肝细胞脂肪变性、促进肝内脂质代谢等方面取得确切疗效。[9]

参考文献

[1] 许建丽.葛花解醒汤临床运用举隅 [J].湖北中医杂志，1999（6）：38.

[2] 吕刚.葛花解醒汤治验二则 [J].四川中医，1986（5）：12.

[3] 贾德新.葛花解醒汤治愈水肿一例 [J].内蒙古中医药，1986（1）：38.

[4] 胡臻.葛花解醒汤的临床运用 [J].安徽中医临床杂志，2000（3）：230.

[5] 陈萍，王淼，吴佳璇，等.葛花解醒汤对急性乙醇中毒治疗的效果观察 [J].中国临床研究，2014，27（6）：741-742.

[6] 丁瑛.葛花解醒汤加减治疗酒精所致幻觉12例 [J].浙江中医杂志，1995（6）：256-257.

[7] 黄细小，占钟达.葛花解醒汤治疗酒精中毒阳痿1例 [J].江西中医药，1997（2）：22.

[8] 赵健.葛花解醒汤加减治疗饮酒后综合征38例 [J].河北中医药学报，2004（2）：11.

[9] 李军，王镜辉，田梦源，等.加减葛花解醒汤治疗酒精性肝病44例的临床研究 [J].贵阳中医学院学报，2013，35（2）：75-77.

第四十七节　香砂六君丸

【**组成**】人参3g，茯苓6g，白术6g，甘草2g，陈皮2.5g，半夏3g，砂仁2.5g，木香2g。

【**来源**】《古今名医方论》："治气虚肿满，痰饮结聚，脾胃不和，变生诸证者。人参一钱，白术二钱，茯苓二钱，甘草十分，陈皮八分，半夏一钱，砂仁八分，木香七分，上生姜二钱，水煎服。"

【**方解**】本方具有益气健脾，行气化痰之功效。方以四君子汤为基础加减化裁而成，方中人参、白术、茯苓、炙甘草益气健脾，佐以陈皮、半夏和胃化湿，降逆止呕，伍以木香、砂仁疏通脾胃气滞，消胀散满，全方补气行气，用于脾虚气滞所致诸症。

【**适应证**】脾胃气虚，湿阻痰聚证。症见呕吐痞闷，嗳气食少或时吐清水，脘腹胀痛，或气虚肿满，大便溏泄，消瘦倦怠，舌淡，苔白腻，脉细无力。临床上常用于治疗慢性胃炎、胃及十二指肠溃疡等病。

【方歌】　　　　　四君子汤中和义，参术茯苓甘草比。

益以夏陈名六君，祛痰补气阳虚弭。

除却半夏名异功，或加香砂胃寒使。

【临床应用】

1.**腹泻**　腹泻属于中医学"泄泻"的范畴。针对脾胃不和，脾湿下注型腹泻，薛氏予香砂六君丸口服，每次12粒，1日3次，治疗1个月后症状明显缓解，治疗3个月后症状消失。[1]

2.**多寐**　指以时时欲睡，呼之即醒，醒后复睡为主要表现的疾患。脾虚湿困，清气不升，浊阴不降，浊阴蒙窍，诸阳不振为其病机。陈氏予香砂六君丸内外并治。每次内服9g，1日3次，饭前服用，每晚另取香砂六君丸3g研粉，睡前用蜂蜜调匀后贴敷于神阙穴，外用医用透气贴固定，次晨去除，连续治疗4周，疗效显著。[2]

3.**胃脘痛**　脾胃虚寒，湿阻中焦导致的胃脘痛，症见胃脘胀满或隐痛，食欲不振，嗳气，遇冷加重，舌淡，苔腻，脉弦细。李氏等予香砂六君丸祛湿和胃止痛，每天3次，每次6g，连续治疗1个月，疗效满意。[3]

4.**习惯性便秘**　洪氏认为脾胃虚弱，湿浊阻滞导致的便秘，可予香砂六君丸健脾燥湿，使脾胃之枢升降有司，清阳得升，浊阴自降，便秘则除。[4]

5.**十二指肠溃疡**　十二指肠溃疡是临床常见病，临床复发率较高，多因脾胃虚寒，痰湿阻滞气机所致，黄氏等予香砂六君丸健脾益气，温中散寒，行气化痰祛湿，对幽门螺杆菌的根除具有较强作用，能较好地预防十二指肠溃疡复发。[5]

6.**肝硬化腹水**　本病归属于"鼓胀"范畴。肝失疏泄，脾失健运，肾失气化导致水湿内停，可发为本病，李氏等采用香砂六君丸合加味胃苓汤治疗本病，总有效率93.75%。[6]

7.**胃炎**　脾胃气虚，痰湿气滞所致的胃炎，可症见脘腹胀闷，不思饮食，口干不欲饮，消瘦乏力，时有心悸头晕，舌质淡红，舌苔白厚，脉弦滑。薛氏予香砂六君丸口服以益气健脾，燥湿化痰，4周后症状全失。[1]

8.**咽炎**　因脾胃不和，气郁痰凝湿阻导致的急性咽炎，可症见声音嘶哑，咽部有异物感难以忍受，咳嗽有痰，色白，量不多，纳差倦怠，舌质淡红，舌苔白滑，脉弦。香砂六君丸口服，每次12粒，1日3次。治疗2周后症状明显缓解，治疗3周后症状消失。[1]

9.**糖尿病胃轻瘫**　本病以胃脘胀满，消化不良及恶心干呕为主要临床表现，部分伴有上腹部疼痛。糖尿病胃轻瘫属于非机械梗阻性胃动力障碍，其发生发展与机体自主神经功能紊乱关系密切。潘氏认为该病证属脾胃失和，湿浊阻塞，治疗应以香砂六君丸化湿降浊，和胃益脾，1周为1个疗程，治疗4个疗程，临床有效率达97.5%。[7]

参考文献

［1］薛自立.香砂六君丸临床应用举隅［J］.湖北中医杂志，2013，2（2）：58.

［2］陈勇达.香砂六君丸内外并治脾气虚弱型多寐24例［J］.浙江中医杂志，2017，52（2）：105.

［3］李红生，钭文忠.香砂六君丸治疗脾胃虚寒型慢性胃炎31例观察［J］.浙江中医杂志，2014，49（11）：807.

［4］洪鼎侨.香砂六君丸治疗习惯性便秘［J］.陕西中医，2001（1）：48.

［5］黄彬，林寿宁，谭伯强.香砂六君丸抗十二指肠溃疡复发66例［J］.辽宁中医学院学报，2000（3）：200-201.

［6］李晨，范尧夫，刘皓，等.香砂六君丸联合加味胃苓汤治疗肝硬化腹水临床研究［J］.中医学报，2014，29（12）：1809-1811.

［7］潘玉庆.香砂六君丸治疗糖尿病胃轻瘫疗效观察［J］.实用中医药杂志，2014，30（8）：696.

第四十八节　完带汤

【组成】白术（土炒）30g，山药（炒）30g，人参6g，白芍（酒炒）15g，车前子（酒炒）9g，苍术（制）9g，甘草3g，陈皮2g，黑芥穗2g，柴胡2g。

【来源】《傅青主女科》："夫白带乃湿盛而火衰，肝郁而气弱，则脾土受伤，湿土之气下陷，是以脾精不守，不能化荣血以为经水，反变成白滑之物，由阴门直下，欲自禁而不可得也。治法宜大补脾胃之气，稍佐以疏肝之品，使风木不闭塞于地中，则地气自升腾于天上，脾气健而湿气消，自无白带之患矣。方用完带汤。"

【方解】本方具有补脾疏肝，化湿止带之功效。方中重用白术、山药为君，意在补脾祛湿，使脾气健运，湿浊得消，山药并有固肾止带之功。人参补中益气，以助君药补脾；苍术燥湿运脾，以增祛湿化浊之力；白芍柔肝理脾，使肝木条达而脾土自强；车前子利湿清热，令湿浊从小便而出，共为臣药。陈皮理气燥湿，既可使补药补而不滞，又可行气以化湿；柴胡、芥穗之辛散，得白术则升发脾胃清阳，配白芍则疏肝解郁，为佐药。甘草调药和中为使药。诸药相配，使脾气健旺，肝气条达，清阳得升，湿浊得化，则带下自止。

【适应证】脾虚肝郁，湿浊带下证。症见带下色白，清稀如涕，面色㿠白，倦怠便溏，舌淡苔白，脉缓或濡弱。临床常用于阴道炎、宫颈糜烂、盆腔炎而属于脾虚肝郁，湿浊下注者。

【方歌】　　　　　　完带汤用二术陈，芍草车前山药参。

　　　　　　　　　　柴胡芥穗散风湿，化湿止带此方珍。

【临床应用】

1.带下病　脾气不升，运化无权，寒湿内阻，升降失司所致的带下病多缠绵，可症见带下量多、色白清稀、无臭味，面色萎黄，纳呆便溏，四肢困倦，腰酸乏力，任氏予完带汤加减治疗。处方：党参15g，苍术10g，炒白术30g，炒山药30g，柴胡5g，黑荆芥5g，炙甘草3g，陈皮6g，车前子10g，炒白芍10g，芡实30g，14剂而愈。[1]

2.湿浊头痛　脾失健运，湿浊上蒙清窍所致的头痛，常伴见头重，目眩，形体消瘦，面色萎黄，女性带下量多清稀。侯氏予完带汤加减，健脾燥湿，通窍止痛。处方：党参15g，炒白术30g，怀山药30g，柴胡3g，炒苡仁12g，炒荆芥3g，泽泻9g，炒白芍15g，苍术9g，椿根皮15g，赤、白石脂各9g，白芷9g。10剂后带下止，头痛未作。[2]

3.鼻鼽　脾虚失运，痰湿内生，致使肺气失于宣降。当患者症见鼻塞不通，鼻痒，喷嚏频作，流清涕，伴有头部昏蒙不清，疲倦乏力，少气懒言，胸闷，腹胀纳少，便溏，舌体胖大，舌质淡，苔白腻，脉沉弱时。马氏予完带汤加减，以益气升清，健脾祛湿，兼宣肺通窍。处方：炒白术15g，炒山药15g，红参10g，白芍10g，车前子10g，苍术10g，柴胡10g，陈皮10g，荆芥穗10g，甘草3g，桔梗10g，白芷10g，辛夷10g，生苡仁30g，厚朴10g。水煎服，每日1剂，14剂后诸症消失。[3]

4.溢乳症　因劳累过度，损伤脾土，脾失健运，气虚不固，清浊不分，精微经胃经循行之路出于乳房所致。症见双乳溢出白色或黄白色分泌物。马氏用完带汤加炙黄芪、防风、煅龙牡、炒白术、茯苓治之，服药21剂病证若失，再未复发。[3]

5.尿浊　脾虚湿蕴，湿浊流入膀胱则可致小便浑浊如米泔水，甚或从尿道排出棉絮状物，胀憋不适，伴纳少肢倦，口黏乏味，舌质淡红边有齿印，苔白腻，脉细缓。李氏予完带汤加减以补中健脾，渗化湿浊。处方：党参、炒白术、苍术各12g，车前子（包煎）、炒山药各15g，茯苓、萆薢、薏苡仁各30g，陈皮10g，荆芥、柴胡各6g，甘草3g。14剂后小便转清，余症悉除。[4]

6.小儿流涎　小儿脾胃虚寒，水湿不化，水液上溢则生该病。症见口中不自觉地频频流出唾液，擦之不尽，口周皮肤色白，纳呆，大便稀，手足不温，舌淡苔白，脉细弱。杨氏予完带汤加减，以益气健脾，祛湿止涎。处方：炒白术6g，山药6g，党参6g，白芍6g，车前子（包煎）6g，苍术6g，甘草3g，陈皮6g，黑荆芥3g，柴胡3g，炒扁豆10g，石榴皮2g，肉桂3g。8剂后病瘥。[5]

7.泄泻 脾胃虚弱，聚水成湿，积谷为滞，致脾胃升降失司，清浊不分，混杂而下，遂成泄泻。症见大便时溏时泻，日4~5次，食后则欲便，夹见不化之水谷，不思饮食，脘腹胀闷不舒，肠鸣辘辘，面色萎黄，体倦乏力，小腹冷痛，手足不温，舌淡苔白，脉细弱，杨氏予完带汤加味，以益气健脾，祛湿止泻。处方：炒白术30g，山药30g，党参10g，白芍15g，车前子（包煎）10g，苍术10g，甘草6g，陈皮10g，荆芥6g，柴胡6g，炒扁豆15g，吴茱萸6g，肉桂6g，木香6g。连服15剂，诸病皆除。[5]

8.阴汗 阴汗之名首见于《兰室秘藏》，是男科疾病常见症状之一。患者多以"阴囊潮湿"为主症就诊。究其原因多为脾虚生湿，湿阻气机，故见阴囊潮湿、腹泻、齿痕舌、苔白厚等症。陈氏等予完带汤加减以疏肝健脾化湿，疗效满意。[6]

9.脓耳 针对脾虚湿滞耳窍所致的耳流脓，周氏予完带汤加减以补气健脾利湿，解毒排脓。症见脓液清稀量多，伴有面色萎黄，食欲不振，倦怠乏力，大便溏薄，唇舌淡白，苔白滑，脉虚无力等症。处方：黄芪、土茯苓各25g，党参、炒白术、炒怀山药、车前子各15g，苍术、陈皮、柴胡各6g，白芍8g，炙甘草、炒芥穗各5g。17剂后症状消失，随访4年未复发。[7]

10.尿频 因肝郁脾虚，水湿内停，膀胱气化不利，开阖功能失司所致的尿频，管氏予完带汤加减，以疏肝健脾，通调水道。处方：炒白术、山药、党参、车前子各30g，泽泻、牛膝各15g，白芍、柴胡、甘草各10g。每日1剂，水煎服。16剂后小便如常。[8]

11.经期延长 因脾肾两虚，水湿下注，血不固涩所致的月经经期延长，李氏予完带汤为基础方进行加减治疗。处方：潞党参、白芍、车前子各15g，怀山药、炒白术各20g，苍术18g，柴胡、陈皮各9g，黑芥穗10g，甘草6g。若经色淡质清，面色萎黄，四肢无力，腰酸，带下多，舌质淡，脉濡滑，系脾肾两虚，加桑寄生、菟丝子、续断、阿胶、芡实、莲子、金樱子、乌贼骨、茜草炭、地榆炭；若经色暗，夹小瘀块，小腹坠胀，舌有瘀点，脉细滑微弦，为气虚有瘀，加益母草、赤芍、桂枝、炒艾叶、蒲黄炭、延胡索等；若经色红，时而量多，并口燥咽干，心烦口苦，腰腹症状不明显，舌红，脉细滑数，为阴虚血热，加生地、麦冬、丹皮、地骨皮、黄芩、芡实、莲子、益母草、炒藕节。4剂为1个疗程，治疗1~4个疗程，总有效率为94.6%。[9]

12.多寐　刘氏等治疗因脾虚湿阻，清阳不升所致的怠惰嗜卧，予完带汤加减以健脾益气，升阳除湿，1周即见明显疗效。[10]

13.细菌性阴道病　本病是由多种微生物（主要为厌氧菌）引起的无明显阴道黏膜炎症的临床综合征，其中脾虚湿盛型之主症为带下量多、色白或黄、质清稀或黏稠、面色萎黄、四肢不温、精神疲倦，次症为纳少便溏、两足浮肿、舌淡、苔白或腻、脉缓弱。王氏运用完带汤加减配合甲硝唑栓阴道上药，处方：白术20g，山药20g，党参15g，茯苓15g，白芍15g，薏苡仁30g，车前子10g，苍术10g，陈皮6g，黑芥穗9g，柴胡6g，甘草6g。疗效显著且复发率低。[11]

14.功能性子宫出血　因脾虚湿阻导致清阳不升、胞脉不约、经血淋漓不尽者，陈氏以完带汤益气健脾，疏肝化湿，升清摄血。处方：党参、仙鹤草各30g，白术、苍术、怀山药各15g，柴胡、白芍、陈皮、炒荆芥10g，甘草3g。服药半月，自然告愈。[12]

15.无症状蛋白尿　本病因脾虚湿阻，固摄无权，致清阳不升，精微随湿浊下注而发。陈氏以完带汤加减以益气健脾，化湿解郁，升清固摄。处方：党参、白茅根各30g，白术、苍术、怀山药、杭巴戟、白芍各15g，柴胡、车前子、陈皮各10g，甘草3g。调理2月余，尿检蛋白阴性，随访3月未见复发。[12]

16.小儿消化不良　小儿脾胃易虚，若失健运，则升清降浊功能失常，出现腹泻，不思饮食，形体消瘦等。陈氏予完带汤益气健脾，化湿止泻。处方：党参、怀山药各10g，白术、苍术、陈皮、神曲、茯苓、白芍各6g，柴胡、甘草各3g。6剂即见明显疗效。[12]

17.慢性结肠炎　本病因肝木乘脾，脾土失用，清阳不升，气机夹水湿下迫所致。症见黎明前腹中鸣响，脐腹疼痛必登厕排便，便黄质稀如水，口黏泛酸，形体消瘦，舌质淡，苔白略黄，脉弦缓。李氏予完带汤加减，抑木扶土，化湿止泻。处方：苍术、党参、陈皮各10g，白术、炒山药各15g，白芍12g，车前子（包煎）15g，扁豆花30，柴胡、防风、砂仁各6g，炙甘草3g，服用半月则诸症若失，随访年余未见复发。[4]

18.慢性疲劳综合征　本病为现代常见病，多因肝气郁结，脾虚湿阻所致。症见情绪不宁，精力不集中，健忘神恍，夜眠多梦，头昏，疲劳无力，肢体酸重，活动后即觉颈背肩肌肉酸痛，睡醒后上述症状不减轻。李氏予完带汤方加减，以疏肝健脾，化湿升阳。处方：苍术、白术、前胡、羌活、荆芥穗各6g，仙鹤草30g，甘草3g，服药3周，诸症悉除，随访1年无复发。[4]

19.术后创口不愈　因脾虚湿盛，肾阳不足致伤口久不愈合且流水渗液者，刘氏等予完带汤加减以健脾益气，升阳除湿。处方：苍术、车前子、白芍各10g，生白术30g，炒山药60g，党参12g，柴胡、荆芥炭、陈皮各3g，制附子15g，桂枝20g。服药2天后拆线，创口愈合良好，无渗液。[13]

20.肠易激综合征　本病是以肠胃功能失调为基础病理改变，以慢性或复发性腹痛、腹泻、便秘为主要症状的综合征，分为腹泻型、便秘型、混合型以及不定型。其中腹泻型属于脾虚湿阻且伴有肝郁者，杨氏予完带汤加减以健脾化湿，疏肝止泻，14天为1个疗程，治疗2个疗程后评定疗效发现总有效率达82%。[14]

21.带状疱疹后遗神经痛　本病证属脾气亏虚，因湿浊不运，蕴于肌肤，阻滞脉络而发。症见局部皮肤不肿不热，有酸胀感，纳谷不馨，食后上腹微胀，肢倦无力，舌质淡，苔白略厚，脉沉缓。李氏用完带汤加减，以益气健脾，化湿通络。处方：苍术10g，白术、党参各12g，炒山药、车前子、薏苡仁各15g，柴胡、桂枝、荆芥各6g，丝瓜络、橘络、陈皮、酒白芍、当归各10g，甘草3g，水煎服，每日1剂。7剂后胸胁部疼痛减轻，守方继服10剂后，疼痛告失。[15]

22.湿疹　本病因脾虚湿阻，湿郁化热，蕴于肌肤而致，李氏予完带汤加减以补中健脾，除湿清热。处方：苍术20g，党参、白术各12g，车前子、苦参、炒山药各15g，柴胡、牡丹皮、荆芥各6g，白鲜皮、陈皮、黄柏、全蝎、白芍各10g，甘草3g。服药26剂，症状全消，随访1年未见复发。若脾胃功能失调，水湿运化失司，湿浊下聚，侵及阴囊，可发为阴囊湿疹。症见阴囊处肤色暗红，有水疱和渗液，伴纳呆腹胀，大便溏稀，肢倦乏力，舌质淡，苔白腻，脉濡细无力。张氏予完带汤加减治疗，疗效满意。[15-16]

23.特发性膜性肾病　该病是我国原发性肾病综合征常见的病理类型，起病隐匿缓慢，临床表现轻重不一，多以水肿、蛋白尿等临床特征为主，因脾肾亏虚、水湿内停、湿热内蕴、瘀水互结而成。朱氏等在使用糖皮质激素标准疗程、环磷酰胺治疗的基础上，加服中药完带汤。处方：白术20g，苍术12g，党参16g，甘草6g，车前子30g，柴胡15g，白芍15g，山药30g，黑芥穗6g，杜仲10g，丹参30g，川芎15g，薏苡仁20g，虎杖15g，玉米须30g。水冲服，日1剂，分早晚2次分服。治疗组总有效率为83%。[17]

24.慢性盆腔炎　本病多因脾失健运，水湿不化，日久化热，湿热内结，气机阻滞，瘀血内生所致。多见白带异常，月经不调，腹痛，或腹部包块等症。杨氏以完带汤为基础方健脾化湿，并随症加减治疗慢性盆腔炎48例，总有效率94%。[18]

25.慢性宫颈炎　本病病理改变以宫颈糜烂为主，主要因急性宫颈炎或性疾病传播等原因所致。临床表现为白带增多，色白或色淡黄，同房后或有出血，部分患者自觉腰骶部疼痛或盆腔下坠。究其原因多为肝郁脾虚，脾失健运，水谷不化，湿浊下注，腐及宫颈肌肉而致。周氏用完带汤治疗，处方：白术、山药各30g，人参、车前子、苍术各10g，白芍15g，陈皮、黑芥穗、柴胡、甘草各6g。白带偏黄者加黄柏15g。每日1剂，早晚分煎。用药期间停用其他药物和疗法。连服3周后进行疗效评估，痊愈率为80%，好转率为20%，总有效率为100%。[19]

26.产后尿潴留 产后尿潴留属中医学"癃闭"范畴，多因产时失血耗气，肝脾不调，疏泄失常，水湿内停，膀胱气化不利，开阖功能失调所致。张氏予完带汤加减，以疏肝健脾，通调水道。服药后2小时可自行小便，但自解不尽。继服3天，每天1剂，诸症俱除，小便畅利。[20]

27.睾丸鞘膜积液 因脾失健运，水湿下溢，停留在睾丸鞘膜导致该病者，梁氏予完带汤加减，以健脾益气，升阳除湿。处方：白术、白芍、橘核、山药各6g，人参、车前子（包煎）、苍术、甘草、陈皮、柴胡、桂枝各3g，砂仁（后下）5g。兼有食滞纳呆，大便不调者加神曲、山楂、谷芽、莱菔子等；病程长者加小茴香。每天1剂，水煎分2次服。治疗32例，疗效满意。[21]

参考文献

［1］任利军.完带汤治疗妇科病症心得体会［J］.中国民间疗法，2013，21（12）：48–49.

［2］侯逸凤.完带汤的异病同治［J］.内蒙古中医药，2015，34（12）：31.

［3］马东.完带汤的异病同治体会［J］.中国民族民间医药，2015，24（17）：45.

［4］李龙骧.完带汤临床新用［J］.世界中医药，2010，5（3）：183–184.

［5］杨革英.完带汤临床应用举隅［J］.中国民间疗法，2011，19（8）：42.

［6］陈兴强，宋春生，赵家有.完带汤治疗男科疾病举隅［J］.北京中医药，2014，33（1）：60–61.

［7］周才琛.完带汤儿科临证举隅［J］.新中医，1991（3）：48–49.

［8］管荣朝，詹梅.完带汤治疗疑难病举隅［J］.四川中医，2008（1）：126.

［9］李文艳.完带汤治疗经期延长56例［J］.四川中医，2001（3）：55–56.

［10］刘兰英，刘卫滨，郭惠平，等.完带汤临床新用举隅［J］.山西中医，2009，25（11）：30.

［11］王秋梅.加味完带汤治疗脾虚湿盛型细菌性阴道病的临床观察［J］.北京中医药，2011，30（5）：384–385+393.

［12］陈炯，梁开发.梁开发完带汤临床新用举隅［J］.四川中医，2011，29（10）：18–19.

［13］刘兰英，刘卫滨，郭惠平，等.完带汤治疗创口久不愈合验案［J］.山西中医，2009，25（10）：6.

［14］杨文聪.完带汤治疗腹泻型肠易激综合征50例［J］.中医临床研究，2017，9（14）：72-73.

［15］李龙骧.完带汤治疗皮肤病举隅［J］.吉林中医药，2009，29（7）：612.

［16］张永全.完带汤新用［J］.河南中医，2007（10）：72.

［17］朱荣宽，郭建军，王新丽.完带汤治疗特发性膜性肾病30例［J］.光明中医，2017，32（10）：1447-1450.

［18］杨光华.完带汤加味治疗慢性盆腔炎48例［J］.四川中医，2001（5）：54-55.

［19］周耀湘.完带汤治疗慢性宫颈炎45例小结［J］.中医药导报，2007（3）：28-44.

［20］张平.完带汤新用［J］.新中医，2004（2）：68.

［21］梁将宏.完带汤加味治疗小儿睾丸鞘膜积液32例［J］.新中医，2001（10）：54-55.

第四十九节　　缩脾饮

【组成】缩砂仁、乌梅肉（净）、草果（煨，去皮）、甘草（炙）各12g，干葛（锉）、白扁豆（去皮，炒）各6g。

【来源】《太平惠民和剂局方》："缩脾饮解伏热，除烦渴，消暑毒，止吐利。霍乱之后服热药大多致烦躁者，并宜服之。"

【方解】本方用于温脾消暑，除烦止渴。方中砂仁辛温芳香，醒脾和胃，理气化湿，为君药。扁豆专清暑化湿；草果温脾燥湿，使湿去暑消；葛根既可解散暑热，又可鼓舞胃气上升而生津止渴；乌梅除热生津止渴，共为臣药。炙甘草健脾和中，以助脾运化，且又调和诸药，为佐使药。诸药合用，共奏清暑热，除烦渴，温脾止泻之功。

【适应证】暑热内伏，湿困脾胃证。症见呕吐泄泻，腹痛腹胀，泛泛欲呕，烦躁胸闷，口渴，酒食伤脾，伏热等。临床常用于治疗急性肠炎、急性胃炎、急性胃肠炎、夏季低热、疰夏、慢性肠炎、消化不良等病。

【方歌】　　　　缩脾饮用清暑气，砂仁草果乌梅暨。

　　　　　　　　甘草葛根扁豆加，吐泻烦渴温脾胃。

【临床应用】

1.小儿泄泻　针对脾虚湿困之小儿泄泻，何氏予缩脾饮以健脾燥湿，甘温补中，升发清阳，酸敛生液。处方：葛根（湿纸裹煨）9g，扁豆（炒微黄）15g，炙甘草3g，草果5g，砂仁5g，乌梅肉3g，炒白术12g，车前子（炒）9g。此为2岁小儿药量，每日1剂，水煎服。何氏认为，应用本方，炮制之法必须讲究，疗效方可保证。[1]

2.肠易激综合征　本病症见腹痛泄泻，伴脘痞胸闷，不思饮食；或伴有急躁，嗳气少食；或餐后即泻，夹有黏液；或水谷不化，黎明即泻。马氏等予加味缩脾饮，以扶阳运脾，升阳止泻。处方：白术20g，党参15g，熟附子（先煎）9g，干姜6g，葛根12g，砂仁（后下）8g，枳壳9g，炙甘草5g，炒扁豆20g，车前子15g，水煎服，日2次。总有效率93.1%。^[2]

参考文献

［1］何炎燊.加味缩脾饮［J］.中国社区医师，1990（2）：37.

［2］马新蕾，董明国.加味缩脾饮治疗腹泻型肠易激综合征疗效观察［J］.深圳中西医结合杂志，2015，25（16）：67-68.

第五十节　不换金正气散

【组成】厚朴（姜制）9g，广藿香9g，半夏（制）9g，苍术（米泔水漂）9g，陈皮（制）9g，甘草（蜜炙）9g，生姜3片，大枣2枚。

【米源】《太平惠民和剂局方》："不换金正气散治四时伤寒，瘴疫时气，头疼壮热，腰背拘急；五劳七伤，山岚瘴气，寒热往来，五膈气噎，咳嗽痰涎，行步喘乏；或霍乱吐泻，脏腑虚寒，下痢赤白，并宜服之。"

【方解】本方具有燥湿化痰，理气和中之功效，方中广藿香辛温芳香，化湿而醒脾，既驱散在表之邪，又化脾胃之湿滞，解内外之围；姜半夏燥湿理气；苍术辛苦性温，燥湿运脾之功甚强；厚朴燥湿行气除满；陈皮理气和胃，燥湿醒脾，助苍术、厚朴燥湿行气；甘草既补中益气，又调和诸药；煎煮时加生姜、大枣调和脾胃。全方燥湿与行气并用，使湿去而脾健，运化有权，且气机调畅，气畅则湿邪得化，共奏解表化湿和胃、健脾理气止泻之功。

【适应证】脾胃不和，痰湿中阻证。症见胸膈痞闷，寒热往来，霍乱吐泻。临床用于溃疡性结肠炎、腹泻型肠易激综合征等属脾胃失健，痰湿中阻证者。

【方歌】　　　　　和剂局方不换金，姜夏厚朴藿香陈。

　　　　　　　　　苍术大枣合甘草，健脾和胃此方珍。

【临床应用】

1.术后湿阻　手术损伤脉络，致正气亏虚，脾胃失健，运化失常，水湿停聚，从而出现体倦乏力、饮食无味、口淡苔腻等症。洪氏予不换金正气散加减。痊愈之显效率达82%，总有效率95%。^[1]

2. **口中异味** 因湿困中焦，心火亢甚，出现口中异味感。症见口苦，口中黏腻不爽，或有甜味，纳食无味，头身困重，易疲劳。小儿脾常不足，若饮食不节、喂养不当，则致使湿浊内生，上泛于口，产生口臭。王氏予不换金正气散加减，燥湿理气，渗湿运脾。处方：苍术5~10g，厚朴3~6g，陈皮3~5g，藿香5~10g，茯苓5~10g，薏苡仁10~20g，生甘草2~3g。每日1剂，每剂煎煮2次，将煎煮所得药液混合，早晚各服1次。28天为一疗程，症状改善优于服用双歧杆菌四联活菌片的对照组。[2-3]

3. **泄泻** 暑邪致病多夹湿邪，湿热蕴结胃肠，运化水谷精微之功能失常，发为泄泻。赵氏予不换金正气散加减以清化湿热，祛暑止呕，处方：炒苍术、白术、炒陈皮、藿香、茯苓、车前子（包煎）、金银花、生甘草各10g，厚朴6g，姜半夏12g，薏苡仁、炒扁豆各20g。水煎2次，共取汁500ml，分2次服。脱水重者口服盐水补液。加减：暑热甚者加六一散；腹胀或痛者加木香、青皮；尿少者加泽泻；呕吐者加砂仁、半夏；发热无汗者加香薷；有汗者加葛根；嗳腐吐酸者加山楂、神曲或麦芽。治疗期间以清淡饮食为主。治疗120例患者，疗效显著。婴幼儿急性泄泻多由脾常不足，运化失常，清浊相干，并走大肠所致。刘氏予不换金正气散加减，以芳香化湿，运脾和中。药用藿香、半夏、陈皮、苍术、厚朴、甘草。每日1剂，水煎服。加减：伤食泻加神曲，风寒泻加防风，湿热泻加野麻草。治疗71例，疗效满意。[4-5]

4. **骨折后脾胃功能下降** 骨折后因脉络受损，导致气滞血瘀，水湿内停，脾不运化，脾胃功能下降。症见倦怠乏力，口淡纳差，舌胖苔腻等中焦寒湿证候。宁氏予不换金正气散加减，健脾和胃，理气化湿。处方：苍术15g，厚朴18g，陈皮15g，法半夏12g，甘草15g，藿香15g，桃仁10g，红花10g。寒湿重者加干姜10g，白豆蔻10g；湿邪化热，口苦溲赤，苔黄腻者加黄连8g，黄芩10g，淡竹叶20g；脾虚湿甚，舌胖有齿痕，大便溏薄者加薏苡仁20g，茯苓15g，白术15g；满闷较重者加木香12g，枳壳12g；肢体肿胀甚者加防己12g，土鳖虫10g。水煎取汁450ml，每次服150ml，日3次，3日为1个疗程，共治疗2个疗程，总有效率90%。[6]

5. **梅尼埃病** 痰浊夹风上蒙清窍导致头晕目弦，耳鸣欲呕，视物旋转，胸闷心悸，舌苔白腻，脉弦滑等症。王氏予不换金正气散加减以祛湿化痰，息风健脾。处方：苍术、白术、厚朴、陈皮、半夏、藿香、天麻、蔓荆子、茯苓、石菖蒲、郁金各10g，代赭石（先煎）30g，甘草6g。14剂后症状大减，合香砂六君子与归脾汤善后。[7]

6. **慢性阻塞性肺疾病** 患者反复咳嗽咳痰20余年，动则气喘，痰多色白黏稠，咳时不爽，时有胸闷，恶心，舌红，苔白腻，脉滑数。证属痰浊壅肺，肺失宣降。王氏予不换金正气散合三子养亲汤加味，以化痰降逆，止咳平喘，治疗月余，诸症皆平，疗效满意。[7]

7. 溃疡性结肠炎 本病病机多为湿热内生，壅滞胃肠；或恣食生冷，寒伤中阳，大肠传导失司。症见持续或反复发作的腹泻、黏液脓血便，伴腹痛、里急后重和不同程度的全身症状。病程多在4~6周以上。白氏等予不换金正气散加减，解表化湿和胃，健脾理气止泻，处方：藿香15g，厚朴15g，炒苍术10g，陈皮15g，当归20g，川芎10g，姜半夏15g，炙甘草10g。大肠湿热者加忍冬藤、蚕沙、石菖蒲等，脾胃虚弱者加白术、党参等，脾肾阳虚者加续断、红曲等，肝郁脾虚者加白芍、柴胡等，气滞血瘀者加五灵脂、蒲黄等。每日1剂，煎煮时加生姜3片，大枣3枚，水煎取汁100ml，日2次，早饭前、晚饭后半小时温服。4周为一疗程，治疗总有效率为87%。[8]

8. 糖尿病 湿热阻滞中焦型糖尿病可见脘腹胀满，口干，少饮或口苦，肢体困重或乏力，舌红，苔黄腻，脉濡数。吴氏予不换金正气散加减治疗68例患者，处方：藿香12g，炒苍术12g，茯苓15g，川朴12g，枳壳12g，黄连6g，炒山栀12g，制半夏12g，陈皮6g。治愈率和总有效率分别为87%、70%。[9]

9. 慢性浅表性胃炎 该病因湿热内蕴所致。脾胃为湿所困，久之则中气不运，升降失司。症见上腹部不适或胀痛，恶心嗳气，纳差，身困乏力，上腹部有轻度压痛，舌苔厚腻或黄厚腻，脉象濡缓或滑数。陈氏予不换金正气散加减，以燥湿清热，行气运脾，消胀除痞。处方：苍术、法半夏各15g，厚朴、藿香各12g，陈皮、甘草各5g，蒲公英30g，黄连6g，柴胡7g，木香、砂仁（后下）、枳壳各10g。气虚加黄芪30g，白术、党参各15g；胃脘痛甚加延胡索、白芍各15g；阴虚加石斛、玉竹各15g；食积不消加神曲10g，麦芽12g；气滞加香附10g，郁金12g。日1剂。总有效率93%。[10]

10. 肠易激综合征 本病因肝郁脾虚湿困导致，症见腹痛、腹胀、腹泻或便溏，并随情志变化而症状加重或减轻。杨氏予不换金正气散加减，处方：藿香10g，苍术10g，厚朴10g，陈皮6g，法半夏10g，炒白术10g，茯苓15g，大腹皮15g，蒲公英15g，炒白芍10g，全当归10g，炙甘草5g。4周为1个疗程，连服2个疗程。总有效率87%。[11]

11. 小儿厌食 厌食为小儿常见病，其病多因喂养不当、他病伤脾、先天不足、情志失调等引起，导致脾失运化，胃纳失常，水湿内停。蔡氏予不换金正气散加减，健脾化湿，和胃宽中。处方：苍术6g，厚朴6g，藿香6~9g，山楂6~9g，神曲6~9g，莱菔子6~9g，陈皮6~9g，制半夏6g，茯苓6~9g，连翘6~9g，甘草3g。

用量根据年龄大小适当调整。伴腹胀或腹痛者加木香、白芍，恶心、呕吐者加旋覆花、代赭石，大便干结者加柏子仁、枳壳。每日1剂，水煎服，每剂煎2次，每次煎汁约50ml，煎好的药汁混合，早晚各1次空腹温服，治疗4周，总有效率为98.3%。[12]

参考文献

[1] 洪钱江.辨证治疗耳鼻喉术后湿阻[J].云南中医中药杂志，2001（1）：21.

[2] 杨晓琳.陈意教授治疗口中异味医案2则[J].福建中医药，2017，48（1）：49.

[3] 王明明.不换金正气散加减治疗小儿脾失健运型口臭症疗效观察[J].安徽中医药大学学报，2017，36（5）：26-29.

[4] 赵爱红.不换金正气散治疗泄泻120例[J].湖北中医杂志，2001（2）：33.

[5] 刘小鼎.不换金正气散加味治疗婴幼儿急性泄泻71例临床观察[J].福建中医药，2000（5）：14.

[6] 宁万兵.不换金正气散加减治疗骨折后脾胃功能下降90例[J].实用中医药杂志，2014，30（8）：727.

[7] 王雅珍.不换金正气散临床应用体会[J].实用中医药杂志，2004（8）：452-453.

[8] 白红，周建华.不换金正气散治疗溃疡性结肠炎31例[J].中国中医药现代远程教育，2016，14（18）：80-82.

[9] 吴春娥.从脾胃湿热论治68例糖尿病疗效观察[J].大家健康（学术版），2013，7（8）：37.

[10] 陈学荣.加味不换金正气散治疗慢性浅表性胃炎68例[J].实用中医药杂志，2002（10）：10-11.

[11] 杨有华.不换金正气散加减治疗肠易激综合征37例临床观察[J].海南医学，2006（11）：147.

[12] 蔡小媚.运脾和胃法治疗小儿厌食症60例[J].广西中医药，2014，37（4）：40-41.

第五十一节　木香顺气散

【组成】木香（另研）1.5g，砂仁1.5g，乌药3g，香附3g，青皮（去瓤）3g，陈皮3g，半夏（姜炒）3g，厚朴（姜炒）3g，枳壳（麸炒）3g，官桂0.9g，干姜0.9g，甘草0.9g。

【来源】《杂病源流犀烛》："凡人暴喜伤阳，暴怒伤阴，忧愁佛意，气多厥逆，皆能致中气之病，要惟忿怒为尤甚。说怒则气惟一往，有升无降，便觉痰涎壅塞，牙关紧闭，一时昏倒，不省人事，若以姜汤急灌之，立时可醒。既醒之后，随症调治，当无不痊。非若中风之病，猝难为之救治也（宜八味顺气散、木香顺气散）。"

【方解】疏肝解郁，行气化痰消聚。方中木香、青皮、香附能行气解郁，干姜、肉桂、乌药散寒，半夏燥湿，砂仁、枳壳、陈皮、厚朴理气和中，甘草调和方中诸药。

【适应证】肝郁气滞证。症见腹中气聚，攻窜胀痛，脘胁不适，舌红，苔白，脉弦。临床常用于治疗功能性消化不良、慢性胃炎、慢性肝炎等病。

【方歌】　　沈氏木香顺气散，青陈姜夏厚朴官。

香草砂仁壳乌药，化湿消胀此方全。

【临床应用】

1.顽固性呃逆　本病目前多采用镇静剂治疗，但疗效并不理想。容氏认为胃气上逆，痰湿内阻导致的呃逆不止，可予木香顺气散和胃降逆，化湿宽中。处方：木香、青皮、橘皮、枳壳、厚朴、乌药、香附、砂仁、川芎各10g，苍术15g，桂心、甘草各6g。每日1剂，疗程3~5天，疗效显著。[1]

2.功能性消化不良　该病证因肝郁乘土，脾气郁滞，升降失调，湿浊不化所致。临床表现为腹胀、早饱、嗳气、恶心等，症状至少持续4周以上。纤维内镜检查正常，排除糜烂、溃疡及肿瘤等病变。朴氏等予木香顺气散加减。处方：木香、青皮、川芎各10g，橘皮9g，甘草、砂仁各6g，厚朴、香附各15g，苍术12g，桂心1.5g，每日1剂，水煎取汁150ml，每日2次，4周为1个疗程。总有效率96.6%。[2]

3.小儿功能性腹痛　本病在儿童期相当常见，腹痛部位以脐周为主，多伴有恶心呕吐、厌食等，发作时间长短不一，可自行缓解，呈周期性，不影响小儿生长发育，少数严重者可影响正常活动。因寒伤中阳，致寒邪结于肠间，气滞痰阻，夏氏予木香顺气散加减治疗。处方：木香、青皮、陈皮、枳壳、厚朴、乌药各6g，干姜、肉桂各3g，白芍、延胡索各9g，甘草5g。随症加减：恶心呕吐加姜半夏、藿香各6g；厌食加谷芽、麦芽各15g，鸡内金6g；便秘加大黄6g。药物剂量根据患儿年龄、体质灵活掌握。每天1剂，水煎，分3次服。总有效率为98.3%。[3]

4.胃下垂　本病产生主要与膈肌悬吊力不足、膈胃及肝胃韧带松弛、腹内压下降、腹肌松弛等因素有关。马氏等将因脾失运化，胃失受纳，水谷停滞导致的纳呆、腹胀、便秘或腹泻与便秘交替、兼见各脏器虚损证候者，予人参养荣汤合木香顺气散加减，以补五脏虚损，理气化滞。治疗2~6个月，85%患者临床症状消失，X线钡餐检查胃小弯最低点较治疗前上升大于1~4cm。[4]

5.术后反流性食管炎　证属肝胃失调，气滞湿阻的食管贲门术后反流性食管炎，在临床上多表现为嗳气、反酸、胸痛、食后易呕吐等症状。戴氏予木香顺气散加减。处方：木香10g，青皮10g，橘皮10g，枳实壳各10g，苍白术各10g，香附10g，砂仁10g，乌药10g，川朴10g，甘草5g，生姜3片。7天为1个疗程，共4个疗程。有效率80.53%。[5]

参考文献

［1］容兆宇.木香顺气散治疗顽固性呃逆23例［J］.河南中医，1999（5）：52.

［2］朴基万，柴俊田.木香顺气散治疗功能性消化不良的临床观察［J］.中医药学报，2003（2）：36.

［3］夏玮.木香顺气散治疗小儿功能性腹痛56例［J］.新中医，2004（3）：56-57.

［4］马士轩，张秀梅.人参养荣汤合木香顺气散加减治疗胃下垂60例［J］.河北中医，2003（4）：290-291.

［5］戴扣城.中西医结合治疗术后反流性食管炎113例［J］.中国中西医结合外科杂志，2004（6）：55.

第五十二节　五积散

【组成及用法】白芷、川芎、炙甘草、茯苓、当归、肉桂、芍药、半夏各3g，陈皮、枳壳、麻黄各6g，苍术24g，干姜4g，桔梗12g，厚朴4g，上药若研为粗末煎时，入生姜3片，葱白3茎。

【来源】《太平惠民和剂局方》："五积散调中顺气，除风冷，化痰饮。治脾胃宿冷，腹胁胀痛，胸膈停痰，呕逆恶心；或外感风寒，内伤生冷，心腹痞闷，头目昏痛，肩背拘急，肢体怠惰，寒热往来，饮食不进，及妇人血气不调，心腹撮痛，经候不调，或闭不通，并宜服之。"

【方解】解表温里，顺气化痰，活血消积。本方为治寒、湿、气、血、痰五积而设，故而得名。方中麻黄、白芷、苍术发汗祛湿解表，干姜、肉桂温里祛寒，共为君药。厚朴、陈皮、半夏、茯苓燥湿健脾，理气化痰；当归、芍药、川芎养血和血，调经止痛；桔梗与枳壳同用，升降气机，消除痞满，共为佐药。炙甘草和中益气，调和诸药为使药。

【适应证】外感风寒，内伤生冷证。症见身热无汗，头痛身疼，项背拘急，胸满恶食，呕吐腹痛，妇女气血不和，心腹疼痛，月经不调等。

【方歌】
　　　　　　　五积散治五般积，麻黄苍芷芍归芎。

　　　　　　　枳桔桂姜甘茯朴，陈皮半夏加姜葱。

【临床应用】

1.冠心病 该病出现形体虚胖，面白唇暗，胸闷，时发胸痛，双下肢午后水肿，咳嗽，痰多色白，舌质紫暗，苔白腻，脉沉迟等症状时，证属心肾阳虚，痰浊闭阻。宋氏予五积散加减，处方：川芎、法半夏、桔梗、厚朴、枳壳、干姜各10g，茯苓、当归、陈皮、赤芍、附子（先煎）各15g，瓜蒌、丹参各30g，肉桂（后下）5g，炙甘草3g。水煎服，日1剂。8剂后，胸闷、胸痛、心悸均消失。[1]

2.重症支气管哮喘 证属肺脾肾亏虚，痰瘀胶结。症见面口青紫，张口抬肩，动则更甚，喉中痰鸣，痰出稍舒，痰稀为泡沫，大便溏，舌胖嫩有齿痕，脉沉细。张氏运用五积散随症加减治疗，随访1年未复发。[2]

3.小儿荨麻疹 本病因风邪侵袭（外因）或肠胃湿热（内因）使邪郁肌肤，阻塞毛窍，经气不能外泻透达，郁积而致。陈氏予五积散加味敷脐治疗，处方：银柴胡、川芎、当归、桃仁、红花、炒枳壳、乌梅、苍术、徐长卿、川朴、防风、蝉衣各12g，益母草30g，白芍15g，炙甘草6g。上药为散，适量醋调为膏状。神阙穴敷贴，1日1次，1周为1个疗程，总疗程为2周，随访3个月。总有效率87.5%。[3]

4.小儿再发性腹痛 本病以突发阵发性腹痛、脐周疼痛为主要临床特点，每月均有发生，至少连续3个月以上，为儿科常见病。针对证属脾胃虚弱、寒湿内蕴、饮食不节而发生的腹痛，盛氏均用五积散加减治疗，配伍喜用生麻黄，重用炒白芍。临床疗效满意。[4]

5.产后腹痛 本病因产后冲任虚寒，痰湿内生，血瘀气滞而致。产后症见小腹疼痛，痛引少腹，拒按，恶露量少，涩滞不畅，色紫暗有块，面色青白，四肢不温，舌质暗，苔白滑，脉弦细涩。吴氏予五积散加五灵脂、红花，温补冲任，理气散瘀。处方：炙麻黄6g，桂枝6g，白芍12g，炙甘草6g，当归15g，川芎6g，茯苓10g，陈皮9g，半夏6g，干姜6g，桔梗6g，苍术9g，川朴9g，五灵脂9g，红花9g，白芷9g。水煎服，3剂即愈。[5]

6.肩周炎 针对因风寒湿邪侵袭肩部，经脉拘急所导致的肩周炎，李氏等予五积散散寒祛风，补益气血，活血化瘀，温经通络。配合肩周医疗体操行气血，调阴阳，有效治疗肩关节周围炎，治愈率86.7%。[6]

7.腰痛 寒湿腰痛，兼见畏寒，苔白腻，脉浮紧者，潘氏予五积散加减，以活血通络，祛风除湿。处方：桂枝、茯苓、半夏各9g，白芷、枳壳、川朴、苍术各6g，麻黄3.6g，陈皮、干姜各4.5g，当归12g，川芎15g，桔梗、甘草各3g，服药2剂，诸症即减。[7]

8.膝痛 因外感风寒湿邪阻滞经络而致膝关节疼痛、怕冷，苔白，脉弦者，潘氏予五积散祛风散寒，通经止痛。处方：苍术、枳壳、陈皮、半夏、桔梗、川芎、白芍、白芷、川朴、桂枝各6g，茯苓、当归各9g，麻黄、淡干姜、甘草各3g，2剂后疼痛大减，只余微痛而酸，更换处方调理3剂而愈。[7]

9.关节腔积液 欧阳氏认为关节腔积液似中医学之痰湿流注关节，多为寒、湿、气、血、痰邪凝滞，或郁积化热所致。症见关节肿胀疼痛，屈伸不利，或有关节灼热，运用五积散加减治疗该病，疗效确切。[8]

10.痛风性关节炎 本病在中医学中称"痛风"，亦称之为"痛痹""历节""脚气"等。发作时多责之于寒、湿、痰浊瘀积，或郁而化热，气血壅滞。欧阳氏予五积散加减，以散寒除湿，行气活血，宣通透达，化痰泻浊。临床治验颇多。[8]

11.类风湿关节炎 本病多因禀赋不足，脏腑功能低下，外感风寒湿邪，诸邪郁结成痰，痰积日久成瘀所致。病理基础重在风、寒、湿、痰、瘀。该病活动期以实证为多，张氏予五积散加减，祛风散寒，化痰除湿，祛瘀通络。处方：麻黄、苍术、当归、川芎、枳壳、白芷、桂枝、厚朴各10g，干姜8g，茯苓、白芍、桔梗、法半夏各12g，陈皮、甘草各6g。随症加减，寒盛者加川乌、附子各10g；风重者加乌梢蛇10g，蜈蚣1条；偏湿热者去麻黄、桂枝，加黄柏、知母各10g；伴肾虚者加杜仲12g，续断15g，桑寄生10g；上肢痛为主者加姜黄、桑枝各10g；下肢痛为主者加牛膝15g，木瓜12g。水煎服，每天1剂，总有效率90.7%。[9]

12.坐骨神经痛 以下肢冷痛为特点，证属寒湿瘀血阻滞者，戴氏运用五积散加减进行治疗。其中冷痛剧者加川乌15g，细辛5g；痛如针刺者加鸡血藤15g，五灵脂10g；重着不移者加薏苡仁30g，木瓜15g；痛时患肢灼热，舌红，脉数者去麻黄、桂枝、干姜，加黄柏9g，知母15g；肌肉萎缩者加川牛膝15g，独活12g，杜仲15g。治疗60例，显效（自觉症状及体征消失，停药观察1年未复发）48例，有效（症状体征消失，停药后1年内有复发）7例，无效5例。[10]

13.下肢静脉曲张 本病属中医学"筋瘤"范畴，其中证实者，属寒、湿、气、血、痰、瘀阻滞，表现为下肢皮肤黑色沉着，足冷畏寒，舌淡红，苔白腻，脉沉。欧阳氏予五积散加减，散寒除湿消肿，活血理气消胀，疗效显著。[8]

14.胃肠型感冒 本病因暑湿内侵，卫表郁遏，肠胃失和而致，症见畏寒发热，神疲乏力，四肢酸痛，头昏且痛，泛泛欲吐，饮食不思，脘痛作胀，大便稀，小便短少，舌苔白腻，脉象细滑。汪氏予五积散合鸡苏散加减以祛暑化湿，调中运脾。服药3剂，诸症全除，病变向愈。[11]

14.急性胃肠炎 本病因外感风寒，内伤生冷，困遏脾阳而致，症见腹痛肠鸣，恶心呕吐，便泻如水，伴恶寒发热，无汗，头痛肢重，舌淡，苔白腻，脉浮。宋氏予五积散加减，以解表化湿，温中散寒，理气和胃。2剂而愈，诸症悉除。[1]

15. 慢性肠炎　因风寒外束，腠理闭塞，或内伤生冷，脾阳不运，以致痰湿内停，气血不和，寒凝气滞者，可症见腹痛、腹泻及消化不良。李氏等予五积散加减治疗，总有效率87.5%。[12]

16. 急性肾炎　属于中医学"风水肿"范畴，因寒湿内侵，肺失通调，脾失传输，水湿内停而致。症见眼睑浮肿，继则出现两下肢肿胀，体倦乏力，畏寒怕冷，无汗，小便量少，苔薄腻，脉沉细。汪氏予五积散加减以祛风散寒，宣肺行水。处方：炙麻黄5g，杏仁10g，白芷6g，猪、茯苓各12g，泽泻15g，浮萍草12g，桂枝6g，大腹皮10g，六月雪、荔枝草各15g，白茅根、竹叶各12g，甘草3g，疗效满意。[11]

17. 慢性盆腔炎　本病因湿、气、血、痰等诸积夹杂所致。症见有不同程度的下腹坠胀疼痛、腰骶部酸痛、白带增多、痛经等，常在过劳、月经前后及性交后加重。肖氏予五积散加减，处方：白芷10g，川芎10g，炙甘草10g，茯苓10g，当归10g，肉桂10g，白芍10g，半夏10g，陈皮10g，枳壳10g，苍术10g，厚朴10g，干姜3g，水煎服。伴痛经者，经期服上药时，加益母草9g，蒲黄10g，五灵脂10g；带下量多者加芡实10g。10天为1个疗程，治疗3个疗程，总有效率92.5%。[13]

18. 输卵管阻塞性不孕症　黄氏等认为瘀阻胞脉是本病的核心病机，痰、湿、寒、瘀、气互为因果，最终导致胞脉闭阻，不能摄精为孕，故予五积散加减以燥湿化痰，活血通络。组成：苍术15g，厚朴10g，白芷10g，姜半夏10g，陈皮10g，茯苓15g，当归10g，川芎10g，赤芍15g，甘草6g，地龙15g，皂角刺6g，枳实10g，莪术10g，延胡索10g，肉桂6g。肝郁者加香附10g，柴胡8g；气虚者加黄芪15g，红参6g；阳虚者加淫羊藿10g，巴戟天10g。药物剂量视患者症状轻重酌情调整。于月经干净后开始服药，每日1剂，水煎煮日2次内服，并予药渣外敷脐或小腹，连续治疗3个月，32%的患者于1年内妊娠。[14]

19. 产褥热　该病因产后多虚多瘀，阳衰阴盛，寒邪外袭，湿瘀阻滞所致。症见发热、恶寒，头痛及四肢关节疼痛，神疲嗜睡，面色苍白，四肢微冷，舌质淡，苔薄白，脉微细。吴氏予五积散（肉桂易桂枝）加减，解表温里，扶正祛邪。水煎服4剂，诸症悉除。[5]

20. 慢性前列腺炎　任氏认为五积散之处方能调理整体气机的升降出入，不仅散化寒、湿、气、血、痰五邪之郁积，而且对表里内外、脏腑经络之积聚伏邪皆可搜剔祛除。慢性前列腺炎证属寒湿痹阻者可予五积散散寒祛湿，理气止痛。处方：炙麻黄、桂枝各5g，苍术、厚朴、陈皮、法半夏、茯苓、皂角刺、当归、白芍、石菖蒲、焦槟榔、草果各10g，醋柴胡、枳壳、桔梗、干姜、炙甘草各6g，蜈蚣1条。每日1剂，水煎150ml，早晚分服。服21剂后，诸症基本痊愈。[15]

21. 阳痿　因感受寒湿之邪，久而化热，寒湿与湿热阻于精室，从而导致阳痿。任氏予五积散加味：生麻黄8g，桂枝、苍术、厚朴、当归、陈皮、枳壳、茯苓各10g，川芎、白芷、干姜、炙甘草各6g，伸筋草15g，蜈蚣1条。每日1剂，水煎服，连服10余剂，诸症痊愈。[15]

参考文献

[1] 宋溶陵.五积散新用4则[J].国医论坛，2000（3）：25.

[2] 张炯.五积散加减治疗小儿顽疾四则[J].陕西中医，1990（4）：170-172.

[3] 陈分乔，王根民.五积散加味敷脐联合西药治疗小儿荨麻疹疗效观察[J].四川中医，2005（8）：86.

[4] 王其莉.盛丽先教授运用五积散治疗小儿再发性腹痛经验[J].中医儿科杂志，2015，11（2）：8-9.

[5] 吴德斌.五积散治产后三症[J].光明中医，1998（3）：31-32.

[6] 李远，金晓东，王德瑜，等.五积散配合医疗体操治疗肩周炎临床观察[J].中医药临床杂志，2013，25（2）：123-124.

[7] 阮玉东.潘梅月老中医应用五积散的经验[J].浙江中医学院学报，1980（3）：20-21.

[8] 方艳琳.欧阳新主任医师运用五积散经验介绍[J].新中医，2011，43（9）：142-143.

[9] 张登科.五积散治疗类风湿性关节炎活动期43例临床观察[J].新中医，2010，42（10）：24-25.

[10] 戴建林.五积散治疗坐骨神经痛六十例[J].湖北中医杂志，1985（5）：22-23.

[11] 汪悦.五积散的临床运用[J].南京中医药大学学报，1995（5）：17-18.

[12] 李建强，蔡行平.五积散加减治疗慢性肠炎[J].浙江中西医结合杂志，2009，19（8）：505-506.

[13] 肖元玲，郑晶.五积散化裁治疗慢性盆腔炎80例[J].吉林中医药，2002（1）：27.

[14] 黄雯晖，郑秀霞.五积散加减方治疗痰湿瘀阻型输卵管阻塞性不孕症62例[J].福建中医药，2016，47（4）：29-30.

[15] 任鑫.五积散与男性疾病[J].实用中医内科杂志，2013，27（11）：74-75.

第五十三节　启膈散

【组成】沙参9g，丹参9g，茯苓3g，川贝母（去心）4.5g，郁金1.5g，砂仁壳1.2g，荷叶蒂2个，杵头糠1.5g。

【来源】《医学心悟》："凡噎膈症，不出胃脘干槁四字。槁在上脘者，水饮可行，食物难入。槁在下脘者，食虽可入，久而复出。夫胃既槁矣，而复以燥药投之，不愈益其燥乎？是以大、小半夏汤，在噎膈门为禁剂。予尝用启膈散开关，更佐以四君子汤调理脾胃。挟郁者，则用逍遥散主之。"

【方解】本方具有润燥化痰，解郁降逆的功效。方中沙参滋阴润燥，清泻肺胃；川贝母甘苦微寒，润肺化痰，泻热散结，共为君药。茯苓甘淡，甘能补脾和中，淡能渗湿化痰；砂仁壳气味清淡，行气开胃，醒脾消食；郁金辛苦性寒，芳香宣达，为血中之气药，故能行气解郁，破瘀凉血，且能清心解郁；丹参味苦微寒，入心、肝二经，有活血祛瘀，清心除烦之效。以上诸药共奏利气开郁，活血化痰之功，合为臣药。荷叶蒂苦平，用以醒脾和胃，宣发脾胃之气；杵头糠甘辛性平，开胃下气，消磨积块，二药共为佐使。

【适应证】噎膈证。症见有咽下梗塞感，食入即吐，或朝食暮吐，胃脘胀痛，舌绛少津，大便干结。

【方歌】　　　　启膈散中用郁金，茯苓川贝丹沙参。

　　　　　　　　杵头糠荷砂仁壳，噎膈痰结此方珍。

【临床应用】

1.梅核气　梅核气是临床常见病证，表现为咽中如有物堵塞，吐之不出，咽之不下等症。多为情志不畅，肝郁乘脾，脾失健运，生湿聚痰，痰气郁结而致。李氏用启膈散加减治疗梅核气患者32例，方用沙参30g，郁金10g，砂仁6g，沙参10g，川贝母10g，茯苓10g，荷叶10g。有痰者可加陈皮、半夏、瓜蒌；两胁满者可加香附、枳壳、代赭石、厚朴；咽痒者可加蝉蜕、地龙；咽痛者可加桔梗、牛蒡子；反酸者可加乌贼骨、浙贝母。水煎服，2个月为1个疗程，总有效率达87.5%。[1]

2.呃逆　李鲤教授认为肝郁气结，湿聚成痰，痰浊阻于中焦为胃热蒸腾上逆所致呃逆之病机。症见呃逆频频，痞满隐痛，泛酸烧心，口干咽燥，纳少，眠差，大便干，小便黄，乏力，舌质暗红，苔薄腻略黄，脉沉弦滑。可用保和丸合启膈散加减，以开郁散滞，和中化痰，润燥化瘀。[2]

3.胸痛　李氏认为本病病机总属本虚标实，虚为阴阳气血亏虚，实为阴寒、痰浊、血瘀交互为患，从而导致无明显原因的胸痛。症见胸闷，胸痛，呼吸不畅，咳嗽，咳痰，口咸，乏力，饮食正常，舌淡，薄白，脉虚细。治宜启膈散和六味地黄加减以补肾纳气，解郁化痰开结。方用山茱萸12g，山药12g，熟地10g，泽泻9g，茯苓9g，琥珀6g，丹参15g，沙参10g，薤白10g。服药3剂，胸闷、胸痛、气短症状基本消失。再服3剂，基本痊愈。[3]

4.郁证　该病由肝郁化火，厥气上冲，津液耗伤，痰瘀交阻所致。症见胸闷，心悸，口干咽燥，食道部似有物阻塞，每日2~3次出现胸腔内灼热感，面部烘热，汗出，胃脘痞塞，嗳气，舌淡，苔薄黄，脉细，发热时脉浮数。可用启膈散加减，处方：沙参10g，琥珀6g，丹参10g，竹茹10g，茯神10g，贝母10g，百合15g，牡蛎30g，郁金10g，酸枣仁12g，炙甘草6g，素馨花9g，浮小麦20g，白芍30g，石决明20g，服药20余剂，症状基本消失。[3]

5.噎证 属于临床常见病。承氏选取症状主要为吞咽哽噎疼痛、胸膈痞满，证属痰气交阻、闭塞胸膈的患者38例，用启膈散为主方治疗，并加瓜蒌皮、青皮增强行气化瘀之力。口干，大便干结，舌红加玄参、石斛、麦冬、玉竹、天花粉；胸脘灼痛加川连、黄芩、知母；嗳气加绿萼梅、枇杷叶、沉香；呕吐加半夏、竹茹；情绪焦虑，夜寝不酣加柏子仁、酸枣仁、炙远志；经久不愈或夹血瘀症状加桃仁、当归。治愈（临床症状消失）24例，显效（临床症状明显改善）4例。[4]

6.痞满 症见脘腹部饱胀不适，证属痰气阻于中焦，脾胃气机不畅者，陈氏运用启膈散进行加减，处方：沙参、茯苓、郁金各15g，荷叶蒂2个，枳壳、丹参、半夏、川芎、黄芩各10g，苍术、栀子、川贝母各6g，柴胡7g，砂仁壳、杵头糠各3g，10剂而愈。[5]

7.胃柿石 属空腹食用柿子所导致的胃脘部胀满疼痛疾病。食积不化，痰瘀交阻，蕴结于胃，治宜化积理气，活血散结。陈氏用启膈散加味治疗：沙参、郁金、鸡内金、白术、焦三仙各15g，丹参20g，莪术、枳实、厚朴、半夏、茯苓各10g，川贝母5g，杵头糠、砂仁壳各3g，荷叶蒂2个，3剂，水煎服，每日1剂，1周痊愈。[5]

8.反流性食管炎 属于中医学"噎膈""吞酸"等范畴。证属痰气郁结兼有阴液耗伤者，黄氏给予启膈散合半夏泻心汤加减治疗。方用姜半夏10g，党参15g，黄芩9g，甘草3g，黄连9g，干姜9g，大枣5枚，郁金10g，沙参10g，丹参10g，砂仁9g，荷叶2个，杵头糠2g，川贝母5g。每日1剂，煎取汁，分2次服。肝胃不和加柴胡、白芍，脾虚气滞加延胡索、川楝子，肝郁化热加柴胡、白芍、丹皮、栀子，治疗总有效率为93.75%，疗效满意。[6]

9.放射性食管炎 是胸部恶性肿瘤患者放疗常见并发症之一，使患者进食困难，生活质量下降，并使疗程中断，甚至死亡，严重影响放疗的进程和疗效。许氏等认为该病乃热毒伤阴，痰气瘀阻所致，可运用启膈散加减治疗，方用郁金10g，北沙参20g，丹参15g，川贝10g，荷叶10g，茯苓15g，砂仁6g，浮小麦10g，生甘草5g。嗳气呕吐者加旋覆花、代赭石、竹茹；泛吐痰涎甚多者加法半夏、陈皮；心烦口干者加山豆根、栀子、蒲公英。每日1剂，每剂煎2次共取汁300ml，早晚徐徐含咽，连续服用4~7周，能有效推迟食管炎的发生时间并减少症状持续时间。[7]

10.非糜烂性反流病 指食管酸反流引起胃食管反流病典型症状大于3个月，而内镜下无食管炎表现的疾病。典型表现为反酸，烧心，胸痛。王氏等认为该病是因肝郁化火，伤阴生痰，痰气互结所致，故给予启膈散加减治疗。处方：沙参10g，茯苓15g，丹参15g，川贝母10g，郁金15g，砂仁6g，荷叶10g，浮小麦6g。随症加减：胸闷者加瓜蒌15g，枳壳10g；嗳气者加旋覆花10g；反酸严重者加乌贼骨30g。每日1剂，水煎服，早晚分服，每次150ml，疗程1个月，能有效缓解该病患者的临床症状。[8]

11.慢性咽炎 属中医"梅核气"范畴，多因气郁伤肝，肝气上犯与湿痰相结于咽喉部，阻滞络脉，郁久化热而成。杨氏用启膈散加味治疗该病，处方：沙参20g，丹参30g，茯苓20g，杵头糠10g，浙贝母20g，郁金15g，砂仁壳10g，荷叶蒂7枚。加减：咽痛充血者加桔梗20g，山豆根15g，射干15g；胸闷胁痛者加香附15g，厚朴15g，枳壳30g，苏叶10g；咯痰多者加制南星15g，半夏15g，海浮石20g。每日1剂，水煎分早晚温服。总有效率为98.4%。[9]

12.巴瑞特食管 是指食管的复层鳞状上皮被化生的柱状上皮所替代的一种病理现象，已被公认为是一种癌前状态。陈氏予以自拟四逆启膈散加减治疗，处方：柴胡、白芍、郁金各10g，北沙参、威灵仙各20g，丹参、茯苓、凤仙子、石见穿、浙贝母各15g，砂仁、枳壳、甘草各6g，荷叶5g，麦芽30g。烧心加黄连，痛加瓜蒌子，返酸加瓦楞子。每日1剂，煎分2次服。治疗总有效率93.5%，临床疗效可靠。[10]

参考文献

[1] 李静.启膈散治疗梅核气32例[J].天津中医学院学报，2003（4）：58.

[2] 吴秋影，常学辉.李鲤教授治疗呃逆临床经验[J].中国中医药现代远程教育，2015，13（20）：25-26.

[3] 李殿成.启膈散方刍议[J].中医研究，2017，30（3）：53-57.

[4] 承伯钢.启膈散加味治疗噎证[J].江西中医药，1988（5）：29.

[5] 陈卫.启膈散临证举隅[J].陕西中医，2010，31（11）：1539-1540.

[6] 黄方正.启膈散合半夏泻心汤治疗反流性食管炎64例疗效观察[J].光明中医，2016，31（23）：3461-3462.

[7] 许利纯，邹彩亮.启膈散加减防治放射性食管炎临床观察[J].中国中医症，2010，19（6）：929-930.

[8] 王晓炜，王丹，魏品康.启膈散加减治疗非糜烂性反流病32例[J].中国中医药信息杂志，2010，17（2）：63-64.

[9] 杨修策.启膈散加味治疗慢性咽炎62例[J].国医论坛，2003（1）：19.

[10] 陈小弟.自拟四逆启膈散加减治疗巴瑞特食管31例[J].浙江中医杂志，2017，52（3）：183.

第五十四节　鸡鸣散

【组成】槟榔7枚，陈皮、木瓜各30g，吴茱萸6g，桔梗15g，生姜（和皮）15g，紫苏叶9g。

【来源】《类编朱氏集验医方》："治脚气第一支药，不问男女皆可服。如人感风湿，流注脚足，痛不可忍，用索悬吊，叫声不绝，筋脉肿大。"

【方解】方中槟榔质重下达，行气逐湿为君；木瓜化湿通络，陈皮理气燥湿为臣；紫苏叶、桔梗宣通气机，吴茱萸、生姜温散寒邪并为佐。诸药相合，祛湿化浊宣通，以散邪行气开壅。但总以宣通为要，适用于湿脚气而偏寒者。

【适应证】行气降浊，化湿通络。治湿脚气，足胫肿重无力，行动不便，麻木冷痛，或挛急上冲，甚则胸闷泛恶者。

【方歌】　　　　　　鸡鸣散治脚气方，苏叶吴萸桔梗姜。

　　　　　　　　　木瓜陈皮槟榔入，浮肿脚气效力彰。

【临床应用】

1.特发性水肿　又称周期性水肿、水潴留性肥胖，为功能性疾病，多与内分泌失调有关，临床多见于女性。临床表现主要为腹胀伴有眼睑、面部、双手及下肢水肿，以下肢水肿多见。陈氏等认为本病本属肺脾肾三脏亏虚，标为湿邪流注，故晨予鸡鸣散：紫苏叶10g，吴茱萸5g，槟榔10g，木瓜10g，桔梗10g，橘皮10g，茯苓20g，打散，用生姜煮水冲服或将上药加生姜10g煮开5分钟即可。晚服金匮肾气丸（同仁堂成药）。近期疗效（服药1个月）及远期疗效（服药后6个月或12个月）均优于使用双氧克尿噻等西药的对照组。[1]

2.五更泻　朱氏用鸡鸣散合四神丸治疗脾虚湿盛所致的五更泻，处方：槟榔、土炒白术各12g，陈皮、木瓜、防风各9g，吴茱萸、防风、白芍、生姜、紫苏各6g。腹痛重用白芍，加乌药；久泻加升麻；气虚加黄芪；偏湿盛加薏苡仁；泻下次数多加苍术。文火煎2遍，于五更时分服，治愈率87%，总有效率97%。[2]

3.寒湿性荨麻疹　牛氏认为风寒湿邪滞于肌肤，使营卫不和致荨麻疹，偶发者可用荆防败毒散之类，反复发作者则可运用鸡鸣散加减治疗。处方：苏叶、高良姜、橘红、吴茱萸、附子、桂枝各15g，木瓜30g，桔梗24g，槟榔24g。服药4剂后，诸症痊愈。[3]

4.湿性脚气　脚气病即维生素 B_1 缺乏病，临床上可分为干脚气（干型，以对称性多发性周围神经炎为主）、湿脚气（湿型，以水肿为主）及混合型3型。湿脚气系寒湿之邪下着两足所致，临床多表现为足胫肿重无力，麻木冷痛，严重者亦致心脏病变，初起心悸、气促，甚至有心包、胸腔积液，可发生右心衰竭，甚至全心衰。王氏运用鸡鸣散加减治疗湿脚气21例，临床效果满意。处方：槟榔15g，陈皮、木瓜各12g，吴茱萸、紫苏叶各3g，桔梗、生姜各5g。若气虚者加党参15g，炙黄芪20g；腰酸痛者加续断、桑寄生、菟丝子各10g；寒湿较重者加附子15g，肉桂6g；表证明显者加桂枝、防风各9g；心悸胸闷者加瓜蒌12g，薤白9g。[4]

5.类风湿关节炎　属中医"骨痹""顽痹""历节风"范畴，多因风寒湿邪侵袭，入里化热，流注经络关节，阻碍气血运行所致。房氏运用鸡鸣散加味，处方：苏叶6g，吴茱萸6g，桔梗9g，生姜10g，木瓜12g，槟榔15g，陈皮10g，豨莶草20g，首乌藤30g，服药12剂后，患者肿痛尽退，复查血沉10mm/h，类风湿因子转阴。诸病告愈。[5]

6.膝关节炎　是中老年常见的骨关节病，属于中医的"痹证"范畴，多由肝肾亏虚，外感风寒湿邪导致。气血运行不畅，久而经络痹阻，不通则痛。秦氏等采用鸡鸣散合四神煎加味治疗膝关节炎66例，处方：苏叶10g，吴茱萸6g，生姜30g，木瓜10g，陈皮15g，槟榔10g，黄芪30g，石斛15g，金银花20g，远志10g，牛膝15g，骨碎补15g，独活10g，秦艽10g，土鳖虫10g。疼痛甚者加白芷、延胡索；寒甚者加附子、细辛；湿盛者加薏苡仁，痹证日久兼有气血不足及肝肾亏虚症状者，加人参、鸡血藤、女贞子。日1剂分3次服。10剂为1个疗程。药渣则拌醋蒸热敷患膝处。连续观察2个疗程，总有效率90.9%。[6]

7.不宁腿综合征　本病病因不明，可能与遗传因素、代谢障碍及代谢产物的蓄积有关，西医无特效药物治疗。康氏等临床观察认为，本病的发生与湿邪有关。其在临床中采用鸡鸣散加味治疗不宁腿综合征30例，总有效率93.3%，疗效满意。[7]

8.糖尿病合并末梢神经炎　早期症状多表现为四肢末梢麻木窜痛，以下肢为主，夜间多阵发性疼痛加重，常伴有下肢乏力、沉重，或有刺痛，或有冰凉、蚁行感，痛、温觉减弱。中医辨证为寒湿下注，瘀阻脉络。武氏用鸡鸣散加味治疗该病，总有效率91.6%。处方：槟榔12g，陈皮10g，木瓜10g，吴茱萸10g，紫苏10g，桔梗6g，生姜5片。下肢症状重者加怀牛膝、桑寄生，上肢症状重者加桂枝，疼痛重者加延胡索，遇冷加重时加附子、肉桂，湿郁化热见舌苔黄白相兼、脉沉滑者加苍术、佩兰、黄连。[8]

9.病毒性肝炎　病毒性肝炎在中医学中称之为"黄疸"，其病因多以肝胆湿热，邪浊困脾为主。苗氏用鸡鸣散加减治疗该病，处方：槟榔9g，陈皮9g，木瓜9g，紫苏9g，柴胡9g，白术9g，茯苓15g，桔梗6g，吴茱萸3g，湿热重者减吴茱萸，加黄芩12g，茵陈20g。总体治疗效果满意。[9]

10.带状疱疹 是由水痘-带状疱疹病毒所致的疾病。中医认为该病多由湿热所致，胡氏用板蓝根、金银花清热解毒为君，配以鸡鸣散化湿为臣，外用黄柏粉与青黛粉香油调敷，治疗带状疱疹28例，总有效率89.29%。[10]

参考文献

［1］陈源，尤海玲，罗丹.鸡鸣散合金匮肾气丸治疗特发性水肿的临床疗效观察［J］.中医临床研究，2013，5（16）：19-20.

［2］朱君.鸡鸣散合痛泻要方治疗五更泻［J］.山东中医杂志，2000（5）：287.

［3］牛忻群.鸡鸣散治疗皮肤病验案3则［J］.成都中医学院学报，1993（2）：38-39.

［4］王璟.鸡鸣散加减治疗湿脚气21例［J］.安徽中医学院学报，2000（6）：27-28.

［5］王彦君，冯为文.房定亚应用鸡鸣散的临床经验［J］.中国中医药信息杂志，2003（S1）：61.

［6］秦国培，冷为忠.鸡鸣散合四神煎加味治疗膝关节炎66例［J］.中国社区医师，2003（8）：40-41.

［7］康广山，刘玉霞，齐敬东.鸡鸣散加味治疗不宁腿综合征［J］.山东中医杂志，1999（12）：548.

［8］武宇平.鸡鸣散加味治疗糖尿病合并末梢神经炎48例［J］.江西中医药，2007（3）：38.

［9］苗芊.鸡鸣散治疗病毒性肝炎30例的疗效观察［J］.现代中西医结合杂志，1996（1）：15.

［10］胡玉蓉.新鸡鸣散治疗带状疱疹28例临床观察［J］.淮海医药，2005（2）：157.

第五十五节　厚朴温中汤

【组成】厚朴（姜制）、陈皮（去白）各9g，甘草（炙）、茯苓（去皮）、草豆蔻、木香各5g，干姜2g。煎时加生姜3片。

【来源】《内外伤辨惑论》："厚朴温中汤治脾胃虚寒，心腹胀满，及秋冬客寒犯胃，时作疼痛。戊火已衰，不能运化，又加客寒，聚为满痛，散以辛热，佐以苦甘，以淡泄之，气温胃和，痛自止矣。"

【方解】本方具有温中行气，燥湿除满的功效。方中厚朴行气消胀，燥湿除满，为君药。草豆蔻温中散寒，燥湿除痰，为臣药。陈皮、木香行气宽中；干姜、生姜温脾暖胃以散寒；茯苓渗湿健脾以和中，共为佐药。甘草益气健脾，调和诸药，功兼佐使。诸药合用，寒湿得除，气机得畅，脾胃复健，则胀痛自解。

【适应证】脾胃寒湿气滞证。脘腹胀满或疼痛，不思饮食，四肢倦怠，舌苔白腻，脉沉弦。

【方歌】　　　　　厚朴温中陈草苓，干姜草蔻木香停。

　　　　　　　　　煎服加姜治腹痛，虚寒胀满用皆灵。

【临床应用】

1.痰湿潮热　潮热一症，有阳明、湿温和阴虚潮热之分，但痰湿阻遏阳气和津液，亦可导致发热，临床以低热、嗜睡、潮热为主。周氏等运用厚朴温中汤加减治疗痰湿造成的潮热，效果明显。[1]

2.寒湿胃痛　葛氏运用厚朴温中汤为基本方治疗寒湿胃痛120例疗效显著。据其临床观察，本方治疗寒湿胃痛一般取效迅速，但要服药达到3个疗程以上，疗效才比较巩固，否则容易复发，病程长者尤为如此。[2]

3.寒湿泄泻　秦氏等采用加味厚朴温中汤治疗寒湿泄泻70例，处方：厚朴10g，苍术10g，茯苓15g，陈皮10g，炙甘草5g，草豆蔻5g，木香5g，干姜3g，生姜2g，黄连3g。水煎服，每次200ml，每日2次。7天为一疗程。治疗有效率为94.21%。[3]

4.寒湿腹胀　刘氏等治疗寒湿腹胀，症见腹中胀满不减，或时作攻冲疼痛，遇冷或食生冷后胀甚，舌淡，苔白腻，脉沉濡者，采用厚朴温中汤加苍术、白术治疗，疗效满意。[4]

5.肠痉挛　是小儿急性腹痛中的常见病证，以健康小儿突然发生阵发性或间歇性腹部绞痛为主要症状。孙氏选取厚朴温中汤为基本方：厚朴10g，炒白术12g，乌药6g，木香3g，干姜2g，香附10g，白芍10g，炙甘草6g。腹痛重者加延胡索；腹胀者加莱菔子；恶心呕吐者加藿香、法半夏。总有效率98.21%，复发率低，远期疗效满意。[5]

6.慢性胃炎　西医学认为慢性胃炎主要的病因是幽门螺杆菌感染，常见的症状是上腹疼痛和饱胀。张氏针对证属寒湿的慢性胃炎患者，采用厚朴温中汤加减治疗，基本方为厚朴30g，陈皮10g，茯苓15g，木香10g，草豆蔻10g，干姜5g，延胡索10g。伴气虚甚者加党参20g，黄芪30g；伴烧心、反酸者加煅瓦楞子15g，乌贼骨20g，白及10g；伴热邪甚者加黄芩10g，黄连5g；伴瘀血者加丹参30g，蒲黄10g。临床观察60例，总有效率93.33%。[6]

7.儿童功能性再发性腹痛　为儿科常见疾病，西医学认为其与胃肠动力功能失调、自主神经功能失调及心理因素有关。治疗上多以解痉、增强胃肠动力、心理疏导等为主，但疗效欠佳，复发率高。华氏认为过食生冷，脾阳不足，寒凝中焦；乳食积滞，气机阻滞不通，发为腹痛。采用厚朴温中汤加减治疗，处方：厚朴、草豆蔻、陈皮、焦山楂、焦六曲、茯苓、木香、白术各10g，干姜、炙甘草各3g，生姜3片。水煎取汁100~150ml，分3~4次服。每日1剂。7天为1个疗程，服用3个疗程后，总有效率96.7%。[7]

8. 功能性消化不良　是指具有上腹痛、上腹胀、早饱、嗳气、食欲不振、恶心、呕吐等上腹不适症状，并经检查排除引起这些症状的器质性疾病的一组临床综合征。刘氏运用厚朴温中汤加味治疗因寒湿侵犯所致的功能性消化不良88例，有效率达97.7%。处方：厚朴14g，干姜8g，陈皮10g，炙甘草6g，茯苓12g，白豆蔻6g，木香12g，炒莱菔子14g。烧心、反酸者，加煅瓦楞子18g；有进食后上腹疼痛者，加炒蒲黄15g，参三七10g；有脐周疼痛，便稀、次数较多者加黄连3g，黄柏8g；有里急后重者，加苍术14g，苦参12g，黄柏10g；伴有精神症状者，加香附10g。[8]

9. 病毒性肝炎　属中医学"黄疸""郁证""胁痛"等范畴。医者多从"湿热"辨治。沈氏认为若过用寒凉，则病多转为寒湿，故从温化中焦寒湿气滞着手，用厚朴温中汤加减化裁。其治疗多例久病不愈，证属寒湿的病毒性肝炎患者，效果良好。[9]

10. 小儿肠系膜淋巴结炎　是肠系膜淋巴结非特异性炎症，为临床常见病。主要症状为发热、恶心、呕吐、阵发性右下腹及脐周隐痛或痉挛性疼痛，有时伴有腹泻或便秘。王氏依据温中燥湿，行气止痛，活血散结的治疗原则，用厚朴温中汤化裁治疗本病证属寒凝气滞湿阻型者。处方：厚朴10g，陈皮10g，茯苓8g，草豆蔻5g，木香5g，川芎6g，延胡索6g，干姜2g，炙甘草3g。总有效率87.5%。[10]

参考文献

[1] 周荷花，孟跃，赵慧.厚朴温中汤治疗痰湿潮热[J].江西中医药，1995（5）：55.

[2] 葛友庆.厚朴温中汤治疗寒湿胃痛120例[J].四川中医，1996（5）：31-32.

[3] 秦莉花，李晟，陈晓阳.加味厚朴温中汤治疗寒湿泄泻70例[J].中医研究，2013，（3）：15-17

[4] 刘拴保，阎昱.腹胀从湿论治七法[J].山西中医，1994（2）：16-18.

[5] 孙书坤.厚朴温中汤加减治疗小儿肠痉挛56例疗效观察[J].北京中医，1998（1）：36-37.

[6] 张锋民.厚朴温中汤加减治疗慢性胃炎患者60例[J].中医临床研究，2015，7（23）：107-108.

[7] 华美英.厚朴温中汤加味治疗儿童功能性再发性腹痛30例[J].浙江中医杂志，2009，44（10）：705.

［8］刘汪平.厚朴温中汤加味治疗功能性消化不良88例［J］.光明中医，2012，27（4）：710-711.

［9］沈舒文.厚朴温中汤治疗病毒性肝炎［J］.新中医，1984（8）：20.

［10］王庆军.加味厚朴温中汤治疗小儿慢性肠系膜淋巴结炎的临床观察［J］.实用中西医结合临床，2015，15（11）：27-28.

第五十六节　黄连温胆汤

【组成】半夏（汤洗）、枳实、竹茹（麸炒）各10g，橘皮（去白）15g，甘草4g，炙白茯苓7g，黄连1g。

【来源】《六因条辨》："伤暑汗出，身不大热，而舌黄腻，烦闷欲呕，此邪踞肺胃，留恋不解。宜用黄连温胆汤，苦降辛通，为流动之品，仍冀汗解也。此条汗出而不大热，是卫分之邪既解，但舌黄欲呕，又为邪阻肺胃，气分未清。用温胆汤辛以通阳，加黄连苦以降逆。不用甘酸腻浊，恐流连不楚耳。"

【方解】方中黄连苦寒泻火，清心除烦，清利上中二焦湿热；半夏辛温，燥湿化痰，和胃降逆。二者相和，有"小陷胸汤"之意，辛开苦降，用苦寒之黄连升郁结之痞，辛燥之半夏降心下之痰结，相得益彰。余竹茹清热化痰，止呕除烦；枳实破气除痞，祛湿通腑；陈皮理气燥湿，茯苓健脾渗湿；甘草益脾和胃。诸药合用，共奏理气化痰，清胆和胃之效。

【适应证】伤暑汗出，身不大热，烦闭欲呕，舌黄腻。

【方歌】　　　　黄连温胆橘半茹，茯苓枳草治口苦。

　　　　　　　湿热夹痰心烦悸，眩晕失眠此方除。

【临床应用】

1.痞满　贾氏等临床观察80例证属脾胃湿热型痞满患者，症见胃脘胀满，痞闷不舒，伴有嗳气、纳差、乏力等，予黄连温胆汤加减治疗，治疗组治疗显效率、临床总有效率及中医证候总有效率均高于服用枸橼酸莫沙必利片的对照组，不良反应总发生率低于对照组（$P < 0.05$）。[1]

2.心悸　钱氏等临床使用黄连温胆汤加减治疗痰火扰心型心悸，发现其能够明显降低患者心率，减少早搏数量，尤其在控制室性早搏方面要明显优于西药美托洛尔。处方：黄连、陈皮各6g，法半夏、炒枳壳、瓜蒌、石菖蒲、远志各10g，茯苓、炒竹茹各12g，丹参15g，生甘草4g。便秘较甚者，加生大黄（后下）10g；烦躁者加郁金12g，炒栀子10g，百合15g；眩晕者，天麻9g，钩藤（后下）12g；惊惕者加生牡蛎（先煎）、灵磁石（先煎）、珍珠母（先煎）各30g；伴火热伤阴，渴甚者，玄参、麦冬、生地各15g；兼有脾虚，症见腹胀纳少、神疲乏力者，加党参、炒白术、炒谷芽、炒麦芽各15g，砂仁（后下）6g。1天1剂，煎取汁约200ml，早晚饭后1小时分次温服。[2]

3.甲亢　中医将甲状腺功能亢进症归于"瘿气"的范畴，主要表现为消渴、食量猛增、身体消瘦、心悸等。朱氏采用黄连温胆汤加减治疗痰郁化火型甲状腺功能亢进症，方用黄连6g，生甘草6g，陈皮12g，胆南星9g，竹茹10g，茯苓15g，枳实10g，法半夏12g。有阴液损伤症状，加玄参10g，鲜芦根9g，麦冬10g；如出现狂躁症状，加服清心滚痰丸（北京同仁堂成药）。每日1次，每次2丸。治疗2年，总有效率为100%。[3]

4.初发2型糖尿病　余氏等在合理饮食、运动治疗和糖尿病教育治疗基础上，给予黄连温胆汤治疗湿热困脾型初发2型糖尿病患者。处方：麦冬15g，竹茹、茯苓各10g，法半夏、枳壳、黄芩各9g，陈皮、黄连各6g，甘草3g。口渴明显者加天花粉、石斛；胸闷头晕，舌质暗红或有瘀斑、瘀点者加丹参、鸡血藤；脾虚便溏者加白术、山药。每天1剂，水煎，分3次餐前口服，疗程为2个月。结果：治疗组和对照组各项指标差异均有显著性意义。[4]

5.糖尿病周围神经病变　王氏通过临床观察发现，采用加味黄连温胆汤联合甲钴胺治疗30例湿热困脾型糖尿病周围神经病变患者，总有效率70.0%。处方：黄连15g，姜半夏、竹茹、炒枳实各10g，陈皮15g，炙甘草5g，茯苓10g，全蝎15g，川芎10g。每天1剂，水煎，分2次餐后1小时温服。[5]

6.精神分裂症　属于中医"癫病"范畴，张氏认为痰火内盛所致的该病可予黄连温胆汤加味联合阿立哌唑治疗。处方：竹茹、生龙牡各30g，陈皮、枳实、茯苓、石菖蒲、郁金各15g，法半夏、龙胆草、远志各10g，黄连8g，连续治疗3个月，能够有效控制症状，改善认知功能。[6]

7.焦虑症　符氏加减运用黄连温胆汤治疗临床表现为心烦不宁、坐卧不安、口渴欲饮、苔薄黄、脉弦滑等证属痰热内扰，心神不宁的焦虑症患者。如痰热上扰头目者，加菊花清利头目；失眠恐惧甚者加珍珠母、生龙牡安神定志；心烦，舌红绛者加栀子、黄芩、龙胆草，取得较好疗效。[7]

8.高血压病眩晕　吴氏应用半夏白术天麻汤联合黄连温胆汤治疗证属肝脾气虚，痰湿内盛的高血压病眩晕患者。方用法半夏15g，野天麻30g，白术15g，竹茹15g，黄连6g，茯苓15g，枳实12g，远志10g，陈皮10g，石菖蒲30g，郁金10g，丹参30g，川芎15g，僵蚕15g，菊花15g，全蝎6g。治疗组的各项指标改善效果均优于吸用氨氧地平的对照组。[8]

9.便秘　临床常见病证。通常表现为排便困难，大便干结，2~3天甚至1周才排便1次，便时可有左腹痉挛性疼痛与下坠感。杜氏等用黄连温胆汤加减治疗痰热内蕴型便秘，疗效显著。临床发现，若患者便秘伴有失眠症状，用药后便秘好转，失眠的症状往往也随之改善。[9]

10.冠心病心绞痛　王氏认为冠心病心绞痛病属本虚标实。本虚为心之气血阴阳亏虚，标实为气滞、痰浊，故运用黄连温胆汤加减治疗。处方：黄连3g，枳实、甘草6g，陈皮、红花、茯苓及郁金各10g，竹茹、半夏9g。水煎服日1剂，早晚2次分服。瘀血比较严重的患者，加赤芍10g，三七粉3g；痰浊较重的患者，加瓜蒌10g，薤白10g；气虚证患者增加黄芪10g，白术12g；下肢浮肿的患者加猪苓15g，车前子10g。服药14天，症状改善率为84.44%。[10]

11.慢性酒精中毒性脑病　是指由于长期大量饮酒造成机体营养代谢紊乱，导致中枢神经系统严重损害而出现脑功能减退的疾病。高氏等针对证属肝胆湿热，痰热瘀阻型患者，在采用神经节苷脂注射液进行治疗的基础上加用黄连温胆汤。处方：黄连3g，陈皮6g，枳实、炙甘草、桃仁各6g，法半夏、郁金、茯苓、石菖蒲各9g，竹茹20g。疗效可靠。[11]

12.慢性肾病呕吐　郎氏等在应用黄连温胆汤辨证论治慢性肾病过程中发现，本方对于辨证属湿热中阻，以呕吐为主症者疗效尤佳。辨证要点：呕吐频繁或剧烈，反酸烧心明显，舌质红，苔黄腻，脉滑或弦或弦滑兼见。处方以黄连温胆汤为主加减，大便稀溏者加苍术、白术、茯苓；排便不畅者加厚朴、乌药、大黄；热象明显者加黄芩、黄柏、败酱草。[12]

13.不寐　指经常入眠困难，或者眠而多梦、易醒的一种疾病，表现为睡眠时长的减少和睡眠质量的下降，严重者可整夜不眠，影响患者的身心健康。冯氏等用黄连温胆汤加减治疗痰热扰心型的不寐病，疗效显著。心中烦躁者，可重用黄连，加麦冬、栀子等；不寐严重者，可加入酸枣仁、茯神、柏子仁等；肝郁者，可加入柴胡、佛手、郁金等；多梦易惊，胆怯心悸者，可加入煅龙骨、磁石、朱砂等；饮食停滞，胃中不和，可加入神曲、焦山楂、莱菔子等；兼有血瘀者，可加入川芎、赤芍、红花、桃仁等。[13]

参考文献

[1] 贾晓东，鱼涛.黄连温胆汤加减治疗脾胃湿热型痞满的临床疗效[J].临床医学研究与实践，2018，3（9）：107-108.

[2] 钱玥，钱钧.黄连温胆汤加减治疗痰火扰心型心悸60例[J].浙江中西医结合杂志，2017，27（6）：485-487.

[3] 朱亚歌.黄连温胆汤加减治疗痰郁化火型甲状腺功能亢进症58例临床观察[J].云南

中医中药杂志，2018，39（1）：57-58.

[4] 余晓琳，陈军平.黄连温胆汤治疗湿热困脾型初发2型糖尿病78例临床观察［J］.新中医，2010，42（4）：25-26.

[5] 王志鹏.加味黄连温胆汤治疗糖尿病周围神经病变临床观察［J］.湖北中医杂志，2015，37（5）：37.

[6] 张虹.阿立哌唑联合黄连温胆汤治疗痰火内扰型精神分裂症的作用探讨［J］.医学理论与实践，2018，31（5）：664-665.

[7] 公晋，王永生.符为民运用黄连温胆汤治疗焦虑症经验［J］.世界中西医结合杂志，2018，13（2）：187-189+273.

[8] 吴华强.半夏白术天麻汤联合黄连温胆汤治疗高血压病眩晕效果观察［J］.实用中西医结合临床，2015，15（12）：67-69.

[9] 杜婷；杜艺婷，李璐，等.黄连温胆汤加减治疗便秘验案举隅［J］.中国民族民间医药，2017，26（5）：91-92.

[10] 王玉花.黄连温胆汤加减治疗冠心病心绞痛的临床疗效研究［J］.世界最新医学信息文摘，2018，18（10）：138+143.

[11] 高晓峰，张婷，彭勃，等.黄连温胆汤加减治疗慢性酒精中毒性脑病的临床研究［J］.实用中西医结合临床，2016，16（2）：20-21+34.

[12] 郎睿，张潇彤，王娟，等.黄连温胆汤治疗慢性肾脏病呕吐临床体会［J］.山东中医杂志，2017，36（4）：331-332.

[13] 冯伟，刘中勇.运用黄连温胆汤治疗不寐［J］.临床医药文献电子杂志，2018，5（6）：198.

第五十七节　五苓散

【组成及用法】猪苓9g，泽泻15g，白术9g，茯苓9g，桂枝6g，上五味，捣为散，以米汤或白开水调服，日3服。

【来源】《伤寒论》："太阳病，发汗后，大汗出，胃中干，烦躁不得眠，欲得饮水者，少少与饮之，令胃气和则愈。若脉浮，小便不利，微热消渴者，五苓散主之"。

【方解】方中重用泽泻为君，取其甘淡性寒，直达肾与膀胱，利水渗湿之功。臣以茯苓、猪苓之淡渗，增强利水渗湿之力。佐以白术健脾而运化水湿，转输精津，使水精四布，而不直驱于下。又佐以桂枝，一药二用，既外解太阳之表，又内助膀胱气化。若欲解其表，还当服后多饮暖水取汗，以水热之气，助人体之阳气，以资发汗，使表邪从汗而解。

【适应证】症见水湿内停所致的水肿、泄泻、小便不利，以及痰饮病而见咳嗽、吐痰清稀、眩晕心悸等。

【方歌】

五苓散治太阳腑，白术泽泻猪茯苓。

膀胱气化添桂枝，利便消暑烦渴清。

【临床应用】

1.**肥胖症** 中医对肥胖病因的认识多责之饮食不节、久卧久坐、先天禀赋差、脏腑功能失调和七情所伤，病机多归结为脾肾气虚，痰湿壅滞。景氏在临床实践中采用五苓散加味（猪苓12g，泽泻15g，白术9g，茯苓12g，桂枝6g，苍术16g，神曲16g，山楂20g）治疗脾虚痰湿型单纯性肥胖症患者，得到了满意的疗效。[1]

2.**慢性功能性腹泻** 本病是由胃肠功能失调引起的腹泻，粪质呈糊状或水样，不伴有腹痛，无任何细菌、病毒感染及胃肠道器质性病变，为消化内科常见病。刘氏运用"利小便所以实大便"的理论，运用五苓散温阳化气，利水行湿，通过利小便的方法使小肠内湿浊水邪从膀胱排出，从而达到实大便的目的，总有效率91.4%。[2]

3.**肝硬化腹水** 祝氏将56例脾肾阳虚型肝硬化腹水患者随机分为对照组和治疗组各28例，对照组采用西医常规治疗并加服利尿药呋塞米和螺内酯，治疗组在对照组治疗的基础上加服真武汤合五苓散加减，处方：附子15g，茯苓20g，白芍20g，白术15g，桂枝15g，泽泻20g，猪苓20g，当归15g，川芎9g，生姜15g，大腹皮30g。腹胀者加川朴9g，枳实12g；有黄疸者，加茵陈30g，大黄12g；肝脾肿大者加牡蛎30g，鸡内金30g；偏于脾阳虚弱，表现为神疲乏力、少气懒言，纳少便溏者，可加黄芪30g，白扁豆15g，薏苡仁30g，山药30g；偏于肾阳虚衰，表现为面色苍白、恶寒肢冷、腰膝酸冷者加肉桂9g，淫羊藿15g等。日1剂，水煎服，早晚2次分服，2周为1个疗程，共观察2个疗程。结果：真武汤合五苓散加减治疗肝硬化腹水疗效显著，治疗组有效率（92.86%）明显高于对照组（67.86%）。[3]

4.**慢性阻塞性肺疾病急性加重期** 钟氏在西医常规方法治疗的基础上，内服真武汤合五苓散加减治疗慢性阻塞性肺疾病（COPD）急性加重期证属阳虚水泛型患者。处方：桂枝、猪苓、泽泻、生姜、制附子各10g，白术、茯苓、白芍各15g。加减：发热明显者，加金银花、连翘各15g；痰黄胶黏者，加黄芩15g，鱼腥草20g；气促不能平卧者加射干、葶苈子各10g。治疗组总有效率（91.67%）明显优于对照组（76.67%）。[4]

5.**抑郁症** 王氏采用随机数字表法将56例阳虚水泛型抑郁症患者随机分为2组。28例给予五苓散加减（桂枝、肉桂、炒白术、猪苓、泽泻、茯神、黄连、吴茱萸、怀牛膝、红花）为治疗组，28例给予盐酸帕罗西汀片为对照组。结果：五苓散加减治疗阳虚水泛型抑郁症有较好疗效，治疗组有效率和汉密尔顿抑郁量表评分均优于对照组。[5]

6.恶性肿瘤之双下肢水肿　丁氏等予加味五苓散水煎取汁口服，兼以中药药渣外敷30分钟治疗水停湿阻、气滞血瘀型的恶性肿瘤之双下肢水肿。处方：黄芪20g，猪苓15g，茯苓15g，泽泻15g，白术15g，桂枝10g，葶苈子15g，车前子15g，泽兰15g，白芍20g，延胡索15g，当归20g，熟地20g。实验表明，加味五苓散的应用可有效地促进患者下肢淋巴液回流，减轻患肢水肿，缓解患者的局部症状，减轻患者的痛苦，提高其生活质量。[6]

7.急性脑梗死后脑水肿　属"隐性水肿"范畴。李氏等在常规西药治疗的基础上给予此类患者加味五苓散以利水化瘀消肿。处方：泽泻15g，茯苓9g，猪苓9g，白术9g，桂枝6g，水蛭10g，地龙10g。通过实验发现，加味五苓散可通过多靶点、多途径改善水肿，与甘露醇联用，能弥补长期使用甘露醇所致的局部血管源性水肿加重、颅内压反跳性增高等不足，在亚急性期脑水肿的治疗中发挥优势。[7]

8.急性痛风性关节炎　属于中医"热痹""脉痹"的范畴，多因湿热内蕴，气化不利所致。症见患者关节处出现红肿现象，有刺痛感，拒绝按压、触碰，触碰局部出现灼热感，得凉则舒，肌肤现紫色且色泽较暗、干燥，按压有硬感，病灶周围或有块状硬结，屈伸活动不利，局部出现肿胀变形，伴有心烦不安、口干、发热、溲黄，舌红，舌质有瘀斑或偏暗发紫，舌苔黄腻，脉细涩或脉滑数。王氏等予四妙五苓散加味治疗，处方：苍术15g，黄柏20g，怀牛膝30g，薏苡仁30g，桂枝6g，白术10g，茯苓20g，猪苓20g，泽泻24g，芦根30g，白茅根30g，桃仁20g，甘草10g。经研究表明，四妙五苓散加味可以显著改善局部症状，降低急性期反应标志物和尿酸水平。[8]

9.慢性肾小球肾炎　主要表现为水肿、蛋白尿、血尿、高血压等，对患者肾功能有严重危害。李氏针对湿热所致的慢性肾小球肾炎，采用五苓散合小柴胡汤治疗，处方：柴胡8g，半夏10g，茯苓30g，泽泻12g，桂枝15g，山药15g，鹿角霜10g，猪苓15g，白术10g，甘草6g，红参10g，黄芩15g，生姜4片，大枣6个。总有效率为94.44%。[9]

10.小儿神经性尿频　又称为白天尿频综合征，是儿童时期常见的泌尿系统疾病，特点是醒时尿频，次数较多，尿量少而不痛，入眠后尿频消失，无其他痛苦，好发于学龄前儿童，多见于寒冷地区、寒冷季节。常氏等根据王有鹏教授多年的临床经验，结合《伤寒论》理论，选用五苓散加味以温阳化气行水。方用桂枝6g，茯苓10g，猪苓10g，泽泻10g，白术10g，茯苓15g，甘草3g，竹叶10g，覆盆子10g，菟丝子10g，芡实10g，益智仁10g，灯心草3g，通草3g治疗，取得较好临床疗效，总有效率达96.67%。[10]

11. 顽固性湿疹 属于中医学"湿疮""浸淫疮""血风疮"等范畴，多因脾虚并风、湿、热阻于肌肤所致。高氏等用中药五苓散加味治疗，药用炒白术15g，茯苓12g，猪苓10g，泽泻12g，肉桂6g，地肤子10g，陈皮6g，滑石10g，白芷10g，炙甘草6g。瘙痒感明显者加白鲜皮、防风；胃纳不良者加藿香、佩兰；气短乏力者加党参、黄芪；兼食滞不化者加神曲、麦芽、焦山楂；皮损搔抓继发感染明显者加金银花、连翘、蒲公英；皮损发于上肢者加桑枝；皮损发于躯干者加姜黄；皮损发于下部者加牛膝；便溏明显者加炒山药、白扁豆。治疗可有效减轻皮损、瘙痒程度，改善伴随症状，对提高患者生活质量有明显价值。[11]

参考文献

［1］景华，刘华.五苓散加味对原发性高脂血症之脂质调节的影响［J］.中成药，2005（1）：60–63.

［2］刘占国.五苓散治疗慢性功能性腹泻的临床观察［J］.内蒙古中医药，2017，36（7）：5–6.

［3］祝玉清，梁宝慧.真武汤联合五苓散治疗脾肾阳虚型肝硬化腹水临床研究［J］.河南中医，2016，36（3）：466–468.

［4］钟立仁，钟斯婷.真武汤合五苓散治疗慢性阻塞性肺疾病急性加重期临床研究［J］.新中医，2012，44（5）：27–28.

［5］王雪利.五苓散加减治疗阳虚水泛型抑郁症28例［J］.中医研究，2015，28（7）：27–28.

［6］丁艳艳，王文萍.加味五苓散治疗恶性肿瘤双下肢水肿疗效观察［J］.江西中医药，2016，47（9）：61–63.

［7］李星瑞，王爱梅，马聪文.加味五苓散治疗急性脑梗死后脑水肿的临床疗效观察［J］.山西中医学院学报，2017，18（1）：38–39.

［8］王芳，任汉强，沈晓波，等.四妙五苓散加味治疗急性痛风性关节炎的临床观察［J］.湖北中医药大学学报，2016，18（3）：81–84.

［9］李荣萍.五苓散合小柴胡汤治疗慢性肾小球肾炎的临床分析［J］.内蒙古中医药，2017，36（13）：65.

［10］常晓一，王有鹏，杨曦.五苓散治疗小儿神经性尿频30例观察［J］.实用中医药杂志，2016，32（8）：763–764.

［11］高圣超，隆岚，廖丛娟.五苓散加味治疗顽固性湿疹疗效观察［J］.现代中西医结合杂志，2016，25（30）：3372–3374.

第五十八节　易黄汤

【组成】山药（炒）30g，芡实（炒）30g，黄柏（盐水炒）6g，车前子（酒炒）3g，白果（碎）12g。

【来源】《傅青主女科》："妇人有带下而色黄者，宛如黄茶浓汁，其气腥秽，所谓黄带是也。夫黄带乃任脉之湿热也……所以世之人有以黄带为脾之湿热，单去治脾而不得痊者，是不知真水、真火合成丹邪、元邪，绕于任脉、胞胎之间，而化此黔色也，单治脾何能痊乎！法宜补任脉之虚，而清肾火之炎，则庶几矣。方用易黄汤。"

【方解】方中重用炒山药、炒芡实补肾健脾，固涩止带。二药专补任脉之虚，兼能利水，故共为君药。白果收涩止带兼除湿热，是为臣药。少量黄柏苦寒入肾，清热燥湿；车前子甘寒以清热利湿，均为佐药。诸药共用，重在固摄，稍佐清利，使脾湿得运，肾虚得复，热清而带止。

【适应证】湿热带下。带下色黄，其气腥秽，舌红，苔黄腻者。

【方歌】　　　　易黄汤用黄柏医，山药车前加芡实。

　　　　　　　　白果一味治肾水，湿热带下此方知。

【临床应用】

1.带下病　系由湿邪影响经脉，带脉失约，任脉失固所致，症见阴道分泌物量多或色、质、气味异常改变。郭氏等用易黄汤加减治疗湿热带下病52例，处方：山药（炒）20g，芡实（炒）20g，黄柏（盐炒）15g，车前子（酒炒）10g，白果（去壳炒）10枚。加减：口苦加炒栀子15g，丹皮12g；溲热赤黄加茵陈、木通各15g；阴痒者加苦参、地肤子各15g，炒荆芥10g；兼有血热者加生地、赤芍各20g；带下腥臭甚者加茯苓、忍冬藤各20g；脾虚加党参20g；久病加熟地15g；少腹坠痛加川楝子15g，白芍20g。总有效率为98.07%。[1]

2.宫颈HR-HPV感染　临床表现为带下量多，色白或者黄白，黏稠，有臭气，外阴瘙痒，小腹疼痛，胸闷纳差，面色萎黄且发白。辨证属脾虚湿热。李氏等应用易黄汤加减治疗，处方：山药20g，芡实20g，白果10g，车前子10g，黄柏9g。腰痛者加续断，痛加川楝子，带血丝加茜草、侧柏叶，痒加白鲜皮、百部，可明显改善患者的临床症状，提高其生活质量。[2]

3.细菌性阴道病　是阴道内正常菌群失调所致的一种混合感染疾病。根据其症状表现，认为其属中医学"带下病""阴痒"等范畴。林氏等采用易黄汤加减治疗细菌性阴道病（脾虚湿蕴化热证）50例，并与甲硝唑治疗作对比观察。处方：

山药、芡实、薏苡仁、党参、白芍各15g，车前子12g，黄柏、白果、泽泻、茵陈、柴胡、荆芥各10g。总有效率90%。易黄汤加减方治疗细菌性阴道病的痊愈率、总有效率与西药甲硝唑相当，但其改善患者症状、降低复发率的疗效则优于西药甲硝唑。[3]

4.慢性结肠炎 属中医"泄泻"范畴，主要表现为腹泻。萧氏用易黄汤合四神丸加减治疗证属脾肾阳虚湿盛的慢性结肠炎患者，疗效满意。方用芡实、山药各30g，薏苡仁、山楂各24g，车前子、巴戟天、茯苓、葛根、诃子各12g，补骨脂、肉豆蔻各9g，升麻、吴茱萸、羌活各6g。[4]

5.宫颈糜烂 是女性生殖系统常见的一种慢性炎症性疾病，多表现为带下量多、绵绵不断、色黄质稠、味秽、倦怠，或兼有腰痛、便溏，舌质红、苔薄黄或腻、脉滑或濡，属中医"带下病"范畴。刘氏针对脾虚湿热型宫颈糜烂，选用易黄汤加味进行治疗。处方：山药30g，芡实30g，白果10g，炒苡仁30g，车前子（包煎）30g，黄柏10g，白术10g，茯苓30g，椿根皮30g，防风10g，地肤子15g。加减：腰痛者加川断，烦躁易怒者加白芍，纳呆腹满者加陈皮，带下量多如崩加煅牡蛎，阴痒者加苦参。疗效满意。[5]

6.慢性肾炎 以蛋白尿、血尿、高血压、水肿等为主要临床表现。萧氏针对肝肾虚损，湿热内生所致的该病，运用易黄汤加减治疗，方用熟地黄、山茱萸、茯苓、桑寄生、夏枯草、芡实、山药、车前子、金樱子、石韦、黄柏、白果、白蒺藜、煅牡蛎。服药半月余，症状改善，尿检及血压基本恢复正常。[4]

7.慢性盆腔炎 多表现为双侧或一侧下腹隐痛、压痛、坠胀，经期加重，伴腰痛、带下量多、月经不调、不孕等。妇科检查：子宫固定压痛，附件及宫旁组织增厚，触及条索状物或不同形状的包块。陈氏等用加味易黄汤治疗湿热瘀结所致的该病：黄柏、芡实、山药、白果、车前子、红藤、薏苡仁、败酱草、苍白术、桂枝、茯苓、桃仁、黄芪、赤芍、党参、蒲黄、五灵脂、半枝莲。总有效率97%。[6]

8.老年性阴道炎 多发于绝经后的妇女，其主要临床表现为外阴瘙痒、有灼热感、阴道分泌物增多等，严重影响患者身心健康和生活质量。刘氏等采用保妇康联合易黄汤加减治疗肾虚湿热型阴道炎，处方：山药（炒）、芡实（炒）各30g，黄柏6g，车前子（酒炒）3g，白果（碎，10枚）12g，白术10g，茯苓10g。总有效率为90%。[7]

9.排卵期出血 排卵期出血在中医学中称"经间期出血"，多因脾肾两虚，湿热内蕴，瘀血阻络所致。刘氏等以易黄汤为基础，方用黄柏、山药、芡实、车前子、白果、金樱子，并根据临床表现随症加减：热蕴者加牡丹皮、栀子清热凉血；阴虚加女贞子、旱莲草滋补肾阴；腹痛者加川楝子、延胡索理气止痛；湿盛加薏苡仁、苍术健脾燥湿；出血多则加仙鹤草、小蓟清热止血。治疗3个月经周期后总有效率为93%。[8]

10.慢性前列腺炎 属于中医"浊淋"范畴，主要症状为尿频、尿急、尿痛，尿道口有异常感觉、发痒、发热，排尿不尽，尿道口溢脓，有腰部酸痛，腹痛，睾丸胀痛等，中医责之为湿热蕴积，运化失司之故。王氏在易黄汤原方的基础上加减：尿道灼热，刺痛较重者加石韦、木通；尿浊者加萆薢、益智仁；前列腺液镜检，细胞满视野者加金银花、连翘、蒲公英；红细胞或肉眼见血精者加旱莲草、白茅根；会阴、睾丸、阴茎等处疼痛较重者加橘核、荔枝核、制乳没；气阴两虚者加黄芪、党参、枸杞子。治疗总有效率91%。[9]

11.神经性皮炎 属中医学"牛皮癣"的范畴，主要症状为皮肤瘙痒、皮损、干燥，有细碎脱屑。病机主要为情志内伤，风湿热邪阻滞，以致营卫失和，气血凝滞。李氏等在易黄汤原方基础上加用苦参、黄芪、当归、荆芥、防风、生地黄、玉竹、黄精、车前子、炒苍术、蝉蜕、甘草、大枣治疗。病程长者加丹参，甚者加地肤子、白蒺藜，便干、溲赤、口苦甚者加龙胆草、柴胡。总有效率90%。[10]

12.尿路感染 以尿频、尿急、尿痛等膀胱刺激征及腰痛和肾区叩击痛为主要症状，属于中医"淋证"范畴。证属湿热蕴结，脾肾两虚者，王氏等用易黄汤加减：山药、黄柏、芡实、甘草梢、石韦、白茅根、大蓟、车前子、生地黄、萹蓄、白果、生大黄。急性尿路感染者服药7~10天，慢性尿路感染者服药30天。全部病例在服药期间均不并用其他抗感染药物，两者治疗总有效率在85%以上。[11]

参考文献

[1] 郭红，何玉宁，刘乔平.傅氏易黄汤加减治疗湿热下病52例临床疗效观察[J].云南中医中药杂志，2002（4）：45-46.

[2] 李石，徐娟，金素芳.易黄汤辅助治疗脾虚湿热型宫颈HR-HPV感染疗效观察[J].现代中西医结合杂志，2016，25（36）：4034-4036.

[3] 林洁，肖晓菲，游卉，等.易黄汤加减治疗细菌性阴道病50例疗效观察[J].新中医，2007（5）：20-21.

[4] 萧本农.易黄汤新用举隅[J].浙江中医杂志，1997（4）：175.

[5] 刘士梅.易黄汤加味治疗湿热蕴结型宫颈糜烂体会[J].河北中医，2010，32（10）：1498-1499.

[6] 陈萍，李灵芝，李桂华.加味易黄汤治疗慢性盆腔炎疗效观察[J].四川中医，2003（7）：57-58.

[7] 刘晓倩，李美茹，王菊艳.加减易黄汤联合保妇康治疗老年阴道炎的疗效观察 [J].临床医学研究与实践，2017，2（35）：109-110.

[8] 刘丹.加味易黄汤治疗排卵期出血30例 [J].时珍国医国药，2006（8）：1531.

[9] 王立群.加味易黄汤治疗慢性前列腺炎54例临床观察 [J].山西中医，1996（3）：14.

[10] 李建勇，郭梦蓉.易黄汤加味治疗神经性皮炎 [J].山西中医，2004（6）：9.

[11] 王泳，严娟.易黄汤加减治疗尿路感染临床分析 [J].新疆中医药，2001（1）：20-21.

第五十九节　胃苓汤

【组成及用法】平胃散（苍术15g，厚朴、陈皮各9g，甘草6g）、五苓散（猪苓9g，泽泻15g，白术9g，茯苓9g，桂枝6g）各3g，上合姜枣汤，空腹服。

【来源】《丹溪心法》："胃苓汤，夏秋之间，脾胃伤冷，水谷不分，泄泻不止。"

【方解】平胃散出自《简要济众方》，为燥湿和胃之剂，适用于湿浊阻滞，脾胃失和的呕吐泄泻；五苓散出自《伤寒论》，是利水渗湿之方，适用于水湿壅盛的呕逆、水肿、泄泻等病。两方合用共奏温化寒湿，利湿止泻之功。

【适应证】泄泻病。现可用于脾虚湿盛所致的黄疸、单纯性水肿、眩晕、肠炎、高脂血症、肾病综合征等病。

【方歌】　　　　胃苓汤用五苓散，陈皮厚朴草苍验。
　　　　　　　　夏秋不慎伤湿冷，祛湿和胃功独擅。

【临床应用】

1.小儿轮状病毒肠炎　多发生于秋冬时节，发病时多见腹泻清稀水样便、蛋花样大便，便无臭，无或少许黏液，无肛门红赤，面色偏白，指纹淡红，辨证多属中医寒湿型泄泻，尹氏等使用胃苓汤加减治疗。处方（剂量以1岁孩子为例）：苍术5g，厚朴3g，陈皮5g，桂枝5g，茯苓5g，猪苓5g，泽泻5g，白术5g，炮姜3g。呕吐者，加藿香10g，砂仁3g；洞泄者，加肉豆蔻3g，补骨脂5g；有饮食积滞者，加焦山楂5g，建曲5g；津伤口渴者，加乌梅5g，木瓜10g。总有效率96.8%。[1]

2.盗汗　证属脾虚湿阻所致的盗汗，孙氏采用胃苓汤加减治疗，方用炒苍术12g，炒白术12g，陈皮10g，川朴10g，茯苓10g，生苡仁25g，大豆卷10g，广藿香10g，佩兰12g，白豆蔻10g，糯稻根30g治疗，服药7剂观察疗效，总有效率为93.7%，疗效满意。[2]

3.高脂血症 是人体内脂质代谢失常，血浆内脂质浓度超过正常水平的一种病。陈氏等以加味胃苓汤治疗脾虚痰湿中阻型高脂血症56例，方投苍术15g，厚朴15g，陈皮10g，茯苓25g，猪苓10g，白术15g，泽泻15g，桂枝5g，法半夏15g，草决明15g，甘草10g。治疗总有效率87.5%，经验值得推广。[3]

4.原发性肾病综合征 是临床上常见的肾小球疾病之一，是以大量蛋白尿、低蛋白血症、明显水肿、高脂血症为主要表现的临床综合征，属中医"水肿"范畴。赵氏等用加味胃苓汤治疗证属湿热阻滞者。药用白术、茯苓各15g，苍术、厚朴、猪苓、桑白皮、陈皮、大腹皮、丹参、川芎、桂枝各10g，黄芪30g，黄芩、泽泻各10g。气促痰多可加葶苈子10g。临床观察40例患者，治疗总有效率88.9%。[4]

5.寒湿痢 是夏秋季节的常见病。多见下痢赤白黏冻，白多赤少，或纯白冻，腹痛，里急后重，胃脘痞闷，头身困重，苔白腻，脉濡缓等症。梁氏用加味胃苓汤治疗，方用苍术10g，白术20g，厚朴9g，桂枝10g，甘草9g，陈皮10g，白芍20g，当归15g，槟榔9g，木香10g，炮姜6g，神曲15g，山楂30g。总有效率90.0%，效果良好。[5]

6.胃脘痛 指以上腹胃脘部近心窝处疼痛为主症的病证，常兼有嗳气、反酸、恶心、呕吐及不思饮食等症状，为临床常见病、多发病之一。白氏等总结张聿青临床治疗经验发现，凡因脾胃运化失常，水湿停滞而出现的胃脘痛，治疗多以健中助运为主，辅以燥湿化痰，喜用六君子汤、胃苓汤等加味，以燥湿健脾，益气培土，疗效显著。[6]

7.囊肿结节型痤疮 是一种累及毛囊皮脂腺的慢性炎症，严重者会出现大小不一的暗红色囊肿或结节，还会有波动感。王氏将其辨证为脾虚湿热，应用胃苓汤加减配合多功能治疗仪治疗，临床疗效显著，药用苍术、白术、陈皮、泽泻、半夏、茯苓、猪苓、栀子各10g，桂枝、甘草各6g治疗。随症进行加减，治疗总有效率为92.3%。[7]

8.梅尼埃病 属中医学的"眩晕"范畴。袁氏应用胃苓汤加减治疗此病32例，药用茯苓30g，桂枝15g，陈皮12g，苍术、白术、厚朴、泽泻、猪苓、菊花各10g，钩藤（后下）6g，生姜3片治疗。加减：气虚者，加黄芪30g，党参10g；血虚者，加白芍20g，当归15g；痰湿重者，加半夏15g，竹沥10ml；畏风者，加防风、荆芥穗各10g；火盛者，加栀子、豆豉、黄连、龙胆草各10g。服药后28例痊愈（自觉症状完全消失，听力恢复正常），4例明显好转（眩晕止，呕吐停，仅有程度不同的重听现象）。[8]

9.肝硬化腹水 可归属于中医"鼓胀"范畴，脾虚湿阻兼夹瘀热的复合证型是肝硬化难治性腹水的中医证型。邓氏等自拟加味胃苓汤治疗，处方：茯苓、猪苓、泽泻、大腹皮、苍术、蒲公英、白术各15g，厚朴、木香、陈皮各10g，黄芪30g，黄连5g。若气虚明显者加党参15g；兼阳虚者去蒲公英，加熟附子、干姜各10g；兼阴虚者加鳖甲、干地黄、沙参各15g；兼湿热重者加茵陈30g，车前草15g；兼血瘀明显者加当归15g，桃仁、红花各10g。总有效率为97.78%。[9]

10.带状疱疹 是一种累及神经和皮肤的病毒性皮肤病，《医宗金鉴·外科心法要诀》称为"缠腰火丹"，俗称蛇串疮。买氏采用中西医结合的方法治疗46例本病患者。在西医常规治疗基础上配合胃苓汤合柴胡疏肝饮加减，以疏肝解毒，清热利湿，化瘀止痛。处方：猪苓9g，泽泻15g，茯苓9g，桂枝6g，厚朴9g，苍术12g，柴胡6g，川芎12g，枳壳6g，芍药6g，龙胆草6g，黄芩9g，黄芪30g，甘草6g。疼痛部位在左胸加川楝子；在下肢加牛膝、黄柏；在上肢加桑枝、白蒺藜；热毒偏盛加板蓝根、蒲公英；发于颜面加牛蒡子、野菊花、白芷；大便秘结加大黄；瘙痒重者加蝉蜕、乌梢蛇、白鲜皮。治疗总有效率95.65%，疗效满意。[10]

11.幽门梗阻 是临床常见的急症，属中医"胃反"范畴。于氏等根据其临床特征，认为其病机为肝失条达，脾胃升降失常，宿食、水饮停聚中焦，进而土壅木郁，胃失和降。方用茯苓30g，猪苓20g，泽泻、白术、厚朴、陈皮、黄连、半夏、竹茹各15g，桂枝10g，吴茱萸7.5g，若大便干燥加大黄10~20g，呕吐甚者加代赭石20~30g。临床观察20例患者，总有效率为85%。[11]

参考文献

［1］尹维东，王瑷萍，刘方.胃苓汤加减治疗小儿轮状病毒肠炎93例临床观察［J］.云南中医中药杂志，2015，36（8）：40-41.

［2］孙中德.加减胃苓汤治疗湿阻盗汗16例［J］.四川中医，1997（4）：32.

［3］陈佑林，常建国.加味胃苓汤治疗脾虚痰湿中阻型高脂血症56例［J］.四川中医，2008（11）：85.

［4］赵威，宋群利，叶仁群，等.加味胃苓汤治疗湿热型原发性肾病综合征水肿期疗效及其对炎症因子的影响［J］.广州中医药大学学报，2014，31（1）：28-31.

［5］梁培芝.胃苓汤加减治疗寒湿痢疗效观察［J］.河南医药信息，1996（1）：40.

［6］白钰，陈永灿.《张聿青医案》胃脘痛遣方用药经验撷拾［J］.浙江中医药大学学报.2016（12）：914-916.

［7］王家兴.加减胃苓汤配合多功能治疗仪治疗囊肿结节型痤疮临床效果分析［J］.中国现代药物应用，2017，11（7）：151-152.

［8］袁聿文.加减胃苓汤治疗内耳眩晕症32例［J］.浙江中医杂志，1994（3）：113.

［9］邓欣，邬艳波，吴其恺，等.加味胃苓汤治疗肝硬化腹水90例临床观察［J］.中西医结合肝病杂志，2017，27（5）：282-283.

［10］买建修.胃苓汤合柴胡疏肝饮加减治疗带状疱疹临床观察［J］.辽宁中医药大学学报，2008（9）：86.

［11］于春光，刘姝.胃苓汤合左金丸治疗幽门梗阻20例［J］.中医药学报，2000（3）：29.

第六十节　雷氏芳香化浊法

【组成】藿香叶3g，佩兰叶3g，广陈皮4.5g，制半夏4.5g，大腹皮（酒洗）3g，厚朴（姜汁炒）2.4g，加鲜荷叶9g为引。

【来源】《时病论》："芳香化浊法：治五月霉湿，并治秽浊之气。"

【方解】此法因祛秽浊霉湿而立。君藿香、佩兰叶之芳香，以化其浊；臣陈皮、半夏之温燥，以化其湿；佐大腹皮宽其胸腹，厚朴畅其脾胃，上中气机，一得宽畅，则湿浊不克凝留；使鲜荷叶之升清，清升则浊自降。诸药相配，气味芳香，解暑化浊，以辟暑湿秽浊之气。然其剂偏温，宜治暑秽湿浊偏盛之证。

【适应证】症见身热不扬，脘痞腹胀，恶心欲吐，口不渴，渴不欲饮或渴喜热饮，大便溏泻，小便混浊，舌苔白腻，脉濡缓者均可酌情使用。

【方歌】　　　　　雷氏芳香化浊法，藿佩陈皮制半夏。

　　　　　　　　　荷叶厚朴加腹皮，辟秽化浊湿邪达。

【临床应用】

1.病脑　王氏等使用雷氏芳香化浊法加味治疗因痰湿秽浊侵犯脑海，阻滞窍隧所出现的神识昏蒙、语言不利、四肢不收、呕恶、大便溏薄、苔白厚腻、脉象濡滑等症。处方：藿香叶6g，佩兰叶6g，陈皮3g，半夏5g，腹皮6g，厚朴3g，石菖蒲6g，郁金3g，杏仁3g，淡竹茹6g，鲜荷叶10g，板蓝根20g。3剂后，呕吐休止，大便成形，神志转清，肌力好转，患者仅存乏力一症。上方去竹茹、大腹皮、杏仁，加黄芪15g，太子参10g，甘草3g，以健脾益气。继服9剂后患者告愈。[1]

2.急性肠胃炎　湿滞中焦所致的急性肠胃炎，症见吐利腹痛、精神困倦、苔白腻、脉濡缓等，杜氏使用雷氏芳香化浊法加减治疗。药用藿香、滑石、苏叶、陈皮、半夏、大腹皮、厚朴各10g，佩兰、木香、苍术各6g。1剂后，吐利腹痛均减，原方再服3剂后，诸症愈。[2]

3.慢性浅表性胃炎　针对符合湿邪内阻型辨证标准的慢性浅表性胃炎患者，谷氏等采用雷氏芳香化浊法加味治疗。处方：藿香15g，佩兰15g，荷叶10g，陈皮10g，半夏10g，厚朴10g，大腹皮10g，车前子10g，徐长卿10g，薏苡仁15g。

有效率为96%，疗效满意。[3]

4.碱性胆汁反流性胃炎　是临床上常见的慢性胃部疾病，以上腹部疼痛、有烧灼感、恶心、呕吐、烧心、泛酸、嗳气、食欲不振等为主要表现。临证属脾肾阳虚致湿滞不运、气化枢机失转、变生湿浊痰瘀者，蔡春江教授用雷氏芳香化浊法加味治疗。处方：藿香15g，佩兰15g，荷叶10g，陈皮10g，半夏10g，厚朴10g，大腹皮10g，徐长卿10g，云苓15g，白术15g，砂仁6g，豆蔻9g。总有效率为93%。[4]

5.肠易激综合征　王氏等采用雷氏芳香化浊法加味治疗湿浊互结，经久不愈的腹泻型肠易激综合征患者，处方：藿香15g，佩兰15g，荷叶10g，陈皮10g，清半夏10g，厚朴10g，大腹皮10g，车前子10g，徐长卿10g，薏苡仁15g。临床疗效确切，值得推广。[5]

6.急性无黄疸型肝炎　症见倦怠乏力，纳少便溏，恶心欲吐，厌油腹胀的急性无黄疸型肝炎患者，证属湿困脾胃，阻滞中焦。廖氏运用雷氏芳香化浊法治疗，药用藿香10g，佩兰10g，陈皮15g，法半夏10g，大腹皮10g，厚朴8g，鲜荷叶30g（或干荷叶10g）。部分患者在此方基础上酌情加白豆蔻10g，车前子20g，连翘10g，贯众10g，金银花20g。共治疗120例，疗效显著。[6]

7.2型糖尿病　梁氏临证发现2型糖尿病中肥胖者为数不少，中医辨证多属痰湿为患，用雷氏香化浊法加味治疗，收到较好疗效。处方：藿香20g，佩兰20g，陈皮15g，半夏15g，腹皮10g，厚朴15g，荷叶10g，白术15g，茯苓15g，苍术15g，泽泻20g，石菖蒲15g。连服2月，总有效率85%。[7]

参考文献

[1]王广见，王淑瑞.雷氏芳香化浊法治愈病脑案[J].四川中医，1992（7）：28-29.

[2]杜勉之.雷氏芳香化浊法的临床辨证鉴别运用[J].中医杂志，1982（7）：53.

[3]谷守敏，蔡春江，白鹏飞，等.雷氏芳香化浊法加味治疗慢性浅表性胃炎临床观察[J].河北中医，2013，35（8）：1139-1140.

[4]王文星，蔡春江，王玲.雷氏芳香化浊法加味方治疗碱性胆汁反流性胃炎临床观察[J].四川中医，2014，32（3）：107-109.

[5]王文星，蔡春江，王玲，等.雷氏芳香化浊法加味方对腹泻型肠易激综合征患者肝肾功能影响的观察[J].中国中医药科技，2015，22（6）：671-673.

[6]廖安亚.芳香化浊法治疗急性无黄疸型肝炎120例[J].湖南中医杂志，1996（S1）：28.

[7]梁苹茂.雷氏芳香化浊法治疗2型糖尿病临床观察[J].天津中医，1997（4）：14-15.